W0187820

Walker/Avant
Theoriebildung in der Pflege

Weitere Titel in der Reihe Pflegetheorie
bei Ullstein Medical

Chinn/Kramer
Pflegetheorie
Ullstein Mosby, Berlin/Wiesbaden 1996
ISBN 3-86126-555-9

Georges C. M. Evers
Theorien und Prinzipien der Pflegekunde
Ullstein Mosby, Berlin/Wiesbaden 1997
ISBN 3-86126-532-X

Dorothea E. Orem
Strukturkonzepte der Pflegepraxis
Ullstein Mosby, Berlin/Wiesbaden 1996
ISBN 3-86126-548-6

Angelika Zegelin (Hrsg.)
Sprache und Pflege
Ullstein Mosby, Berlin/Wiesbaden 1997
ISBN 3-86126-553-2

Shirley M. Ziegler (Hrsg.)
Theoriegeleitete Pflegepraxis
Ullstein Mosby, Berlin/Wiesbaden 1997
ISBN 3-86126-610-5

Weitere Informationen über unsere Neuerscheinungen finden Sie
im Internet unter: http://www.UllsteinMedical.de

Lorraine Olszewski Walker
Kay Coalson Avant

Theoriebildung in der Pflege

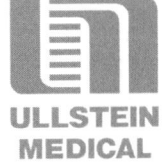

ULLSTEIN
MEDICAL

Lorraine Olszewski Walker, Luci B. Johnson
Centennial Professor, School of Nursing, The
University of Texas at Austin, Austin, Texas

Kay Coalson Avant, Associate Professor, School of
Nursing, The University of Texas at Austin, Austin,
Texas

Übersetzung:
Dr. Klemens Felden, Rödermark
Manfred Schulz, Darmstadt

Bearbeitung:
Manfred Schulz

Die Deutsche Bibliothek – CIP Einheitsaufnahme

Walker, Lorraine Olszewski:
Theoriebildung in der Pflege / Lorraine Olszewski
Walker ; Kay Coalson Avant. [Übers.: Klemens Felden ;
Manfred Schulz]. –
Wiesbaden : Ullstein Medical, 1998
   Einheitssacht.: Strategies for the theory
   construction in nursing <dt.>
   ISBN 3-86126-597-4

Das vorliegende Buch ist eine Übersetzung aus dem
Amerikanischen von: „Strategies for theory construc-
tion in Nursing" von Lorraine Olszewski Walker und
Kay Coalson Avant

© Appleton & Lange. A Simon Schuster Company,
Norwalk, CT 1995
© Ullstein Medical Verlagsgesellschaft mbH & Co.,
Wiesbaden 1998

Lektorat: Jürgen Georg, Michael Frowein
Herstellung: Detlef Mädje, Stefan Wiesner
Layoutsatz: FEMOSET GmbH, Wiesbaden
Druck und buchbinderische Verarbeitung:
Freiburger Graphische Betriebe

Printed in Germany

ISBN 3-86126-597-4

Vorwort des Übersetzers/Bearbeiters

Gemäß dem Anliegen der Autorinnen, ein grundlegendes, für Anfänger wie für Experten nützliches methodisches Buch zur Theoriebildung speziell für die Pflege vorzulegen, richtete sich das Augenmerk bei der Übersetzung auf eine möglichst genaue und angemessene Wiedergabe der von ihnen erarbeiteten terminologischen Differenzierungen. Das bedeutete u. a., die für den deutschen Aufsatz gültige stilistische Forderung nach einer Variation des Ausdrucks strikt zu ignorieren und mitunter auch Abstriche in bezug auf Lesbarkeit und sprachliche Eleganz in Kauf zu nehmen.

Die ursprüngliche Ausgangssituation von L. O. Walker und K. C. Avant, in der Pflege als relativ junger Disziplin bei wissenschaftstheoretischen Fragen und Problemen auf die Nachbardisziplinen wie Psychologie, Soziologie, Pädagogik oder Medizin verwiesen zu sein, galt und gilt mit Einschränkungen für Deutschland noch in weitaus größerem Maße. Der naheliegende Versuch, sich unnötige Umwege zu ersparen und durch Übersetzungen nicht nur amerikanischer pflegetheoretischer Werke sich das begriffliche und methodische Instrumentarium anzueignen, stieß auf die Schwierigkeit, zum Teil erst die terminologische Sprache schaffen zu müssen in die hinein übersetzt werden kann. Daß es dabei auch zu problematischen Übersetzungen kam, liegt auf der Hand. Exemplarisch dafür ist die immer noch gängige Übersetzung von „concept" durch „Konzept" statt wie es traditionell üblich war und in der hier vorliegenden Übersetzung geschieht durch „Begriff". Um zu zeigen, daß es dabei nicht einfach darum geht, wieder zu der richtigen Übersetzung zurückzukehren, soll im folgenden auf einige grundsätzliche Probleme der Übersetzung pflegewissenschaftlicher Texte hingewiesen werden.

Auf den ersten Blick scheint es sich im Falle der Übersetzung von „concept" durch „Konzept" eher um einen Übersetzungsfehler zu handeln. Denn auch die oder der wenig Kundige hat es hier relativ leicht, den Weg zu der angemesseneren Übersetzung mit „Begriff" aufzuzeigen, weil sich „concept" vom lat. „conceptus" herleitet, das im Deutschen traditionell mit „Begriff" übersetzt worden ist. Überdies könnte man auf die Übersetzungen oder sogar deutschsprachigen Primärtexte der wissenschaftstheoretischen Klassiker wie z. B. Hempel oder Popper verweisen, auf die auch Walker/Avant bezug nehmen.

Da aber diese Hinweise, so richtig sie auch sind, nur das bestätigen, was sich bereits in den einschlägigen Wörterbüchern als Übersetzungsvorschlag findet, muß es andere Gründe für diese „Fehlübersetzung" geben. Erklärungsbedürftig ist dabei weniger, wie es zu diesem „Fehler" eines Übersetzers oder einer Übersetzerin kommen konnte, als der Umstand, daß sie für so viele plausibel ist und zur vorherrschenden Übersetzung werden konnte. Von daher kann es sich nicht einfach um ein Miß-Verständnis handeln, dem mit einem etymologischen Purismus oder durch schulmäßige Verweise auf philosophische bzw. wissenschaftstheoretische Klassiker beizukommen wäre. Wenig erhellend bleiben auch Erklärungen, die mit Blick auf die jeweiligen Bildungsgänge der TheoretikerInnen darauf verweisen, daß sowohl in der amerikanischen wie in der deutschen pflegewissenschaftlichen Literatur weitgehend wissenschaftstheoretische Amateure am Werke gewesen sind, was auch darin zum Ausdruck kommt, daß in den aktuellen Veröffentlichungen die erwähnten „Klassiker" allenfalls mittelbar zur Sprache kommen.

In bezug auf letzteres ist zunächst daran zu erinnern, daß es nicht zufällig oft gerade Amateure und/oder Außenseiter waren, die zum Fortschritt einer Wissenschaft beigetragen haben, weil sie sich ihrem Namen gemäß von der Liebe zur Sache und nicht durch die schulisch korrekte Methodologie der „normal science" haben leiten lassen. Zumal nicht selten im nichtnaturwissenschaftlichen Bereich gilt: je exakter die Ergebnisse, desto irrelevanter.

Hinsichtlich der Eindeutschung „Konzept" stellt sich daher die Frage, ob es für sie nicht auch sachliche Gründe gab, sofern man die Sache der Pflege und die Verständigung darüber, was Pflege ist bzw. sein soll, nicht aus ihrem kulturellen und historischen Kontext löst. Zum einen entsprach die Übersetzung mit „Konzept" durchaus dem Zeitgeist der Ära „fröhlicher Wissenschaft", weil „concept" im Amerikanischen „leichter" genommen wird als „Begriff" im Deutschen. Zum anderen kam die amerikanische Haltung zur Theorie, die sich als „Theoretisieren im Handgemenge" charakterisieren ließe, der praktischen Situation der sich entwickelnden Pflegewissenschaft in Deutschland eher entgegen als die hiesige traditionelle Grundeinstellung zur Theorie, die ein O. Marquard polemisch so pointiert: „Theorie ist was man macht, wenn gar nichts mehr zu machen ist."

Der leichtere Zugang zu „praxisnahen Theorien" und deren Stärke, zu Benennungen zu gelangen, die eine differenziertere und genauere Wahrnehmung praktischer Probleme und damit u. U. auch geeignetere praktische Antworten ermöglichen, geht allerdings, zum einen, nicht selten mit einer theoretischer Schwäche bei der Beschäftigung mit grundlegenden Fragen der Pflege einher. Es sei nur auf die Diskussion um die „Metaparadigmen" der Pflege verwiesen. Zum anderen ist zu fragen, ob die Übersetzung „Konzept" nicht einem „falschen Freund" „concept" erlegen ist, der eine trügerische Nähe – hier bezüglich der amerikanische und der deutschen Theoriebildung – suggeriert, so daß weder das „Fremde" wie das „Eigene" angemessen zur Sprache kommt. Die selbstverständliche Forderung in der Theorie, bei der Übersetzung von Pflegediagnosen und in der Praxis der Pflege die kulturelle Bedingtheit der Patienten zu berücksichtigen, sollte auch für die Pflegetheorie selbst gelten. Nicht um einer nationalen Pflegewissenschaft das Wort zu reden, sondern um angesichts der Komplexität des Gegenstandes der Pflege alle verfügbaren Ressourcen zu nutzen. Dazu könnte u. a. auch gehören, die eigene philosophische und wissenschaftstheoretische Denktradition zu aktivieren. Es wäre allerdings ein Mißverständnis, sich dies als einseitige Belehrung der Pflegewissenschaft vorzustellen. Wenn, wie erwähnt, in den aktuellen Veröffentlichungen z. B. auch bei Walker/Avant die genannten Klassiker fast nur mittelbar zur Sprache kommen, so muß das nicht nur an den praktischen oder situationsbedingten Unzulänglichkeiten auf dem Gebiet der Pflege(wissenschaft) liegen, sondern kann auch etwas damit zu tun haben, daß bei ihnen für die spezifischen Probleme der Pflege(wissenschaft) keine zureichenden Antworten zu finden sind. Sei es weil sie zu praxisfern, sei es weil sie aufgrund der genannten Komplexität überhaupt als ungeeignet erschienen.

Auf diese Weise in Auseinandersetzung mit dem „Eigenen" wie dem „Fremden" eine eigene Sprache der Pflegewissenschaft zu finden, hätte auch den Effekt, an die hiesigen wissenschaftstheoretischen Diskussionen allgemein wie an die der „Bezugswissenschaften" speziell anschlußfähig zu werden. Nicht zuletzt auch deshalb, weil in Zeiten knapper öffentlicher Kassen eine junge Wissenschaft noch mehr als sonst genötigt ist, sich gegenüber den etablierten Disziplinen zu rechtfertigen.

Mit der zunehmenden Etablierung der Pflegewissenschaft an Fachhochschulen und Universitäten ist zu erwarten, daß sich die unmittelbare Praxisanbindung lockern wird, so daß auch Nischen der Muße sich auftun könnten, die unterschiedlichen Einflüsse auch wirklich zu verarbeiten. Worum es geht ist ein an der Sache, sprich: der Pflege orientiertes methodisches Denken und Forschen zu ermöglichen. Eine Pflegewissenschaft, die amerikanische wie europäische Begriffe, Theorien und Methoden nur übernimmt statt sie im Denken mit ihren eigenen Erfahrung zu vermitteln, läuft Gefahr in bloße Methodologie umzuschlagen und unter der Devise „publish or parish" die Produktion von papers zu befördern, deren tatsächlicher Wert für die Theorie und Praxis der Pflege höchst problematisch ist. Wenn diese Kehrseite der normal science in der Pflege gegenwärtig noch wenig ausgeprägt ist, dann auch deshalb, weil die bei vielen Protagonistinnen gegebene personale Einheit von Theorie und Praxis dem widersteht.

Abschließend soll noch kurz auf einige ins Auge fallende, weil bereits in der Gliederung auftauchende ungewohnte Übersetzungen eingegangen werden. Bei der Übersetzung von „statement" durch „These" wurde versucht, formale logische, sprachliche oder wissenschaftstheoretische Engführungen (Aussage, Proposition, Hypothese) zu vermeiden und der Nähe zur Praxis und d.h. auch zur Umgangssprache Rechnung zu tragen. Etwas anders gelagert ist es im Falle der Übersetzung von „derivation" durch „Übertragung". Die wörtliche Übersetzung „Ableitung" bezieht sich in der Philosophie und in der Wissenschaftstheorie auf logische bzw. ontologische Sachverhalte, bei Walker/Avant geht es dagegen um analoge Beziehungen. Die Entscheidung für „Übertragung" wird überdies durch den Text selbst gedeckt, als dort ausdrücklich auch von „transposed" die Rede ist. Entsprechend zu Analyse und Synthese das Fremdwort „Transposition" zu verwenden, erschien nicht zwingend, zumal es bereits in der Musik als Terminus technicus fungiert.

Bei der geläufigen Unterscheidung verschiedener Theorieformen wurden ergänzende Übersetzungen vorgeschlagen, die sich an der vorgegebenen „Ortsmetaphorik" orientieren. Die Abfolge „meta-theories", „grand theories", „middle-range theories" und „practice theories" wurde dadurch zu „Metatheorien", „globale Theorien", „Theorien mittlerer Reichweite" und „praxisnahe Theorien". Die zum Teil zu findende Übersetzung von „practice theory" mit „praxisbezogene Theorie" wurde weniger deswegen verworfen, weil dadurch das „Schema" verletzt wird, sondern vor allem deshalb, weil alle Theorieformen zumindest den Anspruch erheben, praxisbezogen zu sein.

Manfred Schulz
Darmstadt im April 1998

Vorwort

Als dieses Buch ursprünglich geschrieben wurde, gab es ein Bedürfnis, das Warum und Wie von Theoriebildung in der Sprache der Pflege darzustellen. Die vorhandenen, von Soziologen und Psychologen geschriebene Lehrbücher waren bei dem Versuch gescheitert, Theoriebildung in den Kontext der Pflege zu übersetzen. Erst durch Theoriebidung, so glaubte man weithin, könnten die Pflegenden den universitären (academic) Status der Pflege sichern und ihre Praxis weiterentwickeln. Auf diese Weise wurde Theoriebildung zu einer eigenständigen und angesehenen Tätigkeit.

Ein Jahrzehnt später hat sich der Status der Theoriebildung und ihr Stellenwert im universitären Bereich und in der Praxis dramatisch verändert. Theoriebildung hat sich zu einer Tätigkeit gewandelt, die viele Formen annimmt, sich auf unterschiedlichen Abstraktionsebenen bewegt und jeden Aspekt der Pflege durchdringt. Theorie ist nicht mehr erforderlich, um die Pflege zu rechtfertigen und abzugrenzen: Jene Debatte bewegt sich jetzt auf einer neuen Grundlage. Ein wesentlicher Ertrag der „globalen Theorien" (grand theories) und/oder der konzeptionellen Modellen besteht darin, daß eine Vielzahl von Charakterisierungen der Pflege möglich, ja wünschenswert ist. Jede beleuchtet eine bestimmte Facette der komplexen Wissensbasis, die erforderlich ist für das Verständnis und die Praxis der Pflege. Darüber hinaus haben sich phänomenorientierte Theorien sowie eine Fülle von qualitativen Methoden herausgebildet und ihren Wert für die Weiterentwicklung der Theoriebildung in der Pflege unter Beweis gestellt. Auch in der quantitativ ausgerichteten Forschung besteht die Forderung, daß ihre Arbeit theoriegeleitet ist und dadurch zur Entwicklung des für die Pflege relevanten theoretischen Wissens beiträgt. Aus alledem folgt, daß die die Pflege betreffenden Phänomene zunehmend aus einer theoretischen Perspektive dargestellt werden, was von großer Bedeutung und gelegentlich sogar entscheidend für die Pflege in Theorie und Praxis sein kann.

Aus der Perspektive von Studentinnen, die das Studium der Theoriebildung beginnen, ist deren Sprache aber immer noch ein terminologisches Dickicht und ihre Prinzipien sind für sie neu und verwirrend. Um den gegenwärtigen Entwicklungsstand der Pflegetheorie zu verstehen, muß jeder Studentin – zumindest kurz – in ihrem eigenen Tempo die Schritte nachvollziehen, die ihre Vorgängerinnen zurücklegen mußten. Was Karten für Reisende, sind Bücher für Studenten. Dieses Buch ist für diejenigen geschrieben, die mit dem Studium der Theoriebildung in der Pflege beginnen. Was für Experten eindeutig und klar ist, erscheint dem Neuling oft vage und verwirrend. In unserer Darstellung grundlegender Strategien für die Theoriebildung in der Pflege, haben wir versucht, einen Wegweiser für den Anfänger zu schreiben. Vorab allerdings eine Warnung: Mag ein Student eine Strategie noch so gewissenhaft anwenden, wenn der zugrundeliegende Begriff trivial ist, wird auch das Ergebnis belanglos sein.

Für Experten betrachten wir die Anordnung der Elemente der Strategien, wie sie hier umrissen wird, nicht als aufeinanderfolgende (Arbeits-)Schritte, sondern eher als Bezugsrahmen, um die Vollständigkeit und Abfolge ihres Arbeitens beurteilen zu können. Der kreative Prozeß hat seine eigenen Gesetzmäßigkeiten. Manchmal entwickelt er sich gradlinig, manchmal nicht. Am Ende muß das Ergebnis jedoch immer in geordneter und kohärenter Weise dargestellt werden, damit es von anderen verstanden werden kann. Wenn man es z.B. mit einer großen Menge von Informationen zu tun oder komplexe Phänomene zu ordnen hat, können unsere Ausführungen über Begriffsanalyse oder Theoriesynthese von Nutzen sein, die Gedanken zu klären. Wir gehen also davon aus, daß Experten anderen Gewinn aus dem Buch ziehen und es anders nutzen als die Anfänger.

In dieser dritten Auflage des Buches haben wir versucht, die grundlegenden Strategien deutlich herauszuarbeiten, aber gleichzeitig auch die Theoriebildung innerhalb des größeren Kontextes der Pflege darzustellen. Diese Auflage geht auf verschiedene Weise über frühere Auflagen hinaus. Erstens haben wir erst kürzlich publizierte Beispiele theoretischer Strategien mit aufgenommen, insbesondere zahlreiche Arbeiten zur Begriffsanalyse. Zweitens haben wir besondere Anstrengungen unternommen, die Theoriebildung in den größeren Zusammenhang der Entwicklung des Wissens in der Pflege zu stellen. Dazu findet sich aktuelles Material in Kapitel 13. Drittens haben wir versucht, dem unübersehbaren Wachstum einer intellektuellen wie praktischen Vielfalt in der Pflege Rechnung zu tragen, indem wir die neu entstandenen philosophischen Ansichten, wie sie von Pflegenden geäußert werden, mit aufgenommen haben (Kap. 1, 12 und 13) und durch die Erweiterung illustrierender Teile, auch um die Verschiedenartigkeit der Patienten zu berücksichtigen, um die sich die Pflegenden kümmern. Viertens haben wir der Überprüfung und der Validierung der Ergebnisse der theoretischen Arbeit mehr Beachtung geschenkt (Kap. 12). Am deutlichsten zeigt sich die Ergänzung neuen Materials bei der „Überprüfung" von Begriffen und Thesen. Schließlich wurden die Belegstellen im ganzen Buch aktualisiert, nicht ohne darauf zu achten, daß Titel von historischer Bedeutung oder Klassiker erhalten bleiben.

Wir möchten nochmals allen danken, die an dieser oder an früheren Ausgaben mitgewirkt haben, insbesondere Charles Bollinger. Dank und Anerkennung auch den Mitarbeitern des Verlags Appelton & Lange für die Unterstützung bei dieser Aufgabe, vor allem David P. Carroll und Jennifer Sinsavich. Ganz besonders sind wir zwei Rezensenten (die anonym bleiben möchten) verpflichtet für ihre sorgfältige und anregende Durchsicht des Textes. Schließlich möchte auch jede der anderen danken für das Vergnügen eines Jahrzehnts kollegialer Zusammenarbeit und insbesondere für die Gelegenheit, Theoriebildung an den Wassern des Salado diskutieren zu können.

L. Walker, Austin, Texas
K. Avant, Waco, Texas

Inhaltsverzeichnis

Teil I
Überblick über die Theorie-
bildung in der Pflege

Die beiden Kapitel im ersten Teil des Buches bieten Hintergrundmaterial, die die Leser mit der komplizierten Geschichte und der Sprache der Theoriebildung in der Pflege bekannt machen. Das erste Kapitel enthält einen kurzen Überblick, in dem die größten früheren und heutigen Errungenschaften auf dem Gebiet der Pflegetheorie zusammengefaßt werden. Es werden vier Ebenen der Theoriebildung in der Pflege vorgestellt: „Metatheorien", „Globale Theorien" (grand theories), „Theorien mittlerer Reichweite" und praxisnahe Theorien (practice theory). Auf allen Ebenen gab es Fortschritte, die summarisch dargestellt werden. Die logische Unterscheidung zwischen dem Entstehungszusammenhang und dem Bestätigungszusammenhang wird eingeführt und in Beziehung gesetzt zu der Notwendigkeit, Strategien speziell für die Theoriebildung (theory generation) in der Pflege zu entwickeln. Leser, die sich mit den Primärquellen beschäftigen möchten, die in der jüngsten Geschichte der Metatheoriebildung eine Rolle gespielt haben, seien auf das Sammelwerk von Nicoll (1992) verwiesen. Übersichten und Zusammenfassungen substantieller Theorien (oder konzeptioneller Modelle), die sich als wichtige konzeptionelle Meilensteine für das Denken in der Pflege erwiesen haben, finden sich u. a. bei Fawcett (1989, 1993), Riehl und Roy (1980) sowie bei Fitzpatrick und Whall (1989).

Im 2. Kapitel werden die Grundbegriffe, die in diesem Buch verwendet werden, vorgestellt und bestimmt. Die Elemente der Theoriebildung (Begriffe, Thesen und Theorien) werden untersucht sowohl in Hinblick auf ihre Inhalte und Beziehungen zueinander wie schließlich auch zur Pflegewissenschaft insgesamt. Die grundlegenden Methoden der Theoriebildung (Analyse, Synthese und Übertragung) werden ebenfalls in diesem Kapitel vorgestellt. Kombiniert man die drei Elemente der Theoriebildung mit den genannten drei Methoden, dann erhält man neun unterschiedliche Strategien der Theoriebildung: Begriffsanalyse, Begriffssynthese, Begriffsübertragung; Thesenanalyse, Thesensynthese, Thesenübertragung; Theorieanalyse, Theoriesynthese und Theorieübertragung. Diese machen den Inhalt der Teile II, III und IV unseres Buches aus. Hat man das zweite Kapitel sorgfältig gelesen, sollte man sich ein vorläufiges Urteil über die Strategie oder die Strategien gebildet haben, die den eigenen Bedürfnissen und Interessen am besten entsprechen. Einige Leser wollen sich vielleicht nur mit den Strategien beschäftigen, die von unmittelbarer Bedeutung für ihre Arbeit sind. Andere wollen möglicherweise alle Kapitel zu einem bestimmten Element lesen, z. B. zu den Begriffen oder zu einer bestimmten Methode wie die Übertragung (derivation). Schließlich werden es einige Leser vorziehen, das Buch einfach von der ersten bis zur letzten Seite durchzulesen, sei es aus Neugier oder aus starkem Interesse. Um jeder dieser Leseweisen gerecht zu werden, haben wir die neun Strategiekapitel so abgefaßt, daß sie unabhängig voneinander sind, mit Ausnahme einiger spezieller Querverweise.

Literatur

Fawcett J: Analysts and Evaluation of Conceptual Models of Nursing. 2nd ed. Philadelphia: Davis, 1989.
Fitzpatrick JJ, Whall AL: Conceptual Models of Nursing: Analysis and Application . 2nd ed. Norwalk, CT: Appleton & Lange, 1989.
Nicoll LH (ed): Perspectives, on Nursing Theory. 2nd ed. Philadelphia: Lippincott, 1992. Riehl JP, Roy CR (eds): Conceptual Models for Nursing Practice. 2nd ed. New York: Appleton-Century-Crofts, 1980.

Kontext der Theoriebildung

1.1 Theoriebildung und Praxis

Pflege ist eine praktische Disziplin. Ihre Praktiker sind unmittelbar damit befaßt, Menschen jeden Alters in jedem Stadium von Gesundheit oder Krankheit zu pflegen. Diese unmittelbare Arbeit der Pflege wird unterstützt von einer anderen Schicht praktisch Tätiger, die Studenten ausbilden, Ausbildungs- oder Dienstleistungseinrichtungen verwalten sowie Wissen für die Praxis entwickeln und überprüfen. Die Breite der pflegerischen Praxis sowie die unterschiedlichen Bemühungen, sie zu unterstützen, zeigen deutlich, daß die Pflege eine komplexe Disziplin ist. Wie bezieht sich nun die Theoriebildung auf die komplexen und verschiedenartigen Dimensionen der Pflege?

Vereinfacht gesagt, stellt Theoriebildung einen Weg dar, Schlüsselbegriffe (key ideas), die das Wesen pflegerischer Praxis erfassen, zu identifizieren und zu formulieren. Durch Theoriebildung kann dieses Wesen mit Bezug auf die metaparadigmatischen Begriffe (Fawcett, 1984) Person, Gesundheit, Umfeld und Pflege auf allgemeine oder spezifische Weise beschrieben oder erklärt werden. Zum Beispiel kann das Wesen der pflegerischen Praxis auf spezifische Weise untersucht werden, indem man sich auf spezifische Ereignisse konzentriert, die nur in einem spezifischen Kontext auftauchen, etwa das Verhalten von Frauen während der Geburt oder die Bewältigungsstrategien (Coping) von Personen mit Aids. Eine abstraktere Form der Theoriebildung könnte sich hingegen mit der allgemeinen Struktur des Person –

Umwelt – Verhältnisses beschäftigen, soweit dies für die Gesundheit und die Pflege wichtig ist. Unabhängig davon, wie umfassend oder begrenzt ihr Geltungsbereich ist, die Theoriebildung zielt stets darauf ab, den Pflegenden zu helfen, ihre Praxis umfassender und gründlicher zu verstehen. Auch wenn die folgenden Kapitel dieses Buches detaillierte Hinweise über das Wie der Theoriebildung enthalten, sollte vor allem der Studienanfänger sein Ziel nicht aus den Augen verlieren.

1.2 Theoriebildung und Fortschritte in der Pflege

Ein Interesse an Theoriebildung zeigte sich aus zwei Gründen schon sehr früh. Zunächst einmal sahen führende Vertreterinnen auf dem Gebiet der Pflege in der Theoriebildung ein Mittel, die so erstrebte Etablierung der Pflege als eigenständige Profession zu erreichen. Die Theoriebildung war Teil des seit langem bestehenden Interesses, eine Wissensbasis für die Pflege zu bestimmen. In einer richtungweisenden Stellungnahme umriß Flexner zu Beginn unseres Jahrhunderts die Merkmale einer Profession. Zu Flexners Merkmalen gehörte u. a. die Erkenntnis, daß eine Profession „intellektuelle Operationen" einschließt und „ihr 'Rohmaterial' aus Wissenschaft und Bildung 'bezieht'" (zitiert nach Roberts, 1961, S. 101). Die folgenden Bewertungen der Pflege als Profession (Bixler und Bixler, 1945, 1959) haben besonders untersucht, in welchem Ausmaß die Pflege eine „Wissensbasis" in der Praxis nutzt und erweitert. So gesehen entsprang das Interesse an einer Wissensbasis teilweise auch aus einer äußerlichen Wertschätzung der Wissensbasis für die Anerkennung als Profession. Donaldson und Crowley stellten deshalb mit Nachdruck fest: Selbst das Überleben der Profession könnte gefährdet sein, solange ihre (wissenschaftliche) Disziplin nicht definiert ist (1978, S. 114). Dickson (1993) wandte jedoch ein, daß „die Nachahmung des männlichen Verständnisses von Profession" auch unbeabsichtigte Auswirkungen für die Pflegekräfte habe, so z. B. die Abneigung, am Arbeitsplatz die weiblichen Werte und Auffassungen von Pflege zu schätzen und ihnen zu vertrauen (S. 80).

Der zweite Grund für das Interesse an der Theoriebildung resultierte aus ihrem Wert für die Pflege selbst. Einfach formuliert, war eine Ausweitung und Anreicherung der Theorie wichtig für die Pflege als einem Studiengebiet, unabhängig davon, welchen anderen – politischen oder wirtschaftlichen – Nutzen, es haben mag. Das ureigene Interesse an Theoriebildung reflektiert sich im ersten Kriterium von Bixler und Bixler für eine Profession:

Eine Profession stützt sich auf eine ebenso wohldefinierte und wohlgeordnete wie spezialisierte Wissensbasis, die sich intellektuell auf den Stufen höherer Lernarten bewegt (S. 730).

Die Bindung an eine Praxis, die auf einem wohlbegründeten Wissen beruht, ist ein Charakteristikum einer Profession und einer praktischen Disziplin. Für die Grundlegung professionellen Wissens bietet die Theorie einen besseren Bezugsrahmen als ein Erfahrungswissen allein. Theorien berücksichtigen mehr Aspekte der Praxis und integrieren sie besser als das Erfahrungswissen dies kann. Außerdem organisieren gut ausgearbeitete Theorien nicht nur die vorhandenen Kenntnisse, sondern weisen auch die Richtung zu neuen und wichtigen Entdeckungen für den Fortschritt in der Praxis.

Untersuchungen über den Status der Theoriebildung in der Pflege zeigen, daß die Pflege bei der Ausarbeitung ihrer theoretischen Grundlagen substantielle Fortschritte gemacht hat. Fawcett z. B. sieht den Erfolg in der jüngsten Phase der Theoriebildung in vier Errungenschaften: „ein Meta-Paradigma der Pflege, konzeptionelle Modelle für die Pflege, eigenständige Pflegetheorien sowie disziplinübergreifende Theorien der Pflege" (S. 3–4). In ähnlicher Weise stellten Brown und andere (1984) in einer systematischen Besprechung von Artikeln über Pflegeforschung aus den Jahren 1952 bis 1980 fest, daß es bei den Autorinnen einen Trend gibt, „ausdrücklich den Anspruch zu erheben, von einer konzeptionellen Perspektive auszugehen". Tatsächlich wurde mehr als der Hälfte der untersuchten Veröffentlichungen bescheinigt, ausdrücklich eine „konzeptionelle Perspektive" zu enthalten (S. 28). Auch zwei kürzlich erschienene Bücher haben die Fortschritte bei der Theoriebildung in der Pflege untersucht. Walker (1992) gab einen Überblick über theoretische Orientierungen, die pflegewissenschaftliche Untersuchungen zur Eltern-Kind-Beziehung leiteten. Andererseits analysierte Fawcett (1993) Pflegetheorien, die sich mit Dingen wie dem bewußten Pflegeprozeß oder der humanen Pflege beschäftigen.

Obwohl die erwähnten theoretischen Errungenschaften wichtig sind für den Fortschritt der Pflege als eine praktische Disziplin, sind nicht nur viele Arbeiten weiterzuführen, sondern auch neue in Angriff zu nehmen. Die Pflegenden – insbesondere die in den USA – sehen sich innerhalb eines sich wandelnden Gesundheitssystems mit vielen Problemen der Pflege konfrontiert. Nicht nur „äußerliche" Fragen, wie die nach der Finanzierung des Gesundheitswesens, sondern auch interne wie die nach den Prioritäten – z. B. nach einer stärkeren Betonung der Vorsorge und der Gesundheitsförderung – stehen zur Diskussion. Das sich verändernde Gesundheitssystem sieht sich auch mit einer immer größer werdenden Anzahl verschiedenartiger Patienten konfrontiert, mit Obdachlosen, Flüchtlingen und Opfern von Gewalttaten, um nur einige zu nennen. Als Angehörige der größten Berufsgruppe innerhalb des Gesundheitswesens werden die Pflegenden eine führende Rolle in der Gewährleistung von Gesundheitspflege spielen. Es ist deshalb wichtig, daß sie inständig darauf achten, welchen Beitrag die Pflegenden zu der sich anbahnenden Gesundheitsreform leisten wollen. Obwohl bereits viel auf dem Gebiet der Theoriebildung der Pflege erreicht worden ist, wird es unsere Aufgabe auch in absehbarer Zukunft bleiben, relevante und nützliche Theorien zu entwickeln, um das Bedürfnis der Pflegenden nach (verläßlichem) Wissen befriedigen zu können.

1.3   Ebenen der Theoriebildung

Das Bestreben, eine theoretische Grundlage für die Pflege zu entwickeln, hat dazu geführt, daß in der Literatur vier Ebenen der Theoriebildung unterschieden werden. Auf der ersten beschäftigen die *Metatheorien* sich mit philosophischen und methodologischen Fragen in der Absicht, ein Fundament für die Theorie der Pflege zu legen. Auf der zweiten Ebene der „Globalen Pflegetheorien" geht es um den umfassenden konzeptionellen Bezugsrahmen, der die grundsätzliche Perspektive der Pflegepraxis absteckt und die Art und Weise, wie auf der Grundlage dieser Perspektive Phänomene der Pflege gesehen werden. Die dritte, weniger abstrakte Ebene, „Theorien mittlerer Reichweite" genannt, füllt die Lücke zwischen den „Globalen Pflegetheorien" und der Praxis. Schließlich wird auf der vierten Stufe auch eine Theoriebildung vertreten, die sich vor allem mit der konkreten Praxis beschäftigt. Auf dieser Stufe gelangt man zu Handlungsanweisungen oder – allgemeiner formuliert – zu Handlungsmodellen für die Praxis. Wir werden den Fortschritt skizzieren, der an allen vier Fronten gemacht wurde, und unsere Zusammenfassung abschließen, indem wir ein Modell vorstellen, wie diese Ebenen der Theoriebildung aufeinander einwirken können.

1.3.1   Metatheorie

Die Metatheorie beschäftigt sich mit generellen theoretischen Problemen und führt gemeinhin nicht zu einer speziellen Theorie, sei sie nun umfassend, von mittlerer Reichweite oder auf einen konkreten Fall bezogen. Themen, die auf der Ebene der Metatheorie diskutiert werden, sind hauptsächlich (1) Analyse von Zweck und Art der Theorien, die in der Pflege benötigt werden, (2) Darstellung und Kritik der Quellen und Methoden der Theoriebildung in der Pflege sowie (3) Darstellung der Kriterien, die für die Beurteilung von Theorien in der Pflege am besten geeignet sind. Wie ein roter Faden zieht sich durch die Untersuchungen der Metatheorie die Frage nach der Bedeutung der Pflege als eine praktische Disziplin, d. h. die Pflege als beides, Wissenschaft und Profession. Ein Blick auf die Tabelle 1-1 zeigt, daß der Metatheorie große Aufmerksamkeit geschenkt wurde. Während einige der Arbeiten auf diesem Gebiet begleitet wurden von Bemühungen, eine „Globale Theorie" oder „Theorien mittlerer Reichweite" oder Fragen auf der Ebene der Praxis damit zu verbinden, ist bei dem weitaus größten Teil die Metatheorie ein von den anderen Ebenen der Theoriebildung getrenntes Unternehmen. Da in ihr sehr unterschiedliche Auffassungen von einer Theorie der Pflege zum Ausdruck kommen, hat sich kein Kodex einhellig akzeptierter Glaubensgrundsätze herausgebildet.

Tab. 1-1
Chronologische Liste
ausgewählter Meta-
theorien der Pflege

Titel	Quelle
Der Prozeß der Theoriebildung in der Pflege	McCay, 1965
Symposium: Forschung – Wie wird sie von der Pflege definiert?	Research – How Will Nursing Define it? 1967
Verhaltenswissenschaften, Soziale Praxis und die Profession der Pflege	Wooldridge et al., 1968
Tagung: Das Wesen der Wissenschaft und die Pflege	The Nature of Science and Nursing, 1968
Theorie in einer praktischen Disziplin	Dickoff et al., 1968b
Symposium: Theoriebildung in der Pflege	Theory Development in Nursing, 1968
Erste Pflegetheorie – Konferenz	Norris, 1969
Konferenz: Die Natur der Wissenschaft in der Pflege	The Nature of Science in Nursing, 1969
Zweite Pflegetheorie – Konferenz	Norris, 1970
Dritte Pflegetheorie – Konferenz	Norris, 1971
Pflege als Disziplin	Walker, 1971 a
Dreiteilige Serie: Zu einem besseren Verständnis des Begriffs Pflegetheorie	Walker, 1971 b, Commentary on Walker's „Towards...," 1971; Walker, 1972
Symposium: Ansätze für die Untersuchung von Fragen der Pflege und die Entwicklung der Pflegewissenschaft	Approaches to the Study of Nursing Questions and the Development of Nursing Science, 1972
Praxisorientierte Theorie	Advances in Nursing Science, 1978
Kritik: Praxisnahe Theorie	Beckstrand, 1978a, 1978b
Theoriebildung: Was, Warum, Wie?	National League of Nursing, 1978
Strukturen des Wissens	Carper, 1978
Die Disziplin der Pflege	Donaldson & Crawley,1978
Die Pflegetheorie und das Gespenst der „übernommenen Ansichten"	Webster et al., 1981
Das Wesen des theoretischen Denkens in der Pflege	Kim, 1983
Zu einer neuen Auffassung von Wissenschaft	Tinkle & Beaton, 1983
Eine Analyse der Trendwende in der Wissenschaftsphilosophie über die Theoriebildung und -überprüfung in der Pflege	Silva & Rothbart, 1984
Zur Verteidigung des Empirismus	Norbeck,1987
Perspektiven der kritischen Theorie und des Feminismus in der Pflege	Campbell & Bunting, 1991
(Fehl-)Vorstellungen und Rekonzeptionen der traditionellen Wissenschaft	Schumacher & Gortner, 1992

Am Anfang der Entwicklung von Metatheorien wurde als eine der wichtigeren Probleme das Verhältnis der Pflegetheorie zu allgemeinen Wissenschaftstheorien diskutiert (z. B. Wooldridge u. a., 1968: Dickoff u. a., 1968a, 1968b). Neuere Veränderungen in der Philosophie der Wissenschaft haben auch die Metatheorie der Pflege beeinflußt. In einer kritischen Analyse der Wissenschaftsphilosophie, der sich die Pflege zugewandt hatte, haben Webster u. a. (1981) verlangt, den Geist übernommener Ansichten aus der Pflege auszutreiben (S. 26). Sie argumentieren, daß man sich unkritisch an eine Zahl von Doktrinen geklammert habe, die in den 30er Jahren weite Verbreitung genossen haben. Auf dem logischen Positivismus basierend enthielt die Doktrin der „übernommenen Ansichten" Glaubenssätze wie: „Theorien sind entweder wahr oder falsch" oder „Wissenschaft hat nichts mit Werten zu tun" oder: „Es gibt nur eine richtige wissenschaftliche Methode" (S. 29–30). Jacox und Webster (1986) konstatierten das Aufkommen anderer Wissenschaftsphilosophien einschließlich des Historismus. Sie behaupteten, daß eine Erweiterung der von der Pflege übernommenen philosophischen Positionen sowohl die Pflegetheorie als auch die Forschung bereichern würden.

In einer ähnlichen kritischen Stellungnahme unterscheiden Silva und Rothbart (1984) zwischen zwei Hauptrichtungen der Wissenschaftsphilosophie, dem logischen Empirismus und dem Historizismus. Sie betonen, daß beide Schulen sich in mehreren grundsätzlichen Dimensionen unterscheiden einschließlich des jeweils zugrunde liegenden Begriffs der Wissenschaft. Logische Empiristen sehen Wissenschaft vor allem als ein Produkt; Anhänger des Historizismus verstehen Wissenschaft primär unter dem Gesichtspunkt des Prozesses (S. 3–5). In ähnlicher Weise unterscheiden sich „Empiristen" und „Historizisten" in ihren Vorstellungen über die Ziele der Wissenschaftsphilosophie sowie über die Elemente der Wissenschaft. Schließlich behaupten Silva und Rothbart, daß die logischen Empiristen wissenschaftlichen Fortschritt in Begriffen von Annahme und Ablehnung von Theorien beurteilen, während die „Historizisten" sich an der Zahl der gelösten wissenschaftlichen Probleme orientieren. Einerseits beobachten sie bei den Pflegekräfte eine unverändert starke Verpflichtung auf den logischen Empirismus, andererseits erkennen sie auch eine zunehmende Vielfalt konzeptioneller Systeme und Forschungsmethoden in historizistischer Perspektive.

Als die Pflegekräfte begannen, die der Metatheorie zugrunde liegenden Annahmen zu überdenken, war eine Folge dieses Umdenkens ein wachsendes Interesse an alternativen Methodologien für die Pflege in Theorie und Forschung (z. B. Chinn, 1985, Gotenberg, 1983) als Ergänzung zu denjenigen der eher konventionellen Wissenschaften. So wird in der Methodologie der Forschung zunehmend zwischen dem qualitativen (Benoliel, 1985) und dem quantitativen Ansatz (Atwood, 1984) unterschieden. Obwohl sich diese beiden Verfahrensweisen in vielem unterscheiden, besteht einer der markantesten Unterschiede in der Verwendung von statistischen Testverfahren für Schlußfolgerungen in der quantitativen Forschung. Allerdings haben einige Autorinnen vorgeschlagen, beide Methoden in einem Forschungsprojekt zu kombinieren (Goodwin & Goodwin, 1984). Die philosophische Kontroverse über Natur und Methoden der Wissenschaft hat also nicht nur im Zentrum der zeitgenössischen Metatheorie der Pflege gestanden, sondern sie hat auch die Ansätze erweitert, die in der Pflegeforschung befürwortet werden.

Zwei weitere philosophische Ansätze finden zunehmend Gehör in den Diskussionen über Pflegewissenschaft, Pflegetheorie und Ethik (z. B. Allen, 1985; Campbell & Banting, 1991; Holter, 1985; Liaschenko, 1993): die Kritische Theorie und der Feminismus. Beiden Ansätzen ist gemeinsam, die den vorhandenen sozialen Strukturen immanenten Machtungleichgewichte anzugehen, die nicht nur die grundsätzliche Ausrichtung und die einzelnen Ziele der Wissenschaft überformen, sondern auch die menschliche Kommunikation.

Die Kritische Theorie, so wie sie auf die Pflege angewendet wird (Allen, 1985; Holter, 1988), fußt auf den philosophischen Schriften von Theoretikern wie Habermas (1971). Nach Campbell und Bunting (1991) bestimmt die Erkenntnistheorie der kritischen Theorie „in Übereinstimmung mit ihren marxistischen Wurzeln (...) seit ihren Anfängen, daß das Wissen für emanzipatorische politische Ziele einzusetzen sei" (S. 4). Kritische Theorie geht über die vorhandenen empirischen und hermeneutischen Wissenschaften hinaus. Durch Analyse deckt kritische Theorie die den vorhandenen sozialen Strukturen und wissenschaftlichen Methoden inhärenten, aber unerkannten ideologischen Positionen auf. Zum Beispiel hat der qualitative Forschungsansatz, dem die persönliche Meinung wichtig ist, aus der Sicht der kritischen Theorie erhebliche Schwächen. „Für den kritischen Theoretiker sind persönliche Meinungen durch gesellschaftliche Strukturen und Kommunikationsprozesse geprägt und deshalb allzu oft ideologisch, zeitgebunden und verzerrt" (Campbell & Bunting, 1991, S. 5).

In vergleichbarer Weise zielt der feministische Ansatz auf die Umstrukturierung von sozialen und wissenschaftlichen Einrichtungen, um Frauen von der Vorherrschaft tief eingewurzelter männlicher Strukturen zu befreien. Als philosophischer Ansatz konzentriert sich der Feminismus auf die Darstellung der Ideologien und gesellschaftlichen Konventionen, die die Gruppe der Männer bevorzugen und die Gruppe der Frauen benachteiligen. Laut Campbell und Webster (1991) akzentuieren feministische Ansätze „Einheit und Verwandtschaft", „kontextuelle Orientierung", „das Subjektive" und die „Zentralität von Geschlecht und Idealismus" (S. 6–7). Allen (1985) verweist auf die Notwendigkeit anzuerkennen, daß der „jeweilige (wissenschaftliche) Bezugsrahmen nicht beliebig oder frei von Wertvorstellungen und Interessen ist" (S. 64). (Siehe auch Kapitel 13, in dem die Themen der Metatheorie ausführlicher diskutiert werden.)

Leser, die detailliertere Informationen über Wissenschaftsphilosophie oder Metatheorie in der Pflege suchen, werden ausgezeichnete Übersichten bei Stevenson und Woods (1986), Suppe und Jacox (1985) und Newmann (1992) finden. Für eine darüber hinausgehende Lektüre zur Philosophie der Wissenschaft sei auf die „Zusätzliche Literatur" am Ende dieses Kapitels verwiesen.

Wir glauben, daß es wichtig ist, sorgfältig auf die philosophischen Voraussetzungen sowohl in der gegenwärtigen Pflegetheorie als auch in der Pflegeforschung zu achten. Wir glauben, daß es ebenso wichtig ist, Prinzipien zu verwirklichen, nach denen der Prozeß der Selbstkorrektur in der Wissenschaft im Kern gestaltet werden kann. Leitend dabei ist die Idee der „scientific community"[1]: Gelehrte, die zwar in voneinander unabhängigen Laboratorien oder Forschungseinrichtungen arbeiten, aber dennoch zusammenkommen, um ihre Arbeiten kritisch unter die Lupe zu nehmen und voneinander zu lernen. Die beiden operationalen Prinzipien, nach denen traditionell in der „scientific community" verfahren wird, sind Kritik und Reproduktion. Wissenschaftler suchen daher bewußt die Kritik und versuchen die Ergebnisse unabhängig voneinander zu reproduzieren. Diese Grundsätze dienen vielen Zwecken; einer davon ist der Versuch, die Wahrscheinlichkeit zu erhöhen, daß menschliche und technische Fehler in wissenschaftlichen Schlußfolgerungen aufgedeckt werden. Der philosophische Streit um übernommene oder alternative Auffassungen von Wissenschaft unterstreicht die Notwendigkeit der Kritik wie der Reproduktion bei den aktiven Wissenschaftlern. Ebenso benötigt die philosophische Auseinandersetzung, die dazu dienen soll Bedeutungen und Zwecke zu klären, „Berührungspunkte" zu den operationalen Prinzipien, die die Arbeit der Pflegewissenschaftlerinnen leiten.

1.3.2   Globale Pflegetheorien

Globale Pflegetheorien sind abstrakt und häufig wird von ihnen erwartet, eine umfassende Perspektive für die Ziele und Strukturen der Pflegepraxis zu eröffnen. Nicht alle „Globalen Pflegetheorien" bewegen sich auf der gleichen Abstraktionsebene oder haben genau den gleichen Geltungsbereich. Insgesamt jedoch sind sie nicht begrenzt genug, um als Theorien mittlerer Reichweite eingestuft zu werden. Ihr Ziel ist, eine Sicht der Welt zu entwickeln, die geeignet ist, die zu einer Pflegeperspektive gehörenden Schlüsselbegriffe und Prinzipien zu verstehen. In ähnlicher Weise benutzte Fawcett (1989) den Ausdruck „konzeptionelle Modelle" für jene „globalen Vorstellungen von Individuen, Gruppen, Situationen und Ereignisse, die für eine Disziplin bedeutsam sind" (S. 2).

„Globale Theorien" haben einen wichtigen Beitrag dazu geleistet, die Pflege begrifflich von der Medizin zu unterscheiden, indem sie das Vorhandensein genuin pflegerischer Perspektiven nachgewiesen haben. Da es verschiedene Meinungen darüber geben mag, wodurch „Globale Theorien" konstituiert werden, zeigen wir in der Tabelle 1-2 eine Liste mit Werken, die als Globale Pflegetheorien bezeichnet werden können:

---

[1] Der Ausdruck „scientific community" bleibt besser unübersetzt, nicht nur weil er inzwischen zum Terminus technicus geworden ist, sondern auch weil das Wort „Gemeinschaft" für „community" wegen der spezifisch deutschen Entgegensetzung zu „Gesellschaft" falsche Assoziationen weckt. (Anmerkung des Bearbeiters)

Autorin	Jahr	Veröffentlichung
Peplau	1952	Zwischenmenschliche Beziehungen in der Pflege
Orlando	1961	Die Dynamik der Beziehung Krankenschwester – Patient
Wiedenbach	1964	Pflege: Eine Kunst des Helfens
Henderson	1966	Das Wesen der Pflege
Levine	1967	Die vier Prinzipien der Bewahrung in der Pflege
Ujhely	1968	Determinanten des Verhältnisses Krankenschwester – Patient
Rogers	1970	Einführung in die theoretischen Grundlagen der Pflege
King	1971	Zu einer Theorie der Pflege
Orem	1971	Pflege – Strukturbegriffe für die Praxis
Travelbee	1971	Zwischenmenschliche Aspekte der Pflege
Neumann	1974	Das Betty-Neumann-Modell der Gesundheitspflegesysteme
Roy	1976	Einführung in die Pflege: Ein Adaptionsmodell
Newman	1979	Theorie der Gesundheit
Johnson	1980	Das behavioristische Modell der Pflege
Parse	1981	Mensch – Leben – Gesundheit
Erickson u. a.	1983	Strukturierung und Rollen-Strukturierung
Leininger	1985	Transkulturelle Gemeinsamkeiten und Verschiedenartigkeit
Watson	1985	Pflege: Wissenschaft vom Menschen und Pflege des Menschen
Newman	1986	Gesundheit als sich erweiterndes Bewußtsein

Tab. 1-2
Übersicht repräsentativer „Globaler Pflegetheorien"

Der Großteil der „Globalen Theorien" wurde zwischen 1960 und heute entwickelt. Peplaus (1952) Darstellung der Pflege und ihrer erzieherischen Funktion für Patienten sei als frühes Beispiel für eine globale Pflegetheorie genannt. Globale Theorien in den 60er Jahren wie Orlandos „*Die Dynamik der Krankenschwester – Patient Beziehung* (1961) oder Wiedenbachs „*Praktische Pflege: Die Kunst des Helfens"* *(1964) konzentrierten sich auf die Bestimmung der* Begriffe, die sich um das Verhältnis Krankenschwester – Patient zentrieren. So betont zum Beispiel Wiedenbach, daß das Bedürfnis des Patienten nach Hilfe von dem zu unterscheiden sei, was die Krankenschwester als Bedürfnis des Patienten definiert. Während sich bei Orlando die Unterscheidung zwischen bewußten und automatisierten Pflegetätigkeiten findet. Die Begriffe dieser beiden Theoretikerinnen halfen den Krankenschwestern sich über die Bedürfnisse und über das Verhalten der Patienten klarzuwerden und entsprechend darauf zu antworten.

In der Folgezeit verlagerten die „Globalen Pflegetheorien" ihren Schwerpunkt von der Krankenschwester – Patient – Beziehung zu umfassenderen Begriffen. Rogers (1970) legte beispielsweise den Akzent auf eine holistische Perspektive des Lebensprozesses des Menschen. Das vielschichtige Systemmodell von King (1971) enthält als Grundbegriffe Wahrnehmung, interpersonale Beziehungen, soziale Systeme und Gesundheit. Dorothy Johnson (1980) konstruierte das Modell des Patienten, als ein „sich verhaltendes System", das sich aus sieben Subsystemen zusammensetzt.

Johnsons Modell wurde von Auger (1976) zu einem „sich verhaltenden System" weiterentwickelt, zu dem acht Teilsysteme gehören: Persönliche Beziehungen, Abhängigkeit, Nahrungsaufnahme, Erfolgsstreben, Aggressivität, Ausscheidung, Sexualität und Erhaltung. Auch wenn Pflegekräfte in den „Globalen Theorien" von Johnson/Auger auf medizinische oder psychologische Daten stoßen, so sind es doch ausgesprochen behavioristische Ansätze.

Die jüngsten „Globalen Theorien" haben versucht, dem phänomenologischen Aspekt der Pflege gerecht zu werden. So nimmt z. B. Watson in ihrer Theorie der humanistischen Pflege einen phänomenologisch-existentiellen Standpunkt ein (1985). Andere Autorinnen wie Leininger (1985) ebnen durch eine Theorie transkultureller Pflege den Weg zu einer angemesseneren Verhalten gegenüber kulturell verschiedenen Patientengruppen.

Auch wenn die „Globalen Pflegetheorien" eine umfassende Perspektive für die Praxis, die Ausbildung und die Forschung eröffnen, ist leider der Wert dieser Theorien – so wie sie sich gegenwärtig darstellen – begrenzt. Aufgrund ihrer Allgemeinheit und Abstraktheit sind viele „Globale Pflegetheorien" in ihrer derzeitigen Gestalt nicht überprüfbar. Sie bieten zwar der Pflege allgemeine Perspektiven für die Praxis wie für die Entwicklung von Curricula; doch allein ihr Wesen und ihr Zweck bringen es mit sich, daß sie erst nach erheblichen Änderungen und Erweiterungen überprüfbar werden. Bei der Überarbeitung und Konkretisierung globaler Pflegetheorien sind (1) die vage Begrifflichkeit so zu präzisieren und (2) die Beziehungen zwischen den Begriffen innerhalb der Theorie soweit zu konkretisieren, daß Vorhersagen möglich werden. Einige Pflegewissenschaftlerinnen haben Überarbeitungen ihrer Werke veröffentlicht, in denen sie Versucht haben, sie in diesem Sinne zu präzisieren und weiter auszuführen (z. B. Roy & Roberts, 1981; Roy & Andrews, 1991; King, 1981).

Aber noch immer stellen die meisten der „Globalen Theorien" diejenigen, die sie überprüfen möchten, vor außerordentliche Schwierigkeiten. Dieses Problem der „Globalen Theorien" hängt mit einem anderen Problem zusammen: die vollständig fehlenden oder die nur schwache Verknüpfung zwischen den Termini der Theorien und deren beobachtbaren Indikatoren. An diesem Punkt machen Suppe und Jacox ihre Kritik an den Überprüfungen der „Globalen Theorie" von Rogers fest: Solche Überprüfungen sind abhängig von zusätzlichen Annahmen, die den größten Teil der überprüfbaren Sachverhalte enthalten (S. 249). Fawcett und Downs (1986) werden in diesem Punkt sehr viel deutlicher, wenn sie behaupten:

(Ein) konzeptionelles Modell (oder eine globale Theorie) kann nicht direkt überprüft werden. Die Thesen eines konzeptionellen Modells werden vielmehr indirekt dadurch „getestet", daß Theorien, die von dem Modell abgeleitet oder nur mit ihm verknüpft sind, empirisch überprüft werden. Wenn die Forschungsergebnisse zur Überprüfung der Theorie die Theorie stützen, dann besteht die Wahrscheinlichkeit, daß auch das konzeptionelle Modell tragfähig ist (S. 89).

Es hat also den Anschein, als ob eine weitere Theorieebene zwischen den „Globalen Theorien" und der Ebene ihrer empirischen Überprüfbarkeit erforderlich ist.

Diese Ebene deckt sich mit der Idee einer „Theorie mittlerer Reichweite", wie sie hier vorgestellt wird.

Trotz der Komplexität der meisten „Globalen Pflegetheorien" hat Silva (1982) 62 Forschungsarbeiten gefunden, die eine oder mehrere von ihnen (Johnson, Orem, Roy, Rogers, Newman) als Grundlage ihrer Forschungen verwendet haben. Leider stellte sich heraus, daß nur neun Studien die „Globalen Theorien" (bei Silva „ kon- zeptionelle Modelle" genannt) in angemessener Weise überprüft haben. Silva schrieb den unpräzisen Gebrauch von Theorien bei der Überprüfung von Theorien teilwei- se der Mehrdeutigkeit des Begriffs „Überprüfung von Theorien" selbst zu. Eine de- taillierte Analyse und Bewertung des derzeitigen Entwicklungsstandes der globalen Theorien (einschließlich ihrer Überprüfung) von Johnson, King, Levine, Neumann, Orem, Rogers und Roy findet sich bei Fawcett (1989).

Während sich einige Pflegewissenschaftlerinnen vor allem mit dem Problem der Überprüfung „Globaler Theorien" beschäftigen, haben andere ihr Interesse auf die Gemeinsamkeiten zwischen den „Globalen Theorien" gerichtet (Flaskerud & Hall- oran, 1980). Das Fazit von Fawcett lautete: Überschaut man die Literatur zum The- ma Theoriebildung in der Pflege, dann zeigt sich ein Konsens hinsichtlich der zen- tralen Begriffe der Disziplin: Person, Umgebung, Gesundheit und Pflege (Fawcett, S. 84). Als Gebiet der größten Übereinstimmung innerhalb der Pflegewissenschaft kon- stituieren diese Begriffe ihr Metaparadigma (Fawcett, 1989). In ähnlicher Weise nennt Meleis (1985) folgende „gebietsspezifische Begriffe": Patient, Übergangssta- dium, Interaktionen, Pflegeprozeß, Umgebung, Pflegemaßnahmen sowie Gesund- heit (S. 184). Noch steht eine vollständigere Herausarbeitung der metaparadigmati- schen Begriffe aus, so die der vier Modelle der Gesundheit von Smith (1981) oder die Untersuchung des Umfeldes von Kleffel (1991).

1.3.3   Theorien mittlerer Reichweite

Infolge der den „Globalen Theorien" inhärenten Schwierigkeiten, sie zu überprüfen, wurde eine weitere mehr „handhabbare" Ebene der Theoriebildung eingeführt und in der Pflege verwendet (Jacox, 1974; See, 1981): „Theorien mittlerer Reichweite". Theorien dieser Ebene enthalten nur eine begrenzte Anzahl von Variablen und sind auch hinsichtlich ihres Geltungsbereichs begrenzt. Aufgrund dieser Eigenschaften sind „Theorien mittlerer Reichweite" überprüfbar und doch allgemein genug, um noch von wissenschaftlichem Interesse zu sein. Aus diesem Grund teilen die „Theo- rien mittlerer Reichweite" mit den „Globalen Theorien" einen Teil ihres begrifflichen Vorrats, sind aber andererseits so spezifisch, daß sie sowohl für die Forschung wie für die Praxis von Nutzen sind. Die Arbeiten von Caplan und anderen, die in Kapi- tel 10 vorgestellt werden, sind Beispiele für Theorien die auf „mittlere Reichweite" ausgerichtet sind.

Auch wenn „Theorien mittlerer Reichweite" aus anderen Disziplinen, wie z. B. das „health belief" – Modell (vgl. Massey, 1986; Champion, 1985; Kviz u. a., 1985) in der Pflegeforschung weit verbreitet sind, steigt doch die Zahl der Theorien, die aus der Pflege selbst stammen. Dies soll an zwei kürzlich publizierten Arbeiten von

Pflegewissenschaftlerinnen verdeutlicht werden. Swanson (1991) stellte eine Theorie der Pflege vor, die sie durch drei phänomenologische Studien klärte und vervollständigte (refined). [Um den Doppelsinn von „reinigen" und „kultivieren" in „refine" wiederzugeben, gibt es im Deutschen kein passendes Wort. Je nach Kontext wird „refine" daher mit „klären" oder „vervollständigen" oder mit „klären und vervollständigen" übersetzt. (Anmerkung des Bearbeiters)] Diese Theorie enthält fünf Elemente der Pflege: „Kennen", „Sein mit", „Tun für", „Befähigen" und „Zuversicht bewahren". Mishel (1988) hingegen entwickelte eine Theorie der „Ungewißheit", um zu erklären, „wie Patienten auf die Krankheit bezogene Reize kognitiv verarbeiten und diesen Ereignissen Bedeutung verleihen" (S. 225). „Ungewißheit" beeinflußt bei Patienten die Einschätzung (der Situation), das Bewältigungsverhalten (Coping) sowie die Form ihrer Anpassung. Mishel (1990) hebt hervor, daß unter Bedingungen andauernder Unsicherheit Faktoren wie etwa die „sozialen Ressourcen" den Menschen helfen, „Ungewißheit" als natürlichen Zustand zu begreifen. Aus dieser Sicht sind „Instabilität und Schwankungen natürlich und erweitern die Möglichkeiten einer Person" (S. 261). Es sind allerdings noch weitere Anstrengungen auf der Ebene der „Theorien mittlerer Reichweite" erforderlich, um z. B. die Bedürfnisse kulturell unterschiedener wie benachteiligter Gruppen zu verstehen und besser auf sie eingehen zu können.

1.3.4   Praxisnahe Theorien

Ein Resultat der Entwicklung von Metatheorien war die Idee „praxisnahe Theorien" (Wooldridge u. a., 1968: Dickkopf u. a., 1968a). Jacox beschrieb diese Form der Theorie 1974 mit der folgenden prägnanten Formulierung:

„Es ist eine Theorie, die bei einem gegebenen Pflegeziel (den Zustand des Patienten auf gewünschte Weise zu verändern oder zu beeinflussen) sagt: diese oder jene Tätigkeiten, muß die Krankenschwester ausführen, um das Ziel (das die Veränderung herbeiführt) zu erreichen. Das Ziel der Pflege kann z. B. darin bestehen, einen postoperativen Patienten vor einer Pneumonie zu bewahren. Die auf die Pflegepraxis bezogene Theorie gibt dann an, daß um einer Pneumonie vorzubeugen, eine bestimmte Gruppe von Tätigkeiten ausgeführt werden muß" (S. 10).

Das Wesen der „praxisnahen Theorie" besteht darin, zu einem gewünschten Ziel Handlungsanweisungen zur Erreichung dieses Ziels zu geben.

Bei dem Vorschlag von Dickoff u. a. für eine „praxisnahe Theorie" wurde davon ausgegangen, daß die Entwicklung zu einer theoretischen Basis für die Pflegepraxis vier Phasen der Theoriebildung durchläuft. Zu diesen Phasen gehören: die Isolierung der Faktoren, die Verknüpfung der Faktoren, die Strukturierung der Situation und die Reproduktion der Situation oder die „praxisnahe Theorie". Diese vier Phasen entsprechen grob den Akten der Beschreibung, Erklärung, Vorhersage und Kontrolle. Wird die „praxisnahe Theorie" von ihrer Basis in der situation-strukturierenden (prognostizierenden) Theorie getrennt, dann kann der Leser unschwer erkennen, daß die verbleibenden Zielsetzungen und Handlungsanweisungen eine ziemlich großzügige Bedeutungserweiterung dessen darstellen, was gemeinhin unter Theorie verstanden wird. Einige Leser mögen sogar dazu neigen, auf den Begriff Theorie aus diesem Grund zu verzichten und von der „praxisnahen Theorie" lieber als von „Pflegepraktiken" zu sprechen. Werden diese „Praktiken" als Spezifikationen eines angestrebten Ziels und als Handlungsanweisungen zur Erreichung dieses Ziels verstanden, sehen wir nur geringe Unterschiede zwischen den „Praktiken" und einer „praxisbezogenen Theorie", wie wir sie hier erläutert haben (Beckstrand, 1978a, 1978b).

Auf der Ebene der Entwicklung von Pflegepraktiken wurden bemerkenswerte Fortschritte erzielt. Von besonderem Interesse ist dabei das Projekt „Ausführung und Verwendung der Forschung in der Pflege" (Haller u. a., 1979). In diesem Projekt wird auf Forschungen beruhendes Wissen in „Protokolle für Pflegepraktiken" (S. 45) umgesetzt. Erforscht wurden unter anderen die „Protokolle" folgender „Praktiken": (1) Wahrnehmungsschulung: Distress, (2) der Wechsel von intravenösen Verweilkanülen, (3) Dekubitusprophylaxe durch geringfügige Lageveränderungen, und (4) beratende Pflege: Schmerzlinderung. Des weiteren erfüllten zwei Bücher, die sich den Pflegemaßnahmen widmen, die besonderen Erwartungen in bezug auf eine Erweiterung der Grundlagen für Pflegepraktiken (Snyder, 1992; Bulechek, & McClosky, 1985). In jüngster Zeit gaben Thesen zu praktischen Richtlinien, wie die von der Kommission zur Prognose und Prophylaxe von Dekubitus bei Erwachsenen (1992), ein weiteres gutes Beispiele für Thesen, die entwickelt wurden, um die Pflege von Personen zu orientieren.

1.3.5   Verknüpfungen zwischen den Ebenen der Theoriebildung

Nach der Lektüre der vorausgegangenen Abschnitte sollte klar sein, daß es nicht vernünftig ist zu fragen, auf welcher Ebene die Theoriebildung in der Pflege stattfindet: Die Arbeit wurde auf allen Ebenen getan und muß auf jeder von ihnen weitergehen. Angemessener ist die Frage, wie sich die Ebenen der Theoriebildung aufeinander beziehen. In Abbildung 1-1 stellen wir ein Modell der Verknüpfungen der einzelnen Ebenen der Theoriebildung untereinander und zwischen allen vier insgesamt zur Diskussion. Die Metatheorie klärt durch eine Analyse der Grundprobleme der Pflegetheorie die Methodologie und die Aufgaben auf jeder Ebene der Theoriebildung in unserer praktischen Disziplin. Darüber hinaus stellt jede Theorieebene Material dar für weitere Analysen und Klärungen auf der Ebene der Metatheorie. „Globale Pflegetheorien" dienen kraft ihrer umfassenden Perspektiven als Leitfaden und Heuristik für die Untersuchung von Phänomenen, die auf der Ebene der „Theorien mittlerer Reichweite" von besonderem Interesse sind. So verwendete Fawcett (1976) die Arbeiten von Rogers (1970), um eine deskriptive Theorie über „Körperbild und Identifikation bei Paaren während der Schwangerschaft" zu entwickeln. Da „Theorien mittlerer Reichweite" in der Realität überprüft werden, werden sie außerdem zu Bezugspunkten bei der weiteren Konkretisierung „Globaler Pflegetheorien", sofern sie mit ihnen verknüpft werden (ein Beispiel für eine solche „Verknüpfung" findet sich bei Gill & Attwood, 1981). „Theorien mittlerer Reichweite" bestimmen zudem die Anweisungen in „praxisnahen Theorien", sofern sie auf die Erreichung konkreter Ziele ausgerichtet sind. Die „praxisnahen Theorien", schließlich, die auf der Grundlage wissenschaftlich fundierter Thesen über die Wirklichkeit gebildet werden, überprüfen – wenn auch nur indirekt – die empirische Validität dieser Thesen, insofern ihre Praktiken ein notwendiger Bestandteil der Pflege von Patienten sind. Diese für „praxisnahe Theorien" äußerst wichtigen Thesen, stammen wahrscheinlich von „Theorien mittlerer Reichweite", weil ihre Terminologie sich leichter mit konkreten Situationen verbinden läßt.

Trotz der Vielfalt von Verknüpfungen zwischen den Ebenen der Theoriebildung, enthält keine von ihnen konkrete Methoden oder Strategien für die Theoriebildung. Auch wenn z. B. die Metatheorie ein Licht auf entscheidende Fragen einer sich entwickelnden Disziplin und Wissenschaft wirft, so besteht doch eine Kluft zwischen ihr und den Methoden für die konkrete Ausarbeitung einer wissenschaftlichen Theorie. Ebenso wenig enthält der Vorschlag von Dickoff u. a. klare und genaue Anweisungen für die Bildung einer praxisbezogenen Theorie. Offenbar ist mehr vonnöten, damit die Pflege sich erfolgreich in Richtung auf die Entwicklung ihrer theoretischen Grundlagen bewegen kann.

Abb. 1-1
Verknüpfungen zwischen den Ebenen der Theoriebildung

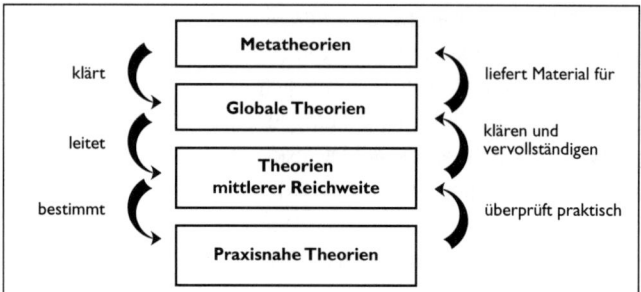

1.4   Theoriebildung: Kontext und Methode

In diesem Abschnitt möchten wir zwei Elemente vorstellen, die u. E. die Bildung einer Pflegetheorie erleichtern werden. Diese Elemente sind zentral für die Erarbeitung von Theorien auf der globalen Ebene wie auf der Ebene mittlerer Reichweite. Wir sind überzeugt, daß eine Theoriebildung, die sich auf diesen Ebenen bewegt, erleichtert werden kann durch (1) eine sorgfältige Unterscheidung zwischen dem Entstehungszusammenhang und dem Bestätigungszusammenhang, bei der Gestaltung einer Theorie und (2) durch die Darstellung spezifischer Strategien und Vorgehensweisen für den Aufbau einer Theorie. Auch wenn diese Elemente selbst nicht neu sein mögen, so glauben wir doch, daß ihre beharrliche und entschlossene Beachtung neu wäre.

1.4.1   Entstehungszusammenhang und Bestätigungszusammenhang

Die Entwicklung einer Theorie ist etwas anderes als ihre Evaluation. Rudner (1966) benutzte die Ausdrücke „Entstehungszusammenhang" und „Bestätigungszusammenhang", um so zwischen den Prozessen der Entwicklung und der Evaluation von

Ideen zu unterscheiden. Zur Entstehung einer Theorie gehört, daß die anfängliche Theoriebildung nicht sogleich etwas über deren Nützlichkeit oder Richtigkeit weiß. Die Theorieevaluation hat dagegen die Aufgabe, Stärken und Schwächen der Theorie herauszufinden, indem sie nach der Überprüfung der Theorie in der Realität die Ergebnisse prüft und die Theorie an weiteren Kriterien mißt, z. B. an der logischer Konsistenz. Maßstäbe und Methoden, wie sie bei der Evaluation von Theorien verwendet werden, voreilig in der Phase der Entstehung einer Theorie zu übernehmen, kann dazu führen, den kreativen Prozeß zu beeinträchtigen und vielversprechende Ansätze vorschnell zu verwerfen.

Ebenso inadäquat ist es, die Methoden oder die Gründe, aus denen heraus eine Theorie entwickelt wird, zu kritisieren, weil diese nicht mit denen übereinstimmen, die bei der Theorieevaluation angemessen wären. Auch wenn von einer gut entwickelten Theorie erwartet werden kann, daß sie einer Überprüfung nach den strengen Maßstäben der Theorieevaluation standhält, sind diese gleichen Maßstäbe dennoch unangebracht in der Phase der Entstehung. Zum Beispiel könnten sich kleine Stichproben oder Fallstudien durchaus eignen, um ein Modell der frühen Anpassung an die Eltern zu entwickeln. Bei der Überprüfung und Evaluation der Theorie könnten sich jedoch die gleichen Daten als unangemessen erweisen, sowohl was ihren Umfang als auch was ihre Objektivität betrifft. Es wäre allerdings unklug, in der Phase der Theorieentstehung auf dieses Datenmaterial zu verzichten, weil dadurch wertvolle Einsichten verloren gehen könnten. Behält sie die Unterscheidung von Entstehung und Evaluation in Erinnerung, bleibt die Theoretikerin in der Phase der Entstehung frei von unnötigen Einschränkungen, die zwar im Bestätigungszusammenhang nützlich sein mögen, im Entstehungszusammenhang aber überaus blockierend sein können.

1.4.2   Theoriebildung und Methode

Was wir brauchen, sind klar verständliche und detailliert ausgearbeitete Methoden für die Theoriebildung in der Pflege. Methodologien, wie sie anderen Disziplinen wie z. B. der Soziologie zu Verfügung stehen (Hage, 1972), konnten bisher nicht in den Kontext der Pflege übersetzt werden. Im Bewußtsein dieser Notwendigkeit haben wir dieses Methodenbuch geschrieben. In den folgenden Kapiteln werden Methoden für die Konstruktion von Theorien beschrieben. Die hier vorgestellten Methoden betonen die Theoriebildung, nicht deren Evaluation. (Leser, die an der Evaluation von Theorien interessiert sind, seien auf die Arbeiten von Ellis (1968), Hardy (1978) und Barnum (1989) verwiesen.) Diese Methoden werden durchgängig aus dem Blickwinkel der Theorien „mittlerer Reichweite" beschrieben, auch wenn sie ebenso gut auf die „Globalen Theorien" zutreffen.

Es gibt Befürworter wie Gegner systematischer Herangehensweisen (organized approaches) bei der Theoriebildung. Wir sind natürlich überzeugt, daß explizit formulierte Methoden der Theoriebildung die Entwicklung von Theorien erleichtern können. Gegner betrachten jedoch die Theoriebildung als eine keinen Regeln gehorchende Tätigkeit. Erfolgreiche Theoriebildung hängt für sie allein von der Kreativität des Theoretikers ab. Auch Hempel (1966, S. 15) argumentiert auf dieser Linie, wenn er behauptet, daß es keine Regeln gäbe, mit deren Hilfe man mechanisch Thesen oder Theorien aus dem Datenmaterial ableiten könne. Dem stimmen wir natürlich zu. Wir beabsichtigen nicht, in diesem Buch eine Gruppe eiserner Regeln für die Theoriebildung darzustellen. Was wir tatsächlich vorlegen, ist eine zusammenhängende Gruppe von Strategien, die die intuitiven Prozesse unterstützen, wie sie Theoretiker ohnehin bei der Bildung von Begriffen, Thesen und Theorien vollziehen. Strategien sind für uns (nur) Leitfäden für Aktivitäten. Als Leitfäden weisen diese Strategien den Theoretikerinnen nur die Richtung, die Mühsal kreativer Arbeit können sie ihnen nicht abnehmen.

Unglücklicherweise können selbst gute Methoden eine schlechte Idee nicht retten. Andererseits kann die sklavische Befolgung einer ungeeigneten Methode auch die beste Idee ruinieren. Anwender dieses Buches sollten versuchen, eine der Sache angemessene Balance zwischen ihrer Intuition und den hier dargestellten Strategien zu finden. Als Leitfäden dienen die Strategien als Wegweiser auf einer Reise abseits ausgetretener Pfade. Sie sind Markierungen entlang des Weges, die die Reisenden auf einem vernünftigen Kurs halten.

Literatur

Allen DG: Nursing research and social control. *Image* 17:58–64, 1985.

Approaches to the study of nursing questions and the development of nursing science. *Nurs Res.* 21:484–517, 1972.

Atwood JR: Advancing nursing science: Quantitative approaches. *West J Nurs Res.* 6(3):9–15, 1984.

Auger JR: *Behavioral Systems and Nursing.* Englewood Cliffs, NJ: Prentice-Hall, 1976.

Barnum B: *Nursing Theory: Analysis, Application, Evaluation.* 3rd ed. Philadelphia: Lippincott, 1989.

Beckstrand J: The need for a practice theory as indicated by the knowledge used in the conduct of practice. *Res Nurs Health* 1:175–179, 1978a.

Beckstrand J: The notion of a practice theory and the relationship of scientific and ethical knowledge to practice. *Res Nurs Health* 1:131–136, 1978b.

Benoliel JQ: Advancing nursing science: Qualitative approaches. *West J Nurs Res* 6(3):1_, 1984.

Bixler G, Bixler RW: The professional status of nursing. *Amer J Nurs* 45: 730–735, 1945.

Bixler G, Bixler RW: The professional status of nursing. *Amer J Nurs* 59:1142–1147, 1959.

Brown JS, Tanner CA, Padrick KP: Nursing's search for scientific knowledge. *NursRes*33:26–32, 1984.

Bulechek GM, McCloskey JC (eds): *Nursing Interventions: Treatments for Nursing Diagnoses.* Philadelphia: Saunders, 1985.

Campbell JC, Bunting S: Voices and paradigms: Perspectives on critical and feminist theory in nursing. *Adv Nurs Sci* 13(3):1–15, 1991.

Carper BA: Fundamental patterns of knowing in nursing. *Adv Nurs Sci* 1(1):13–23, 1978.

Champion VL: Use of the health belief model in determining frequency of breast self-examination. *Res Nurs Health* 8:373–379, 1985.

Chinn PL: Debunking myths in nursing theory and research. *Image* 17:45–49, 1985.

Commentary on Walker's "Toward a clearer understanding of the concept of nursing theory." *Nurs Res* 20:493–502, 1971.

Dickoff J, James P, Wiedenbach E: Theory in a practice discipline, Part I. *Nurs Res* 17:415–435, 1968a.

Dickoff J, James P, Wiedenbach E: Theory in a practice discipline, Part II. *Nurs Res* 17:545–554, 1968b.

Dickson GL: The unintended consequences of a male professional ideology for the development of nursing education. *Adv Nurs Sci* 15(3):67–83, 1993.

Donaldson SK, Crowley DM: The discipline of nursing. *Nurs Outlook* 26:113–120, 1978.

Ellis R: Characteristics of significant theories. *Nurs Res* 17:217–222, 1968.

Erickson HC, Tomlin EM, Swain MAP: *Modeling and Role Modeling: A Theory and Paradigm of Nursing.* Englewood Cliffs, NJ: Prentice-Hall, 1983.

Fawcett J: The "what" of theory development. In: *Theory Development: What, Why, How?* New York: National League for Nursing, 1978.

Fawcett J: Hallmarks of success in nursing theory development. In Chinn PL, ed. *Advances in Nursing Theory Development.* Rockville, MD: Aspen, 1983.

Fawcett J: The metaparadigm of nursing: Present status and future refinements. *Image* 16:84–87, 1984.

Fawcett J: *Analysis and Evaluation of Conceptual Models of Nursing.* 2nd ed. Philadelphia: Davis, 1989.

Fawcett, J. *Analysis and Evaluation of Nursing Theories.* Philadelphia: Davis, 1993.

Fawcett J, Downs F: *The Relationship of Theory and Research.* Norwalk, CT: Appleton-Century-Crofts, 1986.

Flaskerud JH, Halloran EJ: Areas of agreement in nursing theory development. *Adv Nurs Sci* 3(1):1–7, 1980.

Gill BP, Atwood JR: Reciprocy and helicy used to relate mEGF and wound healing. *Nurs Res* 30:68–72, 1981.

Goodwin LD, Goodwin WL: Qualitative vs. quantitative research or qualitative and quantitative research' *Nurs Res* 33:378–380, 1984.

Gorenberg B: The research tradition of nursing: An emerging issue. *Nurs Res* 32:347–349, 1983.

Habermas, J. *Knowledge and Human Interests.* Shapiro J, trans. Boston: Beacon Press, 1971.

Hage J: *Techniques and Problems of Theory Construction in Sociology.* New York: Wiley, 1972.

Haller KB, Reynolds MA, Horsley JA: Developing research-based innovation protocols: Process, criteria, and issues. *Res Nurs Health* 2:45–51, 1979.

Hardy ME: Perspectives on nursing theory. *Adv Nurs Sci* 1: 37–48, 1978.

Hempel CG: *Philosophy of Natural Science.* Englewood Cliffs, NJ: Prentice-Hall, 1966.

Henderson V: *The Nature of Nursing.* New York: Macmillan, 1966.

Holter IM: Critical theory. *Schol Inquiry Nurs Pract* 2:223–232, 1988.

Jacox A: Theory construction in nursing: An overview. *Nurs Res* 23:4–13, 1974.

Jacox AK, Webster G: Competing theories of science. In: Nicoll LH, (ed). *Perspectives on Nursing Theory.* Boston: Little, Brown, 1986.

Johnson DE: The behavioral system model for nursing. In: Riehl JP, Roy C, (eds). *Conceptual Models for Nursing Practice.* 2nd ed. New York: Appleton-Century-Crofts, 1980.

Kim HS: *The Nature of Theoretical Thinking in Nursing.* Norwalk, CT: Appleton-Century-Crofts, 1983.

King I: *Toward a Theory of Nursing.* New York: Wiley, 1971.

King I: A Theory for Nursing: Systems, Concepts, Process. New York: Wiley, 1981.

Kleffel D. Rethinking the environment as a domain of nursing knowledge. *Adv Nurs Sci* 14(1):40–51, 1991.

Kviz FJ, Dawkins CE, Erum NE: Mothers' health beliefs and use of well-baby services among a high-risk population. *Res Nurs Health* 8:381–387, 1985.

Leininger MM: Transcultural care diversity and universality. *Nursing and Health Care* 6:209–212,1985.

Levine M: The four conservation principles of nursing. *Nurs Forum* 6(1):45–59, 1967.

Liaschenko J: Feminist ethics and cultural ethos. *Adv Nurs Sci* 15(4):71–81,1993.

Massey V: Perceived susceptibility to breast cancer and practice of breast self-examination. *Nurs Res* 35:183–185, 1986.

McKay RP: The Process of Theory Development in Nursing. Doctoral dissertation. New York: Columbia Univ, 1965.

Meleis AL: *Theoretical Nursing.* Philadelphia: Lippincott, 1985.

Mishel MH: Uncertainty in illness. *Image* 20:225–231, 1988.

Mishel MH: Reconceptualization of the uncertainty in illness theory. *Image* 22:256–261, 1990.

National League for Nursing. Theory Development: What, Why, How' New York: National League for Nursing, 1978.

The Nature of Science and Nursing: *Nurs Res* 17:484–512, 1968.

The Nature of Science in Nursing. *Nurs Res* 18:388–411, 1969.

Neuman B: *The Betty Neuman health-care systems model: A total person approach to patient problems.* In: Riehl JP, Roy C (eds). Conceptual Models for Nursing Practice. New York: Appleton-Century-Crofts, 1974.

Newman MA: Toward a theory of health. In: *Theory Development in Nursing.* Philadelphia: Davis, 1979.

Newman MA: *Health as Expanding Consciousness.* St. Louis: Mosby, 1986.

Newman MA: Prevailing paradigms in nursing. *Nursing Outlook* 40:10–13, 32, 1992.

Norbeck JS: In defense of empiricism. *Image* 19:28–30, 1987.

Norris CM (ed): Proceedings of the First Nursing Theory Conference. Kansas City: Univ of Kansas Medical Center, Dept of Nursing, 1969.

Norris CM (ed): Proceedings of the Second Nursing Theory Conference. Kansas City: Univ of Kansas Medical Center, Dept of Nursing, 1970.

Norris CM (ed): Proceedings of the Third Nursing Theory Conference. Kansas City: Univ of Kansas Medical Center, Dept of Nursing, 1971.

Orem D: *Nursing: Concepts of Practice.* New York: McGraw-Hill, 1971.

Orlando IJ: *The Dynamic Nurse Patient Relationship.* New York: Putnam, 1961.

Panel for the Prediction and Prevention of Pressure Ulcers in Adults. *Pressure Ulcers in Adults: Prediction and Prevention.* Clinical Practice Guideline, No 3. AHCPR Publ. No 92-0047. Rockville, MD: Agency for Health Care Policy and Research, PHS, USDHHS, May, 1992.

Parse RR: *Man-Living-Health: A Theory of Nursing.* New York: Wiley, 1981.

Peplau HE: *Interpersonal Relations in Nursing.* New York: Putnam, 1952.

Practice oriented theory, Part I. *Adv Nurs Sci* 1(1):1–95, 1978.

Research—How will nursing define it? *Nurs Res* 16: 108–129, 1967.

Roberts MA: *American Nursing: History and Interpretation.* New York: Macmillan, 1961, 101.

Rogers ME: *An Introduction to the Theoretical Basis of Nursing,* Philadelphia: Davis, 1970.

Roy C: *Introduction to Nursing: An Adaptation Model.* Englewood Cliffs, NJ: Prentice-Hall, 1976.

Roy C, Andrews HA: *The Roy Adaptation Model: The Definitive Statement.* Norwalk, CT: Appleton & Lange, 1991.

Roy C, Roberts SL: *Theory Construction in Nursing: An Adaptation Model.* Englewood Cliffs, NJ: Prentice-Hall, 1981.

Rudner R: *Philosophy of Social Science.* Englewood Cliffs, NJ: Prentice-Hall, 1966.

Schumacher KL, Gortner SR: (Mis)conceptions and reconceptions about traditional science. *Adv Nurs Sci* 14(4):1–11, 1992.

See EM: Theories of middling-range generality in the development of nursing theory. Paper presented at the meeting of the Nursing Theory Think Tank, Denver, 1981.

Silva MC: Research testing nursing theory: State of the art. *Adv Nurs Sci* 9(1):1–11, 1986.

Silva MC, Rothbart D: An analysis of changing trends in philosophies of science in nursing theory development and testing. *Adv Nurs Sci* 6(2):1–13, 1984.

Smith JA: The idea of health: A philosophic inquiry. *Adv Nurs Sci* 3(3): 43–50, 1981.

Snyder M: *Independent Nursing Interventions.* 2nd ed. New York: Delmar, 1992.

Stevenson JS, Woods NF: Nursing science and contemporary science: Emerging paradigms. In: Sorensen GE (ed). *Setting the Agenda for the Year 2000.* Kansas City, MO: American Academy of Nursing, 1986.

Suppe F, Jacox AK: Philosophy of science and the development of nursing theory. In: Werley HH, Fitzpatrick JJ (eds). *Annual Review of Nursing Research* 3:241–267, 1985.

Swanson, K.M. Empirical development of a middle range theory of caring. *Nurs Res* 40: 161–166, 1991.

Theory Development in Nursing. *Nurs Res* 17:19–227, 1968.

Tinkle MB, Beaton JL: Toward a new view of science. *Adv Nurs Sci* 5(3):27–36, 1983.

Travelbee J: *Interpersonal Aspects of Nursing.* Philadelphia: Davis, 1971.

Ujhely G: *Determinants of the Nurse-Patient Relationship.* New York: Springer, 1968.

Walker LO: Nursing as a Discipline. Doctoral dissertation. Bloomington, IN: Indiana Univ, 1971a.

Walker LO: Toward a clearer understanding of the concept of nursing theory. *Nurs Res* 20:428–435, 1971b.

Walker LO: Rejoinder to commentary: Toward a clearer understanding of the concept of nursing theory. *Nurs Res* 21:59–62, 1972.

Walker LO: *Parent-Infant Nursing Science: Paradigms, Phenomena, Methods.* Philadelphia: Davis, 1992.

Watson J: *Nursing: Human Science and Human Care.* Norwalk, CT: Appleton-Century-Crofts, 1985.

Webster G, Jacox A, Baldwin B: Nursing theory and the ghost of the received view. In: McCloskey JC, Grace HK (eds). *Current Issues in Nursing.* Boston: Blackwell, 1981.

Wiedenbach E: *Clinical Nursing: A Helping Art.* New York: Springer -, 1964.

Wooldridge P, Skipper JK, Leonard RC: *Behavioral Science, Social Practice, and the Nursing Profession.* Cleveland: Case Western Reserve, 1968.

Weiterführende Literatur

Einführende Werke sind mit einem Stern versehen.

Aronson JL: *A Realist Philosophy of Science*. London: Macmillan, 1984.
Bhaskar R: *A Realist Theory of Science*. Atlantic Highlands, NJ: Humanities Press, 1978.
*Cook TD, Campbell DT: *Quasi-Experimentation: Design & Analysis Issues for Field Settings*. Boston: Houghton Mifflin, 1979, 1–36.
Feyerabend P: *Against Method: Outline of an Anarchistic Theory of Knowledge*. London: Verso, 1975.
Glymour C: *Theory and Evidence*. Princeton, NJ: Princeton Univ Press, 1980.
Grunfeld J: *Science and Values*. Amsterdam: B. R. Gruner B. V., 1973.
Harre R: *Varieties of Realism: A Rationale for the Natural Sciences*. New York: Basil Blackwell, 1986.
Komesaroff PA: *Objectivity, Science and Society: Interpreting Nature and Society in the Age of the Crisis of Science*. New York: Routledge & Kegan Paul, 1986.
Kuhn TS: *The Structure of Scientific Revolutions*. 2nd ed. Chicago: Univ of Chicago Press, 1970.
Lakatos I, Musgrave A (eds): *Criticism and the Growth of Knowledge*. London: Cambridge Univ Press, 1970.
Lamb D, Easton SM: Multiple Discovery: *The Pattern of Scientific Progress*. England: Avebury, 1984.
Laudan L: *Progress and Its Problems: Toward a Theory of Scientific Growth* Berkeley, CA: Univ of California Press, 1977.
Michalos AC (ed): *Philosophical Problems of Science & Technology*. Boston: Allyn & Bacon, 1974.
*Phillips DC: *Philosophy, Science, and Social Inquiry*. New York: Pergamon, 1987.
Phillips DC: *The Social Scientist's Bestiary: A Guide to Fabled Threats to, and Defenses of, Naturalistic Social Science*. New York: Pergamon, 1992.
Popper KR: *Conjectures and Refutations: The Growth of Scientific Knowledge*. New York: Harper & Row, 1965.
*Radnitzky G: *Contemporary Schools of Metascience*. Chicago: Henry Regnery, 1973.

2 Einführung in die Elemente, Methoden und Strategien der Theoriebildung

2.1 Einleitung

Klare Definitionen, sorgfältig erhobene Beobachtungen und genaues Denken sind die besten Werkzeuge eines potentiellen Theoriebildners. Um über Theoriebildung sinnvoll zu diskutieren, muß es ein grundlegendes Einverständnis zwischen uns über die Bedeutung derjenigen Termini geben, die in den folgenden Kapiteln immer wieder verwendet werden. Dieses Kapitel widmet sich der Erläuterung dieser grundlegenden Termini und demonstriert auf allgemeine Weise, in welchem Verhältnis sie zueinander stehen. Es ist sehr wichtig, sicher zu sein, daß ein Einverständnis über die Bedeutung der Termini zu Beginn unserer Erörterung erreicht worden ist.

Drei grundlegende Elemente der Theoriebildung und drei grundlegende Methoden der Bildung dieser Elemente sind es, die unsere Aufmerksamkeit in diesem Kapitel beanspruchen werden. Die drei Elemente sind Begriffe, Thesen und Theorien. Die drei Methoden sind Analyse, Synthese und Übertragung (derivation). Wir werden zuerst die grundlegenden Elemente, dann die Methoden diskutieren und schließlich in dem Teil, der sich mit der Wahl der Strategien beschäftigt, die Beziehung der Elemente zu den Methoden aufzeigen.

2.2   Elemente der Theoriebildung

2.2.1   Begriffe

Die grundlegenden Bausteine einer Theorie sind Begriffe (Hardy, 1974). Ein Begriff ist das geistige Bild eines Phänomens, eine Idee oder eine gedankliche Vorstellung von Dingen oder Ereignissen. Es ist nicht das Ding oder das Ereignis selbst, sondern nur ein Bild davon (Kaplan, 1964). Begriffsbildung beginnt in der Kindheit, denn Begriffe helfen uns, die Reize unserer Umwelt zu kategorisieren oder zu organisieren. Begriffe helfen uns, durch die Kategorisierung aller ihnen entsprechenden Dinge zu erkennen, ob unsere Erfahrungen nur ähnlich oder identisch sind. Begriffsbildung ist damit eine sehr effiziente Weise des Lernens.

Begriffe können elementar, konkret oder abstrakt sein (Reynolds, 1971). Elementare Begriffe sind solche, deren Bedeutung von allen Individuen einer Kultur geteilt wird. Ein elementarer Begriff wie z. B. die Farbe „Blau" kann nicht anders definiert werden als dadurch, daß Beispiele für „blau" und „nicht-blau" gegeben werden. Konkrete Begriffe sind solche, die durch elementare Begriffe definiert werden können, durch Raum und Zeit begrenzt und in der Wirklichkeit beobachtbar sind. Abstrakte Begriffe können durch elementare oder durch konkrete Begriffe definiert werden, sind jedoch unabhängig von Raum und Zeit (Reynolds, 1971). Der Begriff „Temperatur" ist z. B. abstrakt, der Begriff „Temperatur in Kansas City" dagegen konkret, weil es an einen bestimmten Ort gebunden ist.

Begriffe werden mittels der Sprache ausgedrückt. Die sprachlichen „Bezeichnungen" oder die Worte, die wir gebrauchen, um einen Begriff auszudrücken, sind hilfreich, um unsere Ideen anderen Menschen mitzuteilen. Diese „Bezeichnungen" sind nicht der Begriff, sie sind nur unsere Weise unseren Begriff mitzuteilen. Von daher kann es vorkommen, daß unsere „Bezeichnungen" oder Worte als unangemessen empfunden werden, etwa dann, wenn wir versuchen, jemandem unsere Ideen verständlich zu machen oder uns bemühen etwas völlig neues zu definieren.

Wenn Begriffe operational definiert werden können, d. h. wenn ihre Definitionen auch die Weise der Überprüfung des Begriffes enthalten, dann können sie in der Forschung verwendet werden und gelten so als „Variable" eines Ansatzes. Tatsächlich werden die Termini „Begriff" und „Variable" in einigen Studien so gebraucht, daß sie austauschbar sind. Jedoch, in dem Kontext der Theoriebildung bleiben die Vorstellungen (ideas) und ihre Bezeichnungen „Begriffe".

Begriffe erlauben es, unsere Erfahrungen sinnvoll zu klassifizieren, sowohl für uns als auch für andere. Sie erweisen sich jedoch als weitaus nützlicher, wenn Beziehungen zwischen zwei und mehr Begriffen hergestellt werden können. Wird eine solche Beziehung wahrgenommen, kann sie als These formuliert werden.

2.2.2   Thesen

Relationale Thesen sind entweder assoziativ (korrelativ) oder kausal. Eine These ist ein äußerst wichtiger Bestandteil bei jedem Versuch, ein wissenschaftliches Gebäude des Wissens zu errichten. Sie muß formuliert sein, bevor Erklärungen gegeben oder

Vor-Thesen gemacht werden können. Eine These tritt im Kontext der Theoriebildung in zwei Gestalten auf: als relationale These und als nicht-relationale These. Eine relationale These bringt eine bestimmte Beziehung zwischen zwei oder mehreren Begriffen zum Ausdruck. Eine nicht-relationale These ist entweder eine „existenzbehauptende These" (existence statement), die die Existenz eines Begriffs behauptet (Reynolds, 1971), oder eine Definition, die wiederum theoretisch oder operational sein kann.

Assoziative Thesen sind in dem Sinne einfach, daß sie bloß konstatieren, welche Begriffe zusammen auftreten. Sie können überdies angeben, in welchem Sinn die Assoziation auftritt, z. B. bejahend, verneinend oder weder bejahend noch verneinend. Eine positive Assoziation impliziert, daß immer dann, wenn ein Begriff erscheint oder sich verändert, auch der andere Begriff in dem selben Sinn erscheint oder sich verändert. Eine positive Assoziation wird z. B. demonstriert durch die These „Das Schwitzen der Hände nimmt zu wenn die Angst zunimmt." Eine negative Assoziation impliziert, daß immer dann, wenn ein Begriff erscheint oder sich verändert, der andere Begriff in entgegengesetztem Sinne erscheint oder sich verändert. Die These, „Wenn die mütterliche Angst zunimmt, nimmt die mütterliche Zuneigung" ab, ist z. B. eine negative Assoziation. Die „weder-noch" Relation impliziert, daß das Auftreten des einen Begriffs uns nichts sagt über das Auftreten des anderen Begriffes.

Kausale Thesen demonstrieren ein Ursache-Wirkungs-Verhältnis. Der Begriff, der die Veränderung in dem anderen Begriff verursacht, kann in der Forschung als unabhängige Variable, der Begriff, auf den eingewirkt oder das verändert wird, als abhängige Variable bezeichnet werden. Ein mögliches Beispiel für eine kausale These „Die Anwendung eines unverdünnten Bleichmittels (NaOH) auf ein gefärbtes Baumwolltuch bewirkt, daß die Farbe des Tuches verblaßt."

Nicht-relationale Thesen dienen als Ergänzung relationaler Thesen. Durch sie kann der Theoretiker die Bedeutungen in seiner Theorie erhellen. Existenzbehauptende Thesen sind normalerweise einfache assertorische Thesen über einen Begriff. Sie sind besonders nützlich, wenn der Theoretiker es mit sehr abstraktem Material zu tun hat. Eine existenzbehauptende These ist z. B. die Behauptung: „Es gibt ein Phänomen, das als mütterliche Zuwendung bekannt ist". Wäre auch wenig über die Existenz dieses Phänomens bekannt, so wäre es doch hilfreich für einen Leser, wenn der Theoretiker seinen oder ihren Begriff bezeichnet und dessen Existenz als Ausgangspunkt seiner Theorie postuliert.

Theoretische Definitionen sind die Hilfsmittel, durch die der Theoretiker den Leser zu den entscheidenden Merkmalen jedes Begriffs hinführt. Diese Definitionen sind normalerweise abstrakt und möglicherweise nicht (empirisch) überprüfbar. Operationale Definitionen entsprechen den theoretischen, müssen aber die Kriterien ihrer Überprüfung enthalten (Hardy, 1974). Theoretische wie operationale Definitionen sind in der Theoriebildung fundamental. Ohne sie gibt es keine Methode für eine Überprüfung und damit auch nicht für die Bestätigung einer Theorie in der „realen Welt".

2.2.3   Theorien

Eine Theorie ist eine in sich konsistente Gruppe relationaler Thesen, die eine systematische Sicht eines Phänomens darstellt und von Nutzen ist zur Beschreibung, Erklärung, Vorhersage und/oder zur Kontrolle. Mit der Theorie kann ein Bündel von Definitionen verknüpft sein, die für die in der Theorie enthaltenen Begriffe spezifisch sind. Eine Theorie wird üblicherweise konstruiert, um eine neue Vorstellung oder eine neue Einsicht in die Natur eines interessanten Phänomens zum Ausdruck zu bringen. Kraft ihres prognostischen Potentials ist die Theorie das wichtigste Hilfsmittel zur Erreichung der Ziele einer „Pflegeprofession", der es um eine bestimmte, klar umrissene Wissensbasis geht. Ein derartiges Wissen ist ein unerläßlicher Bestandteil im Prozeß menschlicher Entscheidungsfindung sowohl in der praktischen Pflege als auch für die Gestaltung strategischer Richtlinien. Jedoch, auch wenn wissenschaftliche Theorien durch die von ihr postulierten Relationen vielleicht die Kontrolle bestimmter Phänomene ermöglichen, bedeutet dies nicht, daß diese Theorien auch zureichende Gründe für die Verwendung dieser Kenntnisse zu Kontrollzwecken enthalten. Es sind menschliche Urteile über Ziele, Pflichten und Rechte derer, mit denen und für die Pflege geplant wird, die letztlich die Grundlage für den Gebrauch der Theorie in der Praxis der Pflege bilden.

Jede der vier Funktionen der Theorie – Beschreibung, Erklärung, Vorhersage und Kontrolle – repräsentiert eine unterschiedliche Stufe der Theoriebildung. Eine ideale Theorie würde alle diese Aufgaben gleichzeitig erfüllen. Jedoch, es gibt sehr selten, wenn überhaupt so etwas wie eine ideale Theorie in irgendeiner Disziplin – eine die alle vier Funktionen zur selben Zeit vereinigt. Weil die Wissenschaft evolutionären Charakter hat und der Mensch wesentlich fehlbar ist, verändern sich Theorien ständig. Zu jedem Zeitpunkt finden sich verschiedene Theorien einer Disziplin zu allen Stufen der Entwicklung. Einige Theorien sind speziell zur Erklärung entworfen worden, ohne jede Absicht zur Prognose, wie etwa die Theorie der Evolution. Andere wurden entworfen speziell um Vorhersagen zu erzielen, ermöglichen aber keine Kontrolle. Tatsächlich gibt es Gelegenheiten, in denen eine Kontrolle unmöglich oder unmoralisch sein kann. Schwere Erdbeben z. B. können vorhergesagt, aber nicht kontrolliert und – so hoffen wir – niemals angeordnet werden. Angesichts dieser offenkundig unvollkommenen Welt der Theoriebildung müssen wir jedoch nicht verzweifeln. Das wissenschaftliche Denken wächst in einem Prozeß der Selbstkorrektur. Unterwirft man die eigenen Vorstellungen der Kritik und der Analyse seiner Kollegen, dann führt dies zu einer Revision, Bestätigung und Erweiterung der „ursprünglichen" Theorie.

Bei der Theoriebildung werden Theorien oft grafisch mit Hilfe von Modellen dargestellt. Wie Baltes u. a. festgestellt haben, ist ein Modell „jedes Gebilde, das benutzt wird, um etwas anderes darzustellen, statt sich selbst" (1977, S. 173). Die Elemente eines Modells sollten den Elementen der Theorie, die sie darstellen, entsprechen oder ihnen isomorph sein (Brodbeck, 1968, S. 583). Ein Modell kann mathematisch gestaltet sein, z. B. in Form einer Gleichung, oder schematisch durch Symbole und Pfeile dargestellt werden. Ein mathematisches Modell könnte folgendermaßen aussehen:

$$Y = {}_{a1}X^{(1)} + {}_{a2}X^{(2)} + {}_{a3}X^{(3)} + E$$

In dieser Gleichung ist Y die abhängige Variable, X die unabhängige Variable, jedes a steht für das mathematische Gewicht, das dem entsprechenden X eigen ist. und E repräsentiert eine Fehlergröße (eine ungeklärte Abweichung). Ein schematisches Modell hat hingegen eher das Aussehen von Abbildung 2-1.

Abb. 2-1
Schematisches Modell

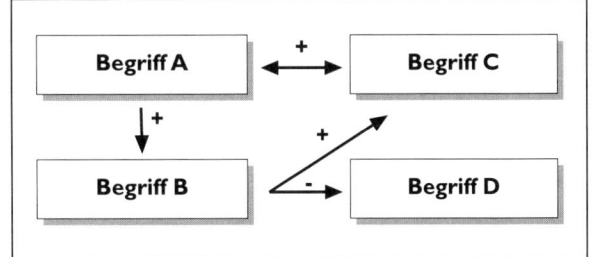

Modelle können entweder vor oder nach der Theoriebildung entwickelt werden. Vor der Theoriebildung fungiert ein Modell entweder als heuristisches Hilfsmittel oder es dient dem Theoretiker dazu, fehlende Verbindungslinien früherer Theorieversuche zu entdecken. Wird das Modell nach der Theoriebildung entwickelt, soll es die innere und formale Struktur der Theorie offenlegen – das System der wechselseitigen Beziehungen zwischen den Begriffen.

Der Begriff „Modell" hat in der Pflege noch eine weitere, spezifische Bedeutung: als „Vorstellung ihres gesamten Tätigkeitsbereichs einschließlich der Begriffe aller wichtigen Elemente – Ziele, Patientenschaft etc. (Riehl & Roy, 1980. S. 7). Gemäß der Zielsetzung dieses Buches wird der Begriff „Modell" hier jedoch nur in seiner mathematischen oder schematischen Bedeutung verwendet. Der so beschriebene Gebrauch von „Modell" ist in jeder theoretischen Arbeit notwendig, um die Beziehungen zwischen Begriffen zu klären und zu quantifizieren. Weitere Aufklärung über Ebenen und Typen der Modellbildung finden sich in der „Weiterführenden Literatur" am Ende dieses Kapitels.

2.3 Wechselseitige Beziehungen der Elemente

Da Theorien sowohl Thesen als auch Begriffe umfassen, beginnt die Theoriebildung meist auf der Ebene dieser beiden Elemente. Eine Theoretikerin mag z. B. den ganzen Prozeß der Theoriebildung mit der Bildung von Begriffen beginnen. Ist diese Phase abgeschlossen, würden als nächste Schritte die Thesenbildung und letztendlich die Theoriebildung selbst folgen. Erst wenn man über den bei einer Theorie vorausgesetzten einheitlichen Komplex von Beziehungen verfügt, können die Stufen der Erklärung und Vorhersage in einer Wissenschaft erreicht werden (Hempel, 1966). Theorien müssen natürlich durch die Forschung und in der Praxis überprüft werden. Durch Überprüfungen können wiederum die Gebiete in den Theorien sichtbar werden, bei denen eine Revision notwendig ist. An diesem Punkt würde dann der Prozeß der Theoriebildung neu einsetzen. Die Phasen der Theoriebildung werden in der Abbildung 2-2 grafisch dargestellt. Theoriebildung, Forschung und Praxis sind damit Teile des umfassenderen Prozesses der wissenschaftlichen Entwicklung einer Disziplin und nicht getrennte Prozesse, die ihren Abschluß in sich selbst tragen. Wenn dieses Buch sich auf die Theoriebildung in der Pflege konzentriert, so sollte der Leser dennoch die Interdependenz von Theorie, Forschung und Praxis im Gedächtnis behalten.

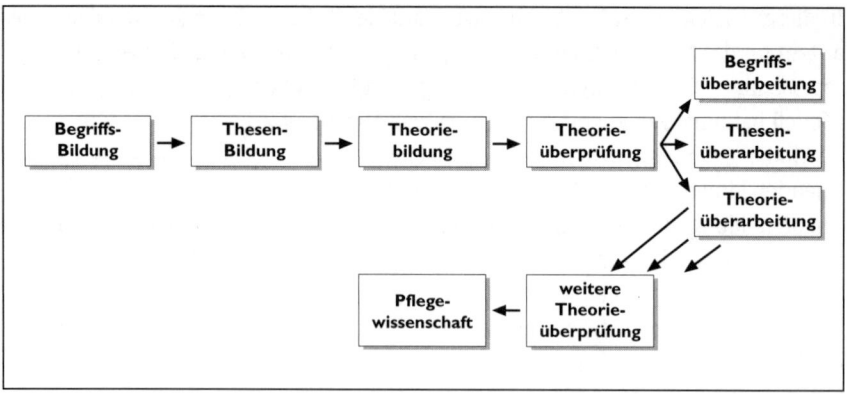

2.4   Methoden der Theoriebildung

Die drei grundlegenden Methoden der Theoriebildung, die wir in diesem Buch behandeln, sind Analyse, Synthese und Übertragung. Während eine ausgebildete Theoretikerin sich möglicherweise zwischen diesen Methoden hin und her bewegt, werden wir sie hier getrennt behandeln, damit die Anfängerin ein besseres Bild von jeder einzelnen erhält.

2.4.1   Analyse

Bei der *Analyse* klären, vervollständigen und präzisieren wir Begriffe, Thesen oder
Theorien. Die Analyse ist besonders nützlich in Gebieten, in denen bereits ein
Ganzes in der theoretischen Literatur vorliegt. Bei dieser Methode zergliedert dann
die Theoretikerin ein Ganzes in seine Einzelteile, so daß diese besser verstanden werden können (Bloom, 1956, S. 205). Zusätzlich prüft die Theoretikerin die Beziehungen eines jeden Teils zu jedem anderen Teil und zum Ganzen. Ein Beispiel wäre der Begriff der Empathie, das regelmäßig in der Literatur über Pflege auftaucht.
Gibt es dort konkurrierende oder unvereinbare Standpunkte zur Empathie, dann
kann eine Analyse dieses Begriffs nützlich sein, um den Gebrauch, das Wesen und
die Eigenschaften dieses Begriffs zu klären.

2.4.2   Synthese

Die *Synthese* dagegen verbindet isolierte Informationen miteinander, die bisher theoretisch unverbunden geblieben sind (Bloom, 1956, S. 206). Bei der Synthese wird
von empirischen Daten ausgegangen, um einen neuen Begriff, eine neue Methode
oder Theorie zu formulieren. Eine Synthese leistet gute Dienste, wenn eine Theore-

tikerin Daten sammelt oder zu interpretieren versucht, ohne einen expliziten theoretischen Bezugsrahmen. Ein erheblicher Teil deskriptiver pflegepraktischer Forschung besteht aus der Sammlung eines umfangreichen Datenmaterials in der Hoffnung, wichtige Faktoren oder Beziehungen herausfiltern zu können. Die Synthese kann bei diesem Prozeß gute Dienste leisten. Pflegekräfte in schulischen Einrichtungen könnten z. B. versuchen, aus Informationen über Familie und Bildungsstand, Faktoren zu identifizieren, die mit Schwangerschaft oder Drogenmißbrauch bei Teenagern zusammenhängen.

2.4.3 Übertragung

Schließlich benutzt die Methode der Übertragung (derivation) Analogien oder Metaphern, um Begriffe, Thesen oder Theorien von einem Kontext in einen anderen zu versetzen und sie zu redefinieren. Unsere Strategie der (methodischen) Übertragung ist stark beeinflußt durch die Arbeit von Maccia und Maccia (1966) über pädagogische Theoriemodelle. Diese dritte Methode der Theoriebildung kann angewendet werden in Gebieten, in denen es noch keine theoretischen Grundlagen gibt. Die Übertragung kann ebenfalls eingesetzt werden, wenn vorhandene Theorien sich überlebt haben und eine neue, innovative Perspektive geboten zu sein scheint. Die Methode der Übertragung dient als Mittel der Theoriebildung dadurch, daß sie die Terminologie oder die Struktur eines (Wissens)Gebietes oder Kontextes auf ein anderes überträgt. Man kann z. B. einen Begriff aus der Chemie nehmen, wie etwa das des chemischen Gleichgewichts, und es verwenden um per Analogie eine Beschreibung zu übertragen, wie der Informationsaustausch innerhalb einer Gruppe von Fachleuten stattfinden könnte.

2.5 Wahl der Strategie

Um die drei Methoden der Theoriebildung noch genauer zu bestimmen, haben wir sie in Beziehung gesetzt zu den drei Elementen der Theorie. Aus dieser Verknüpfung der Elemente mit den Methoden resultieren neun *Strategien.* Diese Strategien und ihr spezifischer Gebrauch für die Theoriebildung sind in Tabelle 2-1 dargestellt. Nach einer sorgfältigen Ermittlung der Elemente der angestrebten Theorie, des Charakters der verfügbaren Literatur und der Informationen zum Thema, kann die Theoretikerin die Tabelle 2-1 als Orientierung bei der Wahl der geeigneten Strategie benutzen. Um eine geeignete Strategie für die Theoriebildung zu bestimmen, sollte sich die Theoriebildnerin zu allererst über ihr Interessensgebiet klar werden. Dann muß sie entscheiden, ob sie sich auf Begriffe, Thesen oder die alles umfassende Theorie konzentrieren möchte. Das wird abhängen von der Qualität der Begriffe, der Thesen und der Theoriebildung die bereits auf dem Interessensgebiet existieren. Um zu bestimmen, welches *Element* für ihre Bedürfnisse am besten geeignet ist, können Theoretikerinnen sich folgende Fragen stellen:

Tab. 2-1 Strategien der Theoriebildung, die sich aus der Kombination der Elemente und Methoden der Theorie ergeben.

Elemente der Theorie	Methoden der Theoriebildung		
	Analyse	**Synthese**	**Übertragung**
Begriff	Strategie: Begriffsanalyse (Kap 3) Zweck: Klärung oder Konkretisierung gegebener Begriffe	Strategie: Begriffssynthese (Kap 4) Zweck: Begriffe gewinnen durch Vereinigung oder Abstraktion von Datensammlungen oder Beobachtungskomplexen	Strategie: Begriffsübertragung (Kap. 5) Zweck: Begriffe aus einem Gebiet in einen anderen zu übertragen und neu zu definieren
These	Strategie: Thesenanalyse (Kap 6) Zweck: Klärung oder Konkretisierung eines gegebenen Thesenkomplexes	Strategie: Thesensynthese (Kap 7) Zweck: These(n) gewinnen durch Vereinigung oder Abstraktion von Datensammlungen oder Beobachtungskomplexen	Strategie: Thesenübertragung (Kap 8) Zweck: Thesen dem Inhalt oder der Struktur nach von einem Gebiet in einen anderen zu übertragen und zu reformulieren
Theorie	Strategie: Theorieanalyse (Kap 9) Zweck: Klärung oder Konkretisierung gegebenen Theorie	Strategie: Theoriesynthese (Kap 10) Zweck: Theorien gewinnen durch Vereinigung von Datensammlungen oder Komplexen von Beobachtungen oder empirischer Thesen	Strategie: Theorieübertragung (Kap 11) Zweck: Theorien dem Inhalt oder der Struktur nach von einem Gebiet in einen anderen zu übertragen und zu reformulieren

1. Welchen Umfang hat die vorhandene Theoriebildung in meinem Interessengebiet?
2. Wie sachangemessen ist die vorhandene Theoriebildung?
3. Welches Element der vorliegenden Theorie ist am schwächsten: das der Begriffe, das der Thesen oder das der umfassenden Theorie selbst?
4. Welche Art von Theoriebildung ist nach Meinung von Rezensenten für das Thema als nächstes erforderlich?
5. Welches Element der Theoriebildung wäre nach meiner persönlichen Beurteilung jetzt am produktivsten, um mit meinem mich interessierenden Thema voranzukommen?

Überdenken Sie diese Fragen sorgfältig. Ihre Antworten sollten Ihnen helfen zu klären, an welchem Punkt Sie mit der Theoriebildung ansetzen sollten, bei den Begriffen, den Thesen oder der Theorie selbst.

Der Umfang und die Art der vorhandenen Literatur und die verfügbaren Daten zu einem Thema bilden die Grundlage für die Wahl der zu verwendenden Methode. In Hinblick darauf ergeben sich für die Theoretikerin eine weitere Gruppe von Fragen:

1. Gibt es bereits Literatur zu dem Thema?
2. Basiert die gegebenenfalls vorhandene Literatur auf wissenschaftlicher Forschung oder ist sie rein spekulativ (nicht überprüft)?
3. Ist die Literatur durch einen gemeinsamen konzeptionellen oder theoretischen Bezugsrahmen miteinander verbunden?
4. Welche Ansichten finden sich in jüngsten Veröffentlichungen bezüglich der Angemessenheit der existierenden theoretischen Arbeit zum Thema? Sind neue Perspektiven, Umstrukturierungen oder Konkretisierungen erforderlich?
5. Zu welchen Arten von Informationen oder Daten habe ich direkten Zugang: zu pflegepraktischen (clinical) Beobachtungen, zu Ergebnissen von Befragungen (field notes) oder EDV-Datenbanken?
6. Über welche spezifischen Ressourcen, die meine Bemühungen auf dem Feld der Theoriebildung erleichtern würden, verfüge ich: eine umfangreiche Bibliothek, EDV-Zugang, Teilnahme an pflegepraktischen Forschungsprojekten mit ständigem Zugang zu den „Versuchspersonen"?
7. Was wäre nach meiner persönlichen Beurteilung der Methoden der Theoriebildung jetzt für mich am produktivsten, um mit meinem mich interessierenden Thema voranzukommen?

Überprüfen Sie sorgfältig ihre Antworten auf diese Fragen. Stehen mehrere Methoden zur Wahl, sollte man sich zuerst für die Methode entscheiden, die insgesamt die praktikabelste zu sein scheint. Sollte die erste Wahl sich zu einem späteren Zeitpunkt als unbefriedigend erweisen, kann man immer noch eine alternative Methode in Erwägung ziehen.

Kombiniert man seine Entscheidung über das *Element* der Theorie mit der über die Methode, die im Hinblick auf das interessierende Thema am besten geeignet zu

sein scheint, dann ergibt sich die Wahl einer spezifischen *Strategie* der Theoriebildung quasi von selbst. Ein Beispiel: Angenommen, das interessierende Thema
wäre „Empathie", bei dem sich ein Bedarf nach weiterer Arbeit auf der Ebene der
Begriffe gezeigt hat. Nehmen wir außerdem an, daß die Analyse am besten geeignet
sei, mit der umfangreichen Literatur über diesen Begriff fertig zu werden (Forsyth,
1979, 1980). Eine Begriffsanalyse wäre dann die vernünftigste Strategie, um die
Theoriebildung zum Thema „Empathie" weiterzubringen.

2.6 Wechselseitige Abhängigkeit der Strategien

Erfolgreiche Theoriebildung braucht sich nicht auf eine Methode oder eine Strategie
zu beschränken. Wird eine Theorie entwickelt, führt der Gebrauch einer Strategie die
Theoretikerin möglicherweise direkt zu einer zweiten Strategie, die die neue Theorie
weiterentwickelt. Wir haben hier neun Strategien vorgestellt: Begriffs-, Thesen- und
Theorieanalyse; Begriffs-, Thesen-, und Theoriesynthese und Begriffs-, Thesen- und
Theorieübertragung. Diese neun umfassen nicht alle möglichen Strategien, die uns derzeit zu Verfügung stehen, aber sie sind in den meisten von ihnen enthalten (Aldous,
1970; Burr, 1973; Hage, 1972; Zetterberg, 1965). Sie bilden unsere Konzeption der besten Strategien für die Theoriebildung in der Pflege in ihrem gegenwärtigen Stadium.

Die Verwendung dieser neun Strategien wird der aktiven Theoretikerin schnell
zeigen, daß eine Strategie allein nicht allen Anforderungen genügt, die bei der Theoriebildung auftreten können. Die Theoretikerin wird deshalb zunächst den augen-
blicklichen Status der Theoriebildung (auf einem bestimmten Gebiet) bestimmen
müssen, bevor sie sich für eine Strategie entscheidet. Hat man sich jedoch einmal für
eine Strategie entschieden, sollte sie so lange eingesetzt werden, bis man keine zusätzlichen Informationen mehr zu dem interessierenden Thema gewinnen kann.
Sind die Grenzen einer Strategie erreicht, ist es an der Zeit, zu einer anderen Strategie überzugehen.

Wir sind der Überzeugung, daß der Prozeß der Theoriebildung iterativ vonstatten
geht. Dies bedeutet, daß die Theoretikerin die Strategien solange verwenden soll, bis die
angestrebte Stufe der Komplexität in der Theorie erreicht ist. Hanson (1958) hat diesen
iterativen Prozeß Retroduktion genannt. Er beschrieb dieses Verfahren als Abfolge von
Induktion und Deduktion, um eine angemessene theoretische Formulierung zu erzielen. Tatsächlich schlägt Hanson vor, die Theoretikerin solle zunächst einige relativ spezifische Behauptungen aufstellen und dann von ihnen ausgehend versuchen, eine allgemeinere These zu gewinnen (Induktion). In der zweiten Phase der Retroduktion werden von dieser neugewonnenen These (proposition) wiederum einige neue, spezifischere Thesen übertragen. Dieser Prozeß erweitert das Theoriegebäude beträchtlich.
Auf diese Art und Weise entwickelt sich eine Theorie in der „wirklichen Welt".

Die neun von uns vorgeschlagenen Strategien wurden nicht als induktiv oder deduktiv klassifiziert. Unseres Erachtens sind die einzigen reinen induktiven Strategi-
en die synthetischen, da sie eindeutig auf Daten beruhen. Die anderen Strategien,
Analyse und Übertragung enthalten sowohl deduktive als auch induktive Schlußfol-

gerungen. Wir haben es vorgezogen, Gedanken zu Induktion und Deduktion in dem Kapitel über Strategien in den Hintergrund treten zu lassen, um die Strategien so genau und praxisnah wie möglich zu bedenken. Angesichts des aktuellen Standes und des eigentümlichen Charakters der Theorie in der Pflege halten wir den Gedanken der Retroduktion auch für erheblich bedeutsamer.

Für eine Theoretikerin ist es oft ein Problem, wie sie ihren einmal begonnenen Versuch einer Theoriebildung fortsetzen kann. Einige Beispiele können vielleicht demonstrieren, wie die Strategien in Abhängigkeit voneinander verwendet werden können. Gehen wir einmal davon aus, die Theoretikerin liest einen Artikel über eine neue Theorie. Eine Theorieanalyse verhilft ihr zu der Auffassung, daß die Begriffe der Theorie keine sorgfältigen operationalen Definitionen besitzen. Die Theoretikerin entscheidet sich deshalb, die Begriffsanalyse anzuwenden, um bessere operationale Definitionen zu entwickeln. Bei der Arbeit mit diesen beiden Analysestrategien entdeckt sie die Möglichkeit neuer Beziehungen zwischen einigen Begriffen. Wenn er/sie sich am Ende dazu entschließt, Thesen zu formulieren, die diese Beziehungen zum Ausdruck bringen, wird die Synthesestrategie für Thesen verwendet.

Ein zweites Beispiel könnte eine Medizinstudentin sein, die während ihres Studiums einen Begriff zu entwickeln beginnt, von dem sie hofft, es in ihrer Dissertation benutzen zu können. Das anfängliche Interesse an diesem Begriff stammt aus der Zeit ihres Praktikums in der Klinik. Nach einigen kleineren Feldstudien hat sie den Begriff synthetisiert. Als später weitere Begriffe mit diesem neuen verknüpft werden mußten, verwendet sie die Strategie der Übertragung von Thesen, um eine angemessene Struktur für die Begriffe zu erhalten. Schließlich bildete der Abschluß ihrer Promotion zugleich auch den Abschluß einer Strategie der Theoriesynthese. Als ein anderer Theoretiker einen Bericht über diese Theorie las, entschloß er sich, diese in eine andere Disziplin zu verpflanzen und verwendete dazu die Methode der Theorieübertragung.

Wie man sieht, steht jede Strategie für sich und doch sind sie voneinander abhängig. Jede Strategie verschafft dem Theoretiker je spezifische Informationen und dennoch führen alle gemeinsam zu produktiven Ideen für die weitere Theoriebildung.

Wenn man mit den verschiedenen Strategien arbeitet, wird man mit ihnen auch allmählich vertrauter. Man mag sogar einige von ihnen modifizieren oder gar neue entwickeln und so das Repertoire der Theoriebildung erweitern. Kennzeichen der erfolgreichen Theoretiker ist, daß sie sich die Freiheit nehmen, solange mit Ideen oder Strategien zu spielen, bis diese Ideen oder Strategien ihren Bedürfnissen entsprechen.

2.7 Zusammenfassung

En diesem Kapitel haben wir Elemente, Methoden und Strategien der Theoriebildung behandelt. Die Elemente einer Theorie sind Begriffe, Thesen und Theorien. Analyse, Synthese und Übertragung sind die Methoden der Theoriebildung. Durch die Kombination der Elemente mit den Methoden, haben wir eine neunzellige Matrix der Strategien für die Theoriebildung erstellt. Oft ist eine Vielfalt von Strategien anzuwenden, um den Prozeß der Theoriebildung zu einem Abschluß zu bringen.

Literatur

Aldous J: Strategies for developing family theory. J Marriage Fam 32: 250–257, 1970.

Baltes PB, Reese HW, Nesselroade JR: *Life-Span Developmental Psychology: Introduction to Research Methods.* Monterey, CA: Brooks/Cole, 1977.

Bloom BS (ed): *Taxonomy of Educational Objectives. Handbook 1. Cognitive Domain.* New York: McKay, 1956.

Brodbeck M: Models, meaning, and theories. In: Brodbeck, M. (ed), *Readings in the Philosophy of the Social Sciences.* New York: Macmillan, 1968, 597–600.

Burr.]W: *Theory Construction in Sociology of the* Family. New York: Wiley, 1973.

Forsyth GL: Exploration of empathy in nurse client interaction. *Ado Ours Set* 1(2): 53–61, 1979.

Forsyth GL: Analysis of the concept of empathy: Illustration of one approach. *Adv Nurs Sci* 2(2): 33–42, 1980.

Hage J: *Techniques* and *Problems of Theory Construction in Sociology.* New York: Wiley, 1972.

Hanson NR: *Patterns of Discovery,* Cambridge: Cambridge Univ. Press, 1958.

Hardy ME: Theories: Components, development, evaluation. *Curs Res* 23: 100–107, 1974.

Hempel *CG: Philosophy of Natural Science.,* Englewood Cliffs, NJ: Prentice-Hall, 1966. Kaplan, A: *The Conduct of Inquiry,* San Francisco: Chandler, 1964.

Maccia ES, Maccia *GS: Development of Educational Theory Derived from Three Educational Theory Models.* Columbus, OH: The Ohio State Univ. (Project No. 5-0638), 1966.

Reynolds P: *A Primer in Theory Construction.* Indianapolis: Bobbs-Merrill, 1971.

Riehl JP, Roy C: Theory and models. In: Riehl JP, Roy C (eds), *Conceptual Models for Nursing Practice.* 2nd ed. New York: Appleton-Century-Crofts, 1980.

Zetterberg HL: *On Theory and Verification in Sociology.* Totowa, NJ: Bedminster Press, 1965.

Weiterführende Literatur

Für Leser, die zusätzliche Literatur über Theoriebildung und verschiedene Ansätze der Theoriebildung wünschen, können die folgenden Titel interessant sein. (Ein Stern weist auf Literatur für den fortgeschrittenen Leser hin.)

Blalock HM: Theory Construction: From Verbal to Mathematical Formulations. Englewood cliffs, NJ: Prentice-Hall, 1969

*Broudy H, Ennis R. Krimerman L (eds): The Philosophy of Educational Research. New York: John Wile,, 1973.

Chinn PL (ed): Advances in Nursing Theory Development. Rockville, MD: Aspen, 1983.

Dubin R: Theory Building. 2nd ed. New York: Free Press, 1978.

Fawcett J: A framework for analysis and evaluation of conceptual models of nursing. Nurse Ed 5:10–14, 1980.

Fawcett J: The relationship between theory and research: A double helix. *Adv Nurs Sci* 1(1):4962,1978.

Hardy ME: Perspectives on knowledge and role theory. In: Hardy ME, Conway ME (eds). Rote theory. New York: Appleton-Century-Crofts.1978, 1–15.

Jacox A: Theory construction in nursing: An overview. Nurs Res 23:13, I 974.

*Kuhn TS: The Structure of Scientific Revolutions. 2nd ed. Chicago: Univ of Chicago.1970.

*Lakatos 1, Musgrave A (eds): Criticism and the Growth of Knowledge. Cambridge: Cambridge Univ Press, 1970.

Meleis Al: Theoretical Nursing. Development and Progress. Philadelphia: Lippincon,1990.

Newman M: Theory Development in Nursing. Philadelphia: Davis, 1979.

Newman, M: Health as Expanding Consciousness. St. Louis: Mosby, 1986.

Platt JR: Strong inference. Science 146:347–352.1964.

Rudner R: Philosophy of Social Science. Englewood Cliffs, NJ: Prentice-Hall, 1966.

Suppe F, Jacox AK: Philosophy of Science and the Development of Nursing Theory. In: Werley HH, Fitzpatric JJ (eds) Annual Review of nursing Research 3:241–267, 1985.

Wallace WL: The Logic of Science in Sociology: Chicago: Aldine-Atherton, 1971.

Teil II
Begriffsbildung

Einführung in die Begriffsbildung

Die Begriffsbildung ist ein bedeutender, aber oft vernachlässigter Arbeitsschritt bei der Theoriebildung in der Pflege ebenso wie in vielen wissenschaftlichen Disziplinen. Die Tragfähigkeit jedweder Theorie hängt an der Bestimmung und Erläuterung derjenigen Begriffe, über die sie nachdenkt. Dennoch beginnen viele Versuche, Phänomene zu beschreiben, zu erklären oder zu prognostizieren, ohne ein klares Verständnis dessen, was beschrieben, erklärt oder prognostiziert werden soll. Die folgenden drei Kapitel sind deshalb den Methoden gewidmet, Begriffe systematisch zu entwickeln.

Begriffsbildung ist erforderlich, wenn eine von drei Situationen gegeben ist. Die erste Situation, die eine Begriffsbildung verlangt, ist diejenige, bei der auf dem zentralen Interessensgebiet des Theoretikers nur wenige oder gar keine Begriffe zur Verfügung stehen. In diesem Fall muß sich die Theoretikerin die Begriffe, die für das entsprechende Phänomen relevant sind, irgendwie verschaffen oder gar selbst erfinden. Sowohl die Begriffsübertragung (Kap. 5) als auch die Begriffssynthese (Kap. 4) wären dazu hilfreiche Strategien.

Die zweite Situation, die eine Begriffsbildung erfordert, ist dadurch gekennzeichnet, daß zwar Begriffe zu Verfügung stehen, aber unklar, überholt oder wenig nützlich sind. In dieser Situation sollte die Theoretikerin einem oder mehreren der unklaren Begriffe eine Begriffsanalyse (Kap. 3) unterziehen, um die Begriffe zu klären und zu vervollständigen (refine) und zu verdeutlichen. Handelt es sich um überholte Begriffe, könnte eine Begriffsübertragung zu neuen Begriffen und nützlichen Einsichten verhelfen (Kap. 5).

Die dritte Situation, die eine Begriffsbildung verlangt, ist gegeben, wenn es zwar umfangreiche theoretische Veröffentlichungen und zahlreiche Forschungsergebnisse zu einem Thema gibt, aber beide „irgendwie" nicht zueinander passen. Das ist zwar nicht oft der Fall, aber es kommt vor, daß Theoretiker sich bei einem Thema auf einer bestimmten Ebene bewegen, die Forscher oder Praktiker aber auf einer anderen, so daß es dazwischen keine eindeutige Verbindung gibt. Dies ist tatsächlich bei einigen Pflegediagnosen passiert. In diesem Fall kann die sorgfältige Bildung „überbrückender" Begriffe sehr hilfreich sein. Dafür ist eine Begriffsübertragung die brauchbarste Strategie.

Wenn Sie überlegen, an welchem Punkt Sie mit der Theoriebildung beginnen sollen, ist es nützlich, sich zuvor einige Fragen zu stellen. Gesichtspunkte wie die Ebene der Theoriebildung, die Art der verfügbaren Literatur und ihr spezifisches Interesse geben dabei wertvolle Hinweise für einen geeigneten Anfang. Treffen Sie auf eine der drei eben beschriebenen Situationen, dann ist es ratsam, mit einer Strategie der Begriffsbildung zu beginnen.

Sorgfältige Begriffsbildung ist die Grundlage für jeden Versuch, Phänomene zu beschreiben oder zu erklären. Sie ist zugleich die Voraussetzung jeder adäquaten Theorie. Wenn Sie eine der Strategien einsetzen, die in den folgenden drei Kapiteln erörtert werden, wird es ihnen nicht schwer fallen, einen guten Anfang für ihre Theoriebildung zu finden.

3 Begriffsanalyse

3.1 Definition und Beschreibung

Begriffsanalyse ist eine Strategie, die es uns ermöglicht, die Attribute oder die charakteristischen Eigenschaften eines Begriffs zu untersuchen. Begriffe enthalten bestimmende Eigenschaften, die es uns erlauben zu entscheiden, welche Phänomene gute Beispiele für ein Begriff sind und welche nicht. Begriffe sind gedankliche Konstruktionen; sie sind unsere Versuche, die Reize unserer Umwelt zu ordnen. Begriffe stellen deshalb eine Ordnung (Kategorisierung) der Informationen nach bestimmenden Eigenschaften dar. Die Begriffsanalyse ist eine formale linguistische Tätigkeit, um diese bestimmenden Eigenschaften zu bestimmen. Zwar muß die Analyse selbst rigoros und präzise sein, ihr Resultat bleibt jedoch stets etwas vorläufiges. Die Gründe für diese „Vorläufigkeit" ergeben sich einmal aus dem Faktum, daß zwei Menschen bei ihrer Analyse des gleichen Begriffs oft auf etwas unterschiedliche Eigenschaften stoßen und zum anderen aus dem Faktum, daß das wissenschaftliche wie des allgemeinen Wissens sich so schnell ändert, daß das, was heute noch wahr ist, morgen schon nicht mehr wahr ist.

Ein weiterer Grund für die Vorläufigkeit einer Begriffsanalyse liegt darin, daß Begriffe sich mit der Zeit ändern, oft langsam, mitunter aber auch sehr schnell. Deshalb sollte jeder, der sich mit Begriffsanalyse beschäftigt, sich der dynamischen Natur der Ideen bewußt sein und der Worte, die sie ausdrücken. Begriffe sind nicht in Stein gemeißelt und auch die Analytiker verändern sich mit der Zeit. Deshalb verändert sich auch ihr Verständnis von den Begriffen im Laufe der Zeit. Das ist ein Grund, weshalb eine Begriffsanalyse nicht als eine Sache verstanden werden sollte, die ein für allemal abgeschlossen ist. Das beste, was man von einer Begriffsanalyse erhoffen kann, ist, daß sie zum jeweiligen Zeitpunkt die entscheidenden Elemente des Begriffs erfaßt. Dies muß jedoch nicht bedeuten, daß der Versuch, die bestimmenden Eigenschaften eines Begriffs zu bestimmen, vergeblich ist – weit gefehlt!

Begriffsanalyse fördert die Kommunikation. Wenn wir bei der Bestimmung der Attribute der Begriffe, die wir bei der Theoriebildung und in der Forschung gebrauchen, genau darauf achten, sorgfältig vorzugehen, werden wir das Verständnis zwischen den Kollegen über die zu untersuchenden Phänomene sehr erleichtern.

3.2   Zweck und Nutzen

Der Hauptzweck einer Begriffsanalyse ist es, zwischen den wesentlichen und den unwesentlichen Eigenschaften eines Begriffes zu unterscheiden. Sie ist ein Verfahren um Ähnlichkeiten und Unähnlichkeiten zwischen Begriffen zu bestimmen. Durch die Zerlegung eines Begriffs in einfachere Elemente, ist es leichter, dessen innere Struktur zu bestimmen. Da wir bereits in Kapitel 2 festgestellt hatten, daß ein Begriff in der Sprache durch ein Wort oder einen Terminus ausgedrückt wird (Reynolds, 1971), muß eine Begriffsanalyse notgedrungen eine Analyse der beschreibenden Worte und ihres Gebrauchs sein. Letztendlich ist die Begriffsanalyse also nichts anderes als die sorgfältige Untersuchung und Beschreibung eines Wortes und seines Gebrauchs in der Sprache, verknüpft mit einer Erklärung, in welcher Weise es verwandten Worten „ähnlich" oder „nicht-ähnlich" ist. Wir beschäftigen uns dabei mit dem wirklichen wie dem möglichen Gebrauch der Worte, die die Bedeutungen des Begriffs vermitteln.

Die Begriffsanalyse ist aus mehreren Gründen nützlich. Sie kann dazu dienen, Mehrdeutigkeiten der Begriffe in einer Theorie aufzulösen. Sie kann helfen, in der Pflegepraxis vorherrschende, vage und abgegriffene Begriffe zu präzisieren, damit jeder, der den Ausdruck dann verwendet, von der gleichen Sache spricht. Schließlich führt die Begriffsanalyse zu genauen operationalen Definitionen, die ihrem Wesen nach Konstrukt-Validität (die Kriterien ihrer Gültigkeit) besitzen; das heißt, daß sie den theoretischen Prinzipien genau entsprechen.

Die Begriffsanalyse ist eine ausgezeichnete Methode, Informationen zu prüfen als Vorbereitung für die Forschung oder für die Theoriebildung. Die Resultate ermöglichen dem Theoretiker oder der Forscherin ein grundlegendes Verständnis der den Begriffen zugrundeliegenden Attribute. Das hilft, das Problem genau zu bestimmen und erlaubt es dem Theoretiker oder dem Forscher, Thesen zu bilden, die den Beziehungen zwischen den Begriffen genau entsprechen.

Die beiden vielleicht fruchtbarsten Anwendungen der Begriffsanalyse ergeben sich bei der Entwicklung von Forschungsinstrumentarien und von Pflegediagnosen. Nunnaly (1978) hat von der Notwendigkeit einer sorgfältigen Begriffsbildung bei der Entwicklung eines Forschungsinstrumentariums gesprochen. Die Ergebnisse der

Begriffsanalyse – operationale Definition, Liste der bestimmenden Eigenschaften und die Bestimmung der Voraussetzungen – verschaffen der Wissenschaftlerin ausgezeichnete Ausgangsbedingungen bei dem Versuch, ein neues Instrumentarium zu schaffen oder ein vorhandenes zu evaluieren. Um ein neues Instrumentarium zu schaffen, können die Punkte der Liste so spezifiziert werden, daß sie den wesentlichen Merkmalen des Begriffs entsprechen. Fragen könnten formuliert werden, um herauszufinden, ob die notwendigen Voraussetzungen tatsächlich gegeben sind. In Verbindung mit sorgfältigen psychometrischen Untersuchungen könnte das neue Instrumentarium interessierte Wissenschaftler bei ihren weiteren Forschungen helfen. Ebenso nützlich ist die Begriffsanalyse bei der Evaluation des vorhandenen Forschungsinstrumentariums. Das bei einem Forschungsprojekt einzusetzende Instrumentarium könnte überprüft werden, um im Lichte der Resultate der Begriffsanalyse zu entscheiden, ob es den bestimmenden Attributen der relevanten Begriffe genau entspricht.

Der andere wesentliche Gebrauch der Begriffsanalyse ergibt sich bei der Entwicklung oder Evaluierung von Pflegediagnosen. Oft wurden Pflegediagnosen durch Übereinkunft/unwillkürlich oder aus unmittelbaren praktischen Bedürfnissen heraus bestimmt, ohne genau die theoretischen und ethischen Probleme zu bedenken, Patienten auf diese Weise zu etikettieren oder diagnostischen Kategorien zu unterwerfen. Es ist nicht Sache dieses Buches, sich mit den moralischen Problemen zu beschäftigen. Es gehört jedoch zu seinen Aufgaben, daß die Durchführung einer gründlichen Begriffsanalyse für jede mögliche Diagnose die taxonomische Arbeit sehr erleichtern würde, und die Pflegediagnose auf den gesicherten Boden erhärteter theoretischer und wissenschaftlicher Erkenntnisse stellen würde. Das bedeutet, daß man jede Pflegediagnose als eigenständigen Begriff betrachten und unabhängig von anderen analysieren sollte. Die meisten Pflegediagnosen enthalten drei Elemente: das Gesundheitsproblem, die Ätiologie sowie die charakteristischen Kennzeichen und Symptome (Gordon, 1982). Diese drei Elemente stellen eine genaue Parallele zu den Resultaten der Begriffsanalyse dar: Voraussetzungen – Ätiologie, zugeschriebene Charakteristika bestimmende Attribute – kennzeichnende charakteristische Anzeichen und Symptome, operationale Definition – das Gesundheitsproblem. Es scheint vernünftig, beide Prozesse iterativ zu benutzen, um unsere Taxonomien zu verbessern und gleichzeitig zur Theoriebildung beizutragen.

Auf den folgenden Seiten wollen wir die Arbeitsschritte einer klassischen Begriffsanalyse erörtern. Die hier empfohlene Methode ist nur eine von mehreren möglichen Methoden der Begriffsanalyse. Wir meinen aber, daß sie am leichtesten zu erlernen und zu beherrschen ist, vor allem für die Anfänger. Diejenigen, die sich auch mit anderen Methoden befassen möchten, sollten mit dem Buch von Rodger und Knafl (1993) über Begriffsbildung beginnen.

3.3   Spezifische Verfahrensweisen

Wilson (1963) unterscheidet bei der Begriffsanalyse elf Schritte. Wir haben diese Verfahrensweise verändert und vereinfacht und auf acht Arbeitsschritte reduziert:

1. Wahl eines Begriffs
2. Bestimmung der Ziele oder Zwecke der Analyse
3. Bestimmung jeglichen Gebrauchs des Begriffs, den man entdecken kann
4. Festlegung der bestimmenden Attribute
5. Konstruktion eines Modellfalls
6. Konstruktion von Fällen, die ähnlich, gegensätzlich, fiktiv, irreführend oder Grenzfälle sind
7. Bestimmung der Voraussetzungen und Folgen
8. Bestimmung empirischer Referenten

Die Arbeitsschritte der Begriffsanalyse werden so erörtert, als ob einer auf den anderen folgen würde. Tatsächlich wird jedoch oft an mehreren dieser Schritte gleichzeitig gearbeitet. So ist damit zu rechnen, daß oft etwas an früheren Arbeitsschritten revidiert werden muß, weil sich Informationen oder Ideen erst aus späteren ergeben. Dieser Prozeß der schrittweisen Annäherung führt schließlich zu einer klareren und genaueren Analyse.

3.3.1   Wahl eines Begriffs

Der erste Schritt ist oft der schwierigste. Die Wahl eines Begriffs sollte deshalb sehr sorgfältig geschehen. Das beste ist, einen Begriff zu wählen, das einen schon länger interessiert, das zu der eigenen Arbeit gehört, oder eines ist, das einen schon immer beschäftigt hat.

Wichtig ist es, elementare Begriffe zu meiden, die man nur durch Beispiele bestimmen kann. Ebenso wichtig ist es, solche Begriffe zu meiden, die so umfassend sind, daß sie verschiedene Bedeutungen unter einen Hut bringen und deshalb auch nur eine verwirrende Analyse zur Folge haben können. Grundsätzlich sollte bei der Wahl des Begriffs der Gegenstand oder der Bereich im Vordergrund stehen, der Sie besonders interessiert. Unerforschte Begriffe kann man in der Pflegepraxis finden, von pflegewissenschaftlichen Studien ableiten oder sich von einer Theorie herleiten, die noch unvollständig ist oder deren Begriffe noch unklar sind. Der Begriff sollte allerdings wichtig und nützlich für Ihr Forschungsvorhabens sein oder für die weitere Theoriebildung auf Ihrem Interessengebiet. Einen trivialen Begriff zu wählen oder einen, der unsere Kenntnisse über ein interessantes Phänomen nicht wesentlich erweitert, ist eine unnütze Anstrengung und eine Vergeudung Ihrer kostbaren Zeit.

3.3.2   Ziel der Analyse

Der zweite Schritt einer Begriffsanalyse besteht darin, Ziele oder Zwecke der Analyse zu bestimmen. Dieser Schritt soll Ihnen helfen, die Aufmerksamkeit genau auf den Nutzen zu richten, den sie von den Resultaten Ihrer Anstrengungen erwarten. Er beantwortet vor allem die Frage: „Warum mache ich diese Analyse?"

Mögliche Ziele einer Analyse wären, die Bedeutung eines vorhandenen Begriffs zu klären, eine operationale Definition zu erarbeiten oder eine vorhandene Theorie zu erweitern. Ein anderes Ziel wäre es, zwischen dem normalen, dem alltagssprachlichen und dem wissenschaftlichen Gebrauch des gleichen Begriffs zu unterscheiden. Darüber hinaus sind weitere Zwecke denkbar. Wichtig ist immer, für sich selbst im voraus zu entscheiden, warum man an der Durchführung dieser Begriffsanalyse interessiert ist. Diese Bestimmung des Zweckes ist nützlich, denn wenn Sie beginnen, die charakterlichen Merkmale eines Begriffs zu bestimmen, werden Sie eine Reihe von sehr unterschiedlichen Verwendungsmöglichkeiten des Begriffs entdecken. Die Wahl, die Sie bezüglich des spezifischen Verwendungszwecks des Begriffs treffen, sollte der Zielsetzung Ihrer Analyse entsprechen.

3.3.3   Bestimmung des Gebrauchs des Begriffs

Der nächste Schritt wäre, so viele Formen des Gebrauchs des Begriffs zu identifizieren wie man finden kann. Dabei können Wörterbücher, Thesauri, die verfügbare (Fach)Literatur und Kollegen gute Dienste leisten. In diesem ersten Stadium sollten Sie sich nicht selbst beschränken und nur einen Aspekt des Begriffs, sondern alle Bedeutungen des Begriffs berücksichtigen. Beschränken Sie Ihre Suche in der Literatur nicht auf die Pflege oder Medizin, da Sie dann Gefahr laufen, die wahre Natur des Begriffs einseitig aufzufassen. Wenn sie z. B. die physischen Aspekte eines Begriffs ignorieren und sich nur auf die psychosozialen konzentrieren, entgeht Ihnen möglicherweise ein großer Teil wertvoller Informationen. Denken Sie daran, neben der expliziten auch die implizite Verwendung des Begriffs einzubeziehen. Eine umfassende Lektüre so vieler verschieden Quellen wie möglich ist von unschätzbarem Wert. Ein derartiger Literaturüberblick, hilft ihnen, die endgültige Auswahl der bestimmenden Attribute zu unterstützen oder zu bestätigen.

Untersuchen Sie den Begriff „coping", dann würden Sie z. B. entdecken. daß – im Englischen – nicht nur der psychologische Gebrauch des Ausdrucks vorkommt, sondern daß es auch noch, „copings" an Gebäuden (Schlußsteine), daß es „coping saws" (Laubsägen), eine Methode, die Schwungfeder eines Falken zu stutzen genannt „coping" und „coping" als Bezeichnung eines liturgischen Gewands, das Ähnlichkeit mit einem Mantel hat, gibt. Alle diese Verwendungsweisen des Ausdrucks müssen in Ihrer abschließenden Analyse berücksichtigt werden.

Scheitert die Identifizierung von Verwendungsweisen des Begriffs oder – schlimmer noch – werden einige einfach übersehen, führt das zu einer Analyse, bei der der Nutzen ihres Ergebnisses schwerwiegend eingeschränkt sein kann. Vor einigen Jahren analysierte eine unserer Studentinnen den Begriff „Anwesenheit" im Zusammenhang mit der Pflege von hospitalisierten Kindern. In der Anfangsphase konstatierte sie viele positive Verwendungen dieses Begriffs, aber keine negativen. Als andere Studenten so etwas wie die „Anwesenheit des Bösen" oder „Anwesenheit einer feindlichen Armee an der Grenze" erwähnten, war die Studentin zunächst nicht gewillt, diese Aspekte von „Anwesenheit" mit einzubeziehen. In der abschließenden Analyse erwies sich jedoch ein entscheidendes Attribut, „Anwesenheit der Krankenschwester bei hospitalisierten Kindern", als Potential des Bedrohlichen im Begriff der „Anwesenheit".

Nachdem sie alle Verwendungsweisen des Begriffs, die alltäglichen wie die wissenschaftlichen identifiziert haben, sehen Sie sich gelegentlich vor die Wahl gestellt, ob Sie alle Aspekte des Begriffs auch weiterhin berücksichtigen sollen oder nur diejenigen, die für den wissenschaftlichen Gebrauch relevant erscheinen. Im allgemeinen haben wir das Gefühl, daß wir nach Möglichkeit alle Aspekte des Begriffsgebrauchs berücksichtigen sollten, da es wahrscheinlich ist, einen größeren Reichtum an Bedeutungen zu erhalten. Unter Umständen wird dies jedoch sehr unpraktisch oder wenig hilfreich sein. In diesen Fällen lassen sie sich bei Ihrer Entscheidung von der Zielsetzung ihrer Analyse leiten.

Wenn sie die Beispiele für den Begriffsgebrauch zusammenstellen, werden Sie andere Beispiele finden, die dem analysierten Begriff ähnlich oder mit ihm verwandt scheinen aber doch nicht ganz dieselbe „Sache" sind. Führen sie eine Liste mit derartigen verwandten oder an der Grenze liegenden Verwendungsweisen, sie wird Ihnen bei der Bildung von Grenzfällen oder Verwandtschaften helfen.

3.3.4   Festlegung der bestimmenden Attribute

Nachdem Sie so viele verschiedene Anwendungsfälle eines Begriffs untersucht haben wie sie nur finden konnten, gehen Sie sie alle auf einmal durch. Notieren Sie dabei die Merkmale des Begriffs, die immer wieder vorkommen. Diese Liste der Merkmale, auch bestimmende oder entscheidende Attribute genannt, hat eine ähnliche Funktion wie die Kriterien bei der Differentialdiagnose in der Medizin. Das bedeutet, sie helfen Ihnen und anderen ein spezifisches Phänomen als unterschieden von anderen ähnlichen oder verwandten zu bezeichnen.

Die zugeschriebenen Attribute sind nicht unveränderlich. Sie ändern sich in dem Maße in dem Ihr Verständnis des Begriffs sich wandelt. Sie können sich allmählich mit der Zeit ändern, wenn sich der Begriff verändert oder auch wenn es in einem anderen Kontext verwendet wird als in demjenigen, in dem es untersucht worden ist. Die Bemühungen zielen darauf, die Gruppe von Attributen darzustellen, die am häufigsten mit dem Begriff verbunden werden und die die umfassendste Einsicht in den Begriff ermöglicht.

Wenn Sie alle Verwendungsmöglichkeiten eines Begriffs gesammelt haben, werden Sie manchmal auf eine große Anzahl möglicher Bedeutungen stoßen. Es ist daher dringend erforderlich zu entscheiden, welche davon am nützlichsten ist und welche Ihnen die größte Hilfe bei der Erreichung der Ziele ihrer Analyse bietet. Man kann sich jedoch auch dazu entschließen, mehr als eine Bedeutung zu wählen und bei der Fortsetzung der Analyse mehrere Bedeutungen zu gebrauchen. Bei der Analyse des Begriffs „Bindung" („attachment") am Ende dieses Kapitels fanden wir z. B. daß „Bindung" sowohl in lebendigen (dynamischen) als auch in nicht-lebendigen (statischen) Formen auftreten kann. Wir entschieden uns zunächst zu untersuchen, welche Attribute beiden Formen gemeinsam waren und dann, bei unserer weiteren Analyse die spezifischen Attribute von lebendigen(dynamischen) Bindungen mit aufzunehmen, da unser Interessengebiet die Mutter-Kind-Bindung gewesen ist (Avant, 1979). Eine Berücksichtigung des gesellschaftlichen Kontextes oder des der Pflege, kann für Ihre Entscheidung wichtig sein, so wie z. B. in unserem Fall. Die letzte Entscheidung bleibt dabei Ihnen überlassen!

Zur Illustration: in unserem Beispiel des Begriffs „coping" traten folgende drei Merkmale bei all jenen verschiedenen Verwendungen des Ausdrucks am deutlichsten zutage: 1. Das Attribut „etwas Abdecken" – durch Handeln (das ein Gebiet „abdeckt"), durch einen Priesterrock oder eine Fensterscheibe; 2. Das Attribut „etwas Abwehren" – eine Gefährdung der eigenen Psyche, den Blick auf die Kleidung unter dem Priesterrock, die (die Blumen bedrohende) Kälte; und 3. Das Attribut des Anpassens oder Ausgleichens. Wir entschieden, daß der Begriff der Laubsäge (coping saw) für den allgemeinen Begriff nicht relevant war, da es keines der drei Attribute reflektiert, die in allen uns bekannten Beispielen auftauchten. Tatsächlich werden wir es später in der Analyse als Beispiel eines „illegitimen Falls" verwenden – einer in dem der Ausdruck im Verhältnis zur allgemein anerkannten Bedeutung falsch bzw. unsachgemäß verwendet wird.

3.3.5   Entwicklung eines Modellfalls

Etwa gleichzeitig mit der Zusammenstellung der Liste der bestimmenden Attribute, sollten Sie damit beginnen, einen Modellfall oder mehrere Modellfälle zu entwerfen. Der Modellfall kann auch am Anfang stehen, er kann zugleich mit den Attributen entwickelt werden oder aber er nimmt Gestalt an, nachdem sie die Attribute vorläufig bestimmt haben. Ein Modellfall repräsentiert die Verwendung des Begriffs im „wirklichen Leben", zu der alle bestimmenden Attribute gehören. Das bedeutet, der Modellfall sollte ein idealtypischer Gebrauch des Begriffs, ein paradigmatischer Anwendungsfall sein. Ist der Begriff wirklich neu für Sie, dann müßte der Modellfall bei Ihrer Analyse an erster Stelle kommen. In dieser Phase der Analyse ist es oft hilfreich und manchmal sogar notwendig, sich an geschulte Kollegen zu wenden, die Ihnen aufmerksam zuhören, wenn Sie mit ihnen Ihre Beispiele durchgehen. Gibt es Unzulänglichkeiten oder Irrtümer, die Sie nicht bemerkt haben, so ist es wahrscheinlich, daß jemand anderer sie für Sie entdeckt.

Grundsätzlich ist der Modellfall etwas, bei dem wir absolut sicher sind, daß er ein Anwendungsfall des Begriffs ist. Wilson (1963) meint, daß der Modellfall ein Fall ist bei dem die Analytikerin sagen kann: „Wenn dies kein Beispiel dafür ist, dann gibt es überhaupt keines". Modellfälle können von Ihnen konstruiert oder tatsächlich Fälle des wirklichen Leben sein. Einige Begriffe eigenen sich zu diesem Zweck sehr viel besser als andere. Manchmal wird selbst das beste, was sie erreichen können, nur

etwas sein, das an den Rändern etwas „ausfranst", vor allem dann, wenn es eine
Menge Synonyme oder verwandte Begriffe gibt, die sich mit ihrem Begriff überlappen. Lassen sie sich deshalb nicht entmutigen, worauf es hier ankommt, ist der Versuch, einen möglichst paradigmatischen Fall zu erhalten.
In unserem „coping"-Beispiel wurde der Modellfall folgendermaßen bestimmt:

Eine junge Frau geht die Straße entlang: sie trägt ein Seidenkleid und hochhackige
Schuhe. In ihrer Aktenmappe befindet sich ein Schirm in einem Futteral. Es beginnt
heftig zu regnen. Sie nimmt den Regenschirm heraus und öffnet ihn. Sie beginnt zu
laufen, stolpert, sie hält an, zieht schnell die Schuhe aus und läuft zum nächsten Un-
terstand.

Dieser Modellfall enthält alle drei bestimmenden Attribute, nämlich „Abdecken"
(Erfassen der Situation), „Abwehren" und „Ausgleichen". Es gibt etliche andere Beispiele oder Fälle von „coping", die man statt dessen benutzen könnte. Wir haben
uns zum Zweck der Demonstration für einen einfachen und alltäglichen Fall entschieden.

3.3.6   Konstruktion zusätzlicher Fallbeispiele

Oft ist es schwierig, die bestimmenden Attribute herauszufiltern, die am bezeich-
nendsten für den gerade interessierenden Begriff sind, da sie sich mit einigen von
verwandten Begriffen überschneiden können.

Eine Untersuchung von Fällen, die nicht ganz genau dem Begriff gleichen, aber
einen ähnlichen oder das genaue Gegenteil des interessierenden Begriffs repräsentieren, wird Ihnen auf die eine oder andere Weise helfen, zu genaueren Urteilen darüber zu gelangen, welche bestimmenden Eigenschaften am besten zu dem zur Diskussion stehenden Begriff passen. Wir wollen nun verschiedene Typen von Fallbeispielen diskutieren, die sich in der Vergangenheit als nützlich erwiesen haben. Der
Hauptzweck für die Verwendung dieser Fälle liegt darin, Ihnen bei der Entscheidung
zu helfen, was zu einem bestimmten Attribut des Begriffs zählt oder was nicht
dazu zählt. Die Fälle, die wir ansprechen wollen, sind Grenzfälle, Verwandtschaften,
Fiktionen und Gegensätze. Die Fälle wurden konstruiert, um Beispiele dafür zu erhalten, was der Begriff nicht ist bzw. um ein vertieftes Verständnis des in Frage stehenden Begriffs zu ermöglichen. Noch einmal: auch wenn diese Fälle Beispiele aus
dem „wirklichen Leben" sein könnten, sprechen wir nichtsdestotrotz von „konstruiert", weil sie gefunden und in einer Art und Weise dargestellt werden, daß sie
für unsere Analyse nützlich sind.

Grenzfälle sind solche Fallbeispiele, die einige der entscheidenden Attribute des
zu untersuchenden Begriffs enthalten aber nicht alle. Vielleicht erfüllen sie sogar die
meisten oder sogar alle Kriterien, unterscheiden sich aber in einem substantiell, etwa
in der Dauer und Intensität seines Auftretens. Grenzfälle sind auf irgendeine Weise
inkompatibel und als solche helfen sie uns zu erkennen, warum es der Modellfall
nicht ist. Dadurch klärt sich auch unser Denken über die bestimmenden oder ent-

scheidenden Attribute unseres Begriffs. Verwenden wir wieder unser Coping-Beispiel, dann wäre ein Grenzfall der eines Studenten, der vor einem wichtigen Examen stand. Nachdem er bis zum Abend vor der Prüfung nicht gelernt hatte, paukte er die ganze Nacht durch. Er schlief daher mitten in der Prüfung ein und fiel deshalb durchs Examen. In diesem Fall sind die Merkmale „Abdecken, hier: Erfassen der Situation" und „Abwehren" vorhanden, nicht jedoch das des (erfolgreichen) „Ausgleichens".

Vielleicht macht ein weiteres Beispiel für einen Grenzfall die Sache noch klarer. Da Begriffe auch die Funktion haben, Dinge zu klassifizieren, gaben wir unseren Studenten eine Übungsaufgabe: Sie sollten den Inhalt ihrer Schränke nach Kategorien ordnen. Eine Studentin teilte ihre Kleidung ein in „Dinge, die man oberhalb der Taille trägt", und in „Dinge, die man unterhalb der Taille trägt". Sie war ratlos als sie die Gürtel klassifizieren sollte, da diese in der Taille getragen werden. Dies ist ein ebenso klassisches wie konkretes Beispiel für einen Grenzfall, da ein Gürtel zwar beiden Kategorien zugeordnet werden kann, tatsächlich aber zu keiner von beiden wirklich gehört.

Verwandte Fälle sind Fallbeispiele für einen Begriff, die zwar eine gewisse Übereinstimmung mit dem Begriff aufweisen, das man gerade untersucht, denen aber entscheidende Attribute fehlen. Sie haben eine gewisse Ähnlichkeit mit dem in Frage stehenden Begriff und hängen auf irgend eine Weise mit dem eigentlichen Begriff zusammen. Die „verwandten Fälle" helfen uns so zu verstehen, welchen Ort unser Begriff im Netzwerk der ihn umgebenden Begriffe einnimmt. Begriffe, die zu „verwandten Fällen" unseres Coping-Beispiels gemacht werden könnten, wären etwa „Belastung", „Auseinandersetzung", „Ausführung" und „Anpassen". „Verwandte Fälle" sind solche, die Vorstellungen zum Ausdruck bringen, die zunächst eine ziemlich große Ähnlichkeit mit dem eigentlichen Begriff zu haben scheinen, sich aber bei näherem Hinsehen von ihm unterscheiden.

Gegensätze sind solche Fälle, bei denen klar ist, daß sie „nicht der Begriff" sind. Lassen wir noch einmal Wilson (1963) zu Wort kommen, die anmerkte: „Was auch immer unser Begriff sein mag, dies ist mit Sicherheit kein Beispiel dafür". Bei unserem Fallbeispiel des „coping" könnte ein „entgegengesetzter Fall" folgendermaßen beschrieben werden: Eine junge Frau bereitet das Abendessen für einige Gäste vor. Dabei verbrennt ihr das Fleisch im Backofen. Sie wird hysterisch, schmeißt den Braten in den Müll und schickt ihre Gäste hungrig nach Hause. Dieses Beispiel, macht deutlich: was auch immer Coping sein mag, das Verhalten der jungen Frau ist jedenfalls kein Beispiel dafür. In ihm findet sich keine der drei entscheidenden Attribute, die bei einem Fallbeispiel für Coping gegeben sein müssen: „Abdecken" (hier: richtiges Erfassen), „Abwehren" und „Ausgleichen". „Entgegengesetzte Fälle" sind für den Analytiker oft sehr hilfreich, da es uns meist leichter fällt zu sagen, was etwas nicht ist, als was es ist. Und festzustellen, was ein Begriff nicht ist, hilft uns herauszufinden auf welche Weise der zu analysierende Begriff sich von seinem „Gegensatz" unterscheidet. Das wiederum gibt uns Informationen darüber, welche bestimmenden Attribute der Begriff haben sollte, da diejenigen des „Gegensatzes" eindeutig ausgeschlossen werden können.

Fiktive Fälle oder *Fiktionen* sind Fallbeispiele, die nur unserer Vorstellung nicht unserer eigenen Erfahrung entspringen. Oft hören sie sich wie science fiction an. „Fiktionen" erweisen sich als nützlich, wenn man so vertraute Begriffe wie „Mensch" oder „Liebe" untersucht oder solche, die einem so selbstverständlich sind wie „Luft". Um bei ihnen ein wahres Bild von den entscheidenden oder bestimmenden Attributen zu erhalten, muß man diese Begriffe oftmals aus ihrem gewohnten Kontext herauslösen und sie in einen fiktiven versetzen.

Nehmen wir an, ein Lebewesen von einem anderen Stern besucht die Erde. Seine Physiologie soll so beschaffen sein, daß es geradewegs in die Höhe schießt und dabei seinen Kopf oft heftig an der Decke stößt, wenn es sich aufregt oder sich erschreckt. Um sich am Boden zu halten, beginnt es deshalb einen Betonklotz in einem Rucksack mit sich herumzutragen, außerdem wird es seinen Helm aufsetzen und ihn ständig tragen. Dies ist ein Beispiel für einen „fiktiven Fall".

Die letzte Art von Fallbeispielen gehört nicht immer zu einer Begriffsanalyse. Es sind die *illegitimen Fälle*. Diese Fälle zeigen Beispiele bei denen der sprachliche Ausdruck des Begriffs unsachgemäß oder in einem falschen Kontext verwendet wird. Im Falle der „coping saw" (Laubsäge), demonstriert der Gebrauch des Ausdrucks „coping" weder das Attribut der „Abdeckung/Erfassung" noch das der Abwehr und wird daher illegitim gebraucht. Derartige Fälle sind hilfreich, wenn man auf die Bedeutung eines Ausdrucks stößt, die sich vollständig von allen anderen unterscheidet. Er mag einige der entscheidenden Attribute besitzen, aber die meisten der Attribute passen überhaupt nicht. Bei der Analyse des Begriffs „Bindung" (attachment) am Ende dieses Kapitels enthält der (sprachliche) Ausdruck „Bindung" bei der Bezeichnung von Teilen, die zu einer Nähmaschine passen nur das Attribut „Verbindung/ Berührung" aber keines der anderen vier.

Sobald die Modellfälle konstruiert worden sind, müssen sie noch einmal mit den entscheidenden oder bestimmenden Attributen verglichen werden, um sicher zu gehen, daß alle entscheidenden Attribute ermittelt worden sind. Manchmal, wenn der Modellfall gebildet und mit den anderen Fällen und den herausgestellten entscheidenden Attributen verglichen worden ist, zeigen sich Gebiete, die sich überschneiden, Vagheiten oder Widersprüche. In diesem Fall ist eine weitere Klärung notwendig, denn eine Begriffsanalyse ist erst dann vollständig, wenn es keine sich überlappenden Eigenschaften und keine Widersprüche zwischen den charakteristischen Eigenschaften und dem Modellfall mehr gibt.

3.3.7   Bestimmung der Voraussetzungen und Folgen

Die nächsten Schritte bei der Begriffsanalyse sind die Bestimmung der Voraussetzungen und Folgen. Diese beiden Arbeitsschritte werden oft ignoriert, obwohl sie ein erhebliches Licht auf den sozialen Kontext werfen können, in dem der Begriff im allgemeinen gebraucht wird. Auch bei der weiteren Erhellung der entscheidenden Attribute sind sie hilfreich. Etwas kann z. B. nicht zur selben Zeit Voraussetzung und Attribut sein. Voraussetzungen sind Ereignisse oder Vorkommnisse die vor dem Auftreten des Begriffs eingetreten sein müssen.

Ein gutes Beispiel für Voraussetzungen gibt z. B. Ward (1986) für die „Rollenüberlastung", indem sie Rollenkonflikte, die Akkumulation von Rollen, die Starrheit von Zeit und Ort, die zu den Rollenerwartungen gehören sowie der Umfang an Aktivitäten, den einige Rollen verlangen, als Voraussetzungen identifiziert. Folgen sind andererseits solche Ereignisse oder Vorkommnisse, die erst nach dem Auftreten des Begriffs. zutage treten. So weist Rew (1986) darauf hin, daß z. B. die Entdeckung eine Folge von Intuition ist. In unserem letzten „Coping"-Beispiel war ein intensiver streßauslösender Reiz (der verbrannte Braten) eine Voraussetzung; die Wiedergewinnung des Gleichgewichts eine Folge. Ein weiteres Beispiel, das für sich selbst spricht, ist der Begriff der „Schwangerschaft". Hier ist die Ovulation eindeutig eine Voraussetzung, während die Folge irgend eine Form der Geburtserfahrung ist, sei es, daß die Schwangerschaft vorzeitig endet oder zu einem lebensfähigen Baby führt.

Die Bestimmung der Voraussetzungen und der Folgen ist für die Theoriebildung oft außerordentlich nützlich. Blalock (1969) hat in bezug auf die Konstruktion theoretischer Modelle von Determinanten und Resultaten gesprochen, die sich um eine Variable oder ein Konstrukt gruppieren (Für eine gründlichere Erörterung seiner Gedanken siehe Kap. 10). Seine Begriffe „Determinante" und „Resultat" kommt den Begriffen „Voraussetzung" und „Folge" in der Begriffsanalyse sehr nahe. Die Bestimmung der „Voraussetzungen" kann für eine Theoretikerin außerdem sehr hilfreich sein, um zugrundeliegende Thesen über einen zu untersuchenden Begriff zu entdecken. Bei unserem Beispiel „Bindung" am Ende dieses Kapitels werden Sie feststellen, daß eine der Voraussetzungen in der Fähigkeit liegt, zwischen internen und externen Stimuli zu unterscheiden. Dies impliziert, daß von der Annahme eines lebendigen, empfindungsfähigen Wesens ausgegangen worden ist. Die Analyse der Folgen ist nützlich zur Feststellung oftmals vernachlässigter Ideen, Variablen oder Beziehungen, was zu neuen und fruchtbaren Ansätzen in der Forschung führen kann.

3.3.8   Bestimmung empirischer Referenten

Der letzte Arbeitsschritt betrifft die Bestimmung der empirischen Referenten (empirical referents) der entscheidenden Attribute. In vielen Fällen werden die entscheidenden Attribute und die empirischen Referenten identisch sein. Ist jedoch der zu analysierende Begriff sehr abstrakt und mit ihm seine entscheidenden Attribute, dann stellt sich die Frage: „Wie gelingt es uns, den Begriff zu überprüfen oder seine Existenz in der realen Welt zu belegen?" Empirische Referenten sind Klassen oder Kategorien wirklicher Phänomene, die durch ihre bloße Existenz oder Anwesenheit das Vorkommen des Begriffs beweisen. So könnte man z. B. „Küssen" als empirischen Referenten für den Begriff „Zuneigung" verwenden. Im unserem Coping-Beispiel könnte der empirische Referent die „Fähigkeit sein, in einer belastenden Situation ein Problem erfolgreich zu lösen".

Empirische Referenten sind – einmal bestimmt – außerordentlich nützlich bei der Entwicklung eines (Forschungs-)Instrumentariums, weil sie eindeutig auf die theoretische Basis des Begriffs bezogen sind und so die Gültigkeit der Konstruktion und die Leistungsfähigkeit jedes neuen Instruments gewährleisten. Auch in der Praxis erweisen sie sich als wichtige Hilfe, weil sich die Pflegenden damit an klare, beobachtbare Phänomene halten können, durch die sich das Vorhandensein eines Begriffs bei bestimmten Patienten leicht „diagnostizieren" läßt. Die in den Literaturhinweisen am Ende dieses Kapitels aufgelisteten Artikel von Boyd (1985), Rew (1986), Meize-Grochowski (1984) und Ward (1986) enthalten alle gute Beispiele für empirische Referenten.

3.4   Vorteile und Grenzen

Der wichtigste Vorteil der Begriffsanalyse besteht darin, sehr genaue theoretische wie operationale Definitionen für die Verwendung in Theorie und Forschung zu ermöglichen. Ein weiterer Vorteil besteht darin, solche Ausdrücke in der Pflege zu klären, die zu Schlagwörtern geworden sind und deshalb ihre eindeutige Bedeutung eingebüßt haben. Ein dritter Vorteil besteht in ihrer Nützlichkeit für die Entwicklung eines (Forschungs-)Instrumentariums und von Pflegediagnosen. In jedem Fall ist die Rigorosität, die diese intellektuelle Tätigkeit erfordert, eine gute Übung für das Denken.

Zu den Grenzen bzw. Nachteilen der Begriffsanalyse gehören, daß die Theoretikerin peinlich genau vorgehen muß und stets Gefahr läuft, sich in Fallstricken zu verheddern, was den Fortgang der Analyse erschwert.

Die Begriffsanalyse erhellt die in der Kommunikation verwendeten Symbole. Dazu gibt es nur wenige feste Regeln. Beispiele für Begriffsanalysen, in denen nach unterschiedlichen Gruppen von Regeln verfahren wird, finden sich in der Tabelle 3-1 am Ende dieses Kapitels. Es gibt aber ein paar Fallen, die sie umgehen sollten, weil sie dazu führen können, daß gerade die Bedeutung, die sie erhellen wollen, wieder verdunkelt wird (Wilson 1963). Dazu gehören:

1. Eine Neigung zum Moralisieren, wenn der zu analysierende Begriff Wertentscheidungen impliziert. Solche Wertentscheidungen enthalten viele Begriffe, teils implizit oft aber auch explizit. Am Beginn einer Begriffsanalyse ist es wichtig sich bewußt zu sein, daß die bloße Wahl eines Begriffs unseren persönlichen Standpunkt verrät. Wir müssen deshalb doppelt sorgfältig sein, den Begriff objektiv als Gegenstand unserer Analyse zu behandeln und es nicht subjektiv als Mittel der Überredung einzusetzen.

2. Das Gefühl, daß einem absolut alles über den Kopf steigt. Da es keine festen Regeln für die Begriffsanalyse gibt, kann einem schon Angst und Bange werden. Es gibt leider keine Methode, nach der wir Ihnen sagen können: „Machen Sie zuerst das, dann jenes, und wenn Sie sich daran halten, dann kann gar nichts schief gehen." Wir haben versucht, Ihnen einige Richtlinien zu geben, aber die eigentliche intellektuelle Arbeit bleibt Ihnen überlassen. Haben Sie aber einmal angefangen, wird die Angst schwinden und der Spaß beginnen.

3. Das Gefühl, daß die Begriffsanalyse zu leicht sei. Einige werden am Anfang ungeduldig mit dem Verfahren, wollen die Hände davon lassen und sagen: „Jeder

weiß doch, daß dieser Ausdruck dieses oder jenes bedeutet. Warum sollen wir uns damit aufhalten?" Der Punkt ist jedoch, daß gerade nicht jeder weiß, was er bedeutet. Begriffsanalyse ist nicht einfach; sie ist eine kraftraubende intellektuelle Tätigkeit, die aber fruchtbar und nützlich ist und sogar Spaß machen kann.

4. Der Zwang, alles zu analysieren oder das „Wie komme ich davon los –Syndrom", wie es eine Studentin genannt hat. Das passiert Studenten ziemlich häufig. Der Prozeß des Analysierens scheint irgendwie ihr kreatives Potential freizusetzen und sie so zu begeistern, daß Sie dann oft nicht mehr damit aufhören wollen. Aber es gibt nicht nur Begriffe, die es eher wert sind analysiert zu werden als andere, sondern alle Analysen müssen auch irgendwann einmal zum Ende kommen. Außerdem ist die Analyse nur eine Strategie der Theoriebildung. Ein bißchen Energie sollte noch für die anderen übrig bleiben.

5. Das Bedürfnis, sich vor der Kritik anderer oder vor Diskussionen während des Prozesses der Analyse zu schützen. Eine gute Begriffsanalyse kann nicht in einem Vakuum entstehen! Nur die Einsichten und kritischen Beiträge anderer können das ganze Potential der Ideen der Analytikerin entfalten. Die Bereitschaft, auch einmal dumm dazustehen, ist eins der Kriterien der Kreativität. Wenn Sie sich weigern, sich auf Diskussionen einzulassen oder versäumen, sich der Kritik zu stellen, weil Sie fürchten, „lächerlich" oder „blöd" auszusehen, verbauen Sie sich selbst den Weg zu einer erfolgreichen Begriffsbildung. Bei der Begriffsanalyse ist es unerläßlich, etwas zu sagen und darauf zu vertrauen, daß es irgendwo hinführen wird.

6. Der Eindruck, daß Wortgewandtheit gleichbedeutend mit richtigem Denken ist. Manchmal gibt es die Tendenz, sein Heil in oberflächlicher Eloquenz zu suchen, anstatt sich auf einen produktiven Dialog einzulassen. Die meisten von uns kennen Leute, denen das Reden oder Schreiben leicht fällt, die aber wenig oder nichts Substantielles zu sagen haben. In der Begriffsanalyse gibt es gelegentlich Zeiten, in denen die Analytikerin mit schwierigen substantiellen Problemen zu kämpfen hat. Oft ist die Versuchung groß, nach einer schnellen Lösung zu suchen oder der Frage auszuweichen, indem man die fehlende Substanz durch Geschwätzigkeit verdeckt. Aber die Resultate einer übereilten Analyse sind dürftig und wenig produktiv. Es ist weitaus sinnvoller, an den Schwierigkeiten, kleben zu bleiben, bis sie auf eine Weise gelöst werden, die zu den besten Ergebnissen führt, nicht zu den bequemsten.

7. Eine weitere Falle der Begriffsanalyse liegt in der Versuchung des Theoretikers, entscheidende Attribute hinzuzufügen, weil die Liste der Merkmale kurz zu sein scheint. Dieses Vorgehen kann zu verwirrenden Ergebniseen führen, nicht nur, weil viele der hinzugefügten Attribute nicht wirklich entscheidend für den Begriff sind, sondern auch weil sich sogar Voraussetzungen und Konsequenzen überschneiden können. Eine Faustregel lautet: „Höre auf, wenn Du mit der ursprünglichen Analyse fertig bist!"

Jede einzelne der genannten Fallen kann den Prozeß der Analyse beeinträchtigen. Ein Gefühl für Proportionen, etwas Risikobereitschaft, Sinn für Humor und ein wenig Angstbereitschaft sind hilfreich bei der Arbeit an der Analyse. Diese Denkweise ist für viele neu und braucht deshalb am Anfang eine gewisse Zeit der Gewöhnung, aber sie ist ein sehr wichtiger Aspekt bei der Theoriebildung. Weil Begriffe die Bausteine der Theoriebildung sind, ist es entscheidend, daß sie eine solide Struktur haben. Wenn sich eine Theorie auf sorgfältige Begriffsanalysen stützt, werden alle, die sie studieren oder auch in der Praxis anwenden, in der Lage sein, genau zu verstehen, was die in ihr enthaltenen Begriffe bedeuten und wie ihre Beziehungen zueinander sind.

Zu guter letzt: Begriffe – auch noch so gut analysierte – bilden nur die Grundelemente einer Theorie. Erst wenn die Begriffe auf ihre Beziehungen zueinander untersucht und relationale Thesen formuliert worden sind, können bei der Theoriebildung wirkliche Fortschritte erzielt werden.

Tab. 3-1   Beispiele für Begriffsanalysen

Begriffe	Autor(en)	Zeitschrift	Jahr
Verdichtung	Schultz	Adv in Nsg Sci	1987
Sinn des Leidens	Steeves & Kahn	Image	1987
Gesundheit	Simmons	Int J of Nsg Stud	1989
Zuversicht	Teasdale	J of Adv Nsg	1989
Empfinden	Beyea	Nsg Diagnosis	1990
Familienstil	Knafl & Deatrick	J of Ped Nsg	1990
Lebensqualität	Oleson	Image	1990
Therapeutische Gegenseitigkeit	Marck	Adv in Nsg Sci	1990
Behaglichkeit	Kalcabe	Image	1991
Gelassenheit	Roberts & Fitzgerald	Schol Inquiry Nsg Prac	1991
Chronische Trauer	Teel	J of Adv Nsg	1991
Erfahrung	Watson	J of Adv Nsg	1991
spirituelle Ausrichtung, Hoffnung, Akzeptanz der persönlichen Transzendenz	Hasse, Britt, Coward Leidy & Penn	Image	1992
Empathie	Morse, Anderson, Bottorff, Yonge O'Brien, Solberg, Mciliveen	Image	1992
Bewältigung von Schmerz	Davis	Adv in Nsg Sci	1992
Den Patienten kennen	Jenny & Logan	Image	1992
Gesundheitsvorsorge	Kulbock & Baldwin	Adv in Nsg Sci	1992
Furcht	Whitley	Nsg Diagnosis	1992
Lebensqualität	Meerberg	J of Adv Nsg	1993
Hypothermie	Summers	Nsg Diagnosis	1992

3.5 Verwendung der Ergebnisse der Begriffsanalyse

Wir haben bereits den unterschiedlichen Nutzen von Begriffsanalysen erörtert. Sie dienen u. a. der Klärung mehrdeutiger Ausdrücke in der Theorie, der Ausbildung, der Forschung und der Praxis; sie ermöglichen operationale Definitionen auf einer klaren theoretischen Grundlage; verhelfen zu einem Verständnis der grundlegenden Attribute eines Begriffs; erleichtern die Entwicklung eines Forschungsinstrumentariums (instrument) und geben Hilfestellung bei der Entwicklung von Pflegediagnosen. Was ist jedoch für eine Theoretikerin der nächste Schritt, nachdem der Begriff einmal analysiert worden ist? Dies hängt teilweise vom Ziel der Analyse ab. Ist z. B. das Ziel die Erarbeitung eines neuen (begrifflichen) Forschungsinstrumentariums, dann wäre der nächste Schritt die Konstruktion von Elementen, die die entscheidenden Attribute des Begriffs abbilden. War das Ziel eher, eine neue Pflegediagnose vorzuschlagen, wäre der nächste Schritt die pflegepraktische Verifizierung der entscheidenden Attribute. Die Verwendung der empirischen Referenten für die entscheidenden Attribute und die Beurteilung der Patienten daraufhin, ob die Attribute vorhanden sind oder fehlen, würden helfen die Leistungsfähigkeit der möglichen Diagnose zu untermauern. War das Ziel hingegen eine operationale Definition, so wäre der nächste Schritt der, ein Forschungsinstrumentarium zu finden, das genau den entscheidenden Attributen des Begriffs entspricht.

Es ist offensichtlich, daß es durch die Begriffsanalyse allein nicht möglich ist, zu brauchbaren Theorien für die Ausbildung der Pflegenden, für die Forschung oder die Praxis zu gelangen. Erst wenn Begriffe miteinander verknüpft werden, wird es möglich, daß brauchbare Theorien entstehen. In der Zwischenzeit sollten Pflegewissenschaftlerinnen, Lehrkräfte und Pflegende darin fortfahren, Begriffe kritisch unter die Lupe zu nehmen, um unsere Kenntnisse zu klären und zu vervollständigen und aufzudecken, wie diese Verknüpfungen beschaffen sind.

3.6 Zusammenfassung

In diesem Abschnitt wurde der Prozeß der Begriffsanalyse beschrieben. Diese Strategie nutzt die Verfahren der Analyse, um die bestimmenden oder entscheidenden Attribute eines Begriffs zu gewinnen. Es gibt keine festen Regeln für eine erfolgreiche Durchführung der Analyse. Die Wahl des Begriffs ebenso wie die Vertrautheit der Theoretikerin mit der Fachliteratur wird erheblichen Einfluß darauf haben, an welcher Stelle sie mit der Analyse beginnt. Zu den Schritten einer Begriffsanalyse gehören neben der Wahl des Begriffs, die Festlegung des Ziels der Analyse, die Identifizierung aller Verwendungsweisen des Begriffs, die Festlegung der bestimmenden oder entscheidenden Attribute des Begriffs, das Erarbeiten von Modellfällen und von ergänzenden Fällen, die Bestimmung der identifizierenden/konkretisierenden Voraussetzungen und Folgen sowie die Bestimmung der empirischen Referenten.

Die Begriffsanalyse erweitert unseren Wortschatz und verhilft uns zu genauen und folgerichtigen theoretischen wie operationalen Definitionen für den Einsatz in Theorie und Forschung. Sie verbleibt aber in den Grenzen einer Ebene der Theoriebildung, die dadurch gesteckt sind, daß man sich nur mit gegebenen Begriffen beschäftigt. Im nächsten Kapitel wollen wir deshalb eine andere Strategie erörtern, die der Begriffssynthese, die dann angebracht ist, wenn es zu einem spezifischen Interessengebiet keine zu analysierenden Begriffe gibt.

Kritiker der hier vorgeschlagenen Methode, wandten ein, sie sei positivistisch, reduktionistisch, starr und beruhe auf einer Korrespondenztheorie der Wahrheit (Rogers, 1988 d). Es war nie unsere Absicht, uns auf diese Lehren zu verpflichten, wie es auch nicht die Absicht der meisten derzeitigen Wissenschaftler und Philosophen ist, solche überholten Ansichten global zu unterstützen (Schumacher & Gortner, 1992). Es gab jedoch einige vernünftige und logische Methoden, die in der Vergangenheit zum Fortschritt der Wissenschaft in vielen Disziplinen beigetragen haben. Die Pflegewissenschaft wird letztlich daran gemessen werden, ob sie die „spezifischen Probleme ihrer Disziplin löst" (DeGroot, 1988), den Pflegenden „vertretbare Interpretationen ihrer komplexen Wirklichkeit anbieten kann" (Coward, 1990) oder den in der Praxis stehenden mit einer angemessenen ganzheitlichen Wissensbasis als Voraussetzung ihres Handelns versehen kann (Avant, 1991). Wir sind überzeugt, daß eine Begriffsanalyse, die dem hier vorgeschlagenen Weg folgt, ein nützliches Hilfsmittel für die Theoriebildung sein wird, die sich an diesen Kriterien orientiert. Das letzte Urteil über die Nützlichkeit und Validität unserer Methode überlassen wir allerdings den Lesern.

3.7   Praktische Übung und ein weiteres Fallbeispiel

Um Ihnen bei der folgenden praktischen Übung behilflich zu sein, haben wir im folgenden eine kurze Zusammenfassung der Begriffsanalyse von „Bindung" gegeben. Dabei handelt es sich allerdings nicht um eine vollständige formelle Analyse; sie soll nur einen Eindruck davon vermitteln, wie so etwas aussehen könnte.

Begriff: Bindung

Ziel der Analyse: Erarbeitung einer operationalen Definition eines theoretischen Begriffs

Entscheidende Attribute:

a) Für alle Fälle von „Bindung":
1. Es muß Blickkontakt hergestellt worden sein zwischen der Person und dem Objekt der Bindung.
2. Das Objekt der Bindung muß von der Person in der Phase der Bindung für einige Zeit berührt worden sein.
3. Es muß sich ein positives Empfinden mit dem Objekt der Bindung verbinden

b) Fälle von lebendiger Bindung haben folgende zusätzlichen Merkmale:
  4. Es muß eine wechselseitige Beziehung zwischen den Beteiligten der Bindung geben.
  5. Vokalisation von zumindest einer der Beteiligten unterstützt den Prozeß der Bindung.

3.7.1 Beispiele

Person – Objekt Bindung

Eine Frau erklärt ihrer Freundin, daß sie sich von einem alten Bademantel, partout nicht trennen kann, weil sie ihn seit ihrer Hochzeit besitzt, und sie zuviel mit ihm „verbindet".

Person – Person Bindung

Ein acht Monate altes Baby spielt in dem Zimmer, in dem seine Mutter näht. Während des Spiels blickt es gelegentlich zu ihr hin oder kommt zu ihr und berührt sie. Als sie das Zimmer verläßt, beginnt es zu weinen und nach ihr zu suchen. Nachdem sie zurückgekehrt ist, klettert es auf ihren Schoß. Die Mutter umarmt es zärtlich und spricht zu ihm, bis es wieder spielen möchte.

Beispiel für das Gegenteil

Als Folge der Ablösung der Plazenta wird eine 22 Jahre alte Frau unter Vollnarkose durch einen Kaiserschnitt entbunden. Das Kind ist 26 Wochen alt und wiegt nur knapp 2 Pfund. Es wird sofort in die regionale Fachklinik gebracht, die etwa 300 Kilometer entfernt ist. Als die Mutter aus der Narkose erwacht, wird ihr mitgeteilt, daß sie einen Sohn hat, der zwei Pfund wiegt und bereits in die Spezialklinik verlegt wurde; dort muß er bleiben, bis er fünf Pfund wiegt. Infolge von Komplikationen bei der Nachgeburt muß die Mutter drei Wochen in der Klinik bleiben. Obschon ihr Ehemann, der das Kind besucht, ihr von ihm erzählt, fragt sie: „Habe ich wirklich ein Kind?"

Grenzfall

Jeffrey wird wegen des Verdachts auf Kindesmißbrauch in die Klinik bestellt. Infolge einer Fibroplasie ist er blind und hat außerdem eine spastische Lähmung. Jeffrey's Mutter berichtet, daß sie sich ärgert, wenn er sie nicht ansieht und sich nicht an sie schmiegt, wenn sie ihn auf den Arm nimmt. Schreit er zu lange, dann schlägt sie ihn.

Hier handelt es sich also um einen Grenzfall, weil nur zwei Kriterien erfüllt sind, nämlich Berührung und Vokalisation. Blickkontakt, positives Empfinden sowie reziproke Interaktion sind entweder nicht vorhanden oder erheblich reduziert. Bindung mag es immer noch geben, aber wie lange noch?

Verwandte Fälle

- Liebe
- Trennung
- Distanzierung
- Verlust
- Abhängigkeit
- Symbiose

Illegitimer Gebrauch

Während ein Verkäufer eine neue Nähmaschine vorführt, hebt er die Vorrichtung zur Anfertigung von Knopflöchern besonders hervor mit der Bemerkung: „Die nützlichste (Ver)Bindung der Maschine".

Voraussetzungen

1. Die Fähigkeit, zwischen internen und externen Stimuli zu unterscheiden
2. Die Fähigkeit, in der Phase der Bindung Signale der beteiligten Personen zu empfangen und darauf zu antworten

Konsequenzen

1. Verhaltensweisen, um Nähe aufrecht zu erhalten
2. Trennungsangst

Empirische Referenten. Beispiele:

1. Blickkontakt
2. Hand halten, liebkosen, streicheln etc.
3. Positiv über jemand reden
4. Jemandem etwas vorsingen, ihm vorlesen, mit ihm sprechen

3.7.2   Praktische Übung

Analysieren Sie den Begriff „Spiel", indem Sie vorstehende Analyse als Leitfaden verwenden. Einige der entscheidenden Attribute sollten Ähnlichkeit mit den nachstehenden haben:
1. Bewegung oder Aktivität
2. Ein Lebewesen
3. Freiwilligkeit oder Wahlmöglichkeit
4. Aussicht auf Vergnügen oder Ablenkung
5. Neuartigkeit oder Unvorhersehbarkeit
6. Kreativität

Haben Sie daran gedacht, folgende Ausdrücke einzubeziehen: „Spiel mit Worten", „Spiel um Leben und Tod", „Spiel als Drama" usw.?

Konstruieren Sie einen Modellfall, der alle genannten Eigenschaften umfaßt.

Wie könnten ähnliche Begriffe aussehen, z. B. Arbeit, Übung, Vorführung, Imitation, Sport?

Versuchen Sie ein Beispiel für das Gegenteil zu entwickeln vom Ansatz „Arbeit", die „nicht Spiel" ist.

Komplettieren Sie die Analyse, indem Sie unsere „Skizze" verwenden.

Literatur

Avant K: Nursing diagnosis: Maternal attachment. *Adv Nurs Sci* 2(1):45–56, 1979.

Avant KC: The theory-research dialectic: A different approach. *Nurs Sci Q* 4(1):2, 1991.

Beyea SC: Concept analysis of feeling: A human response pattern. *Nurs Diag* 1(3):97–101, 1990.

Blalock HM: *Theory Construction From Verbal to Mathematical Formulations*. Englewood Cliffs, NJ: Prentice-Hall, 1969.

Boyd C: Toward an understanding of mother-daughter identification using concept analysis. *Adv Nurs Sci* 7(3):78–86, 1985.

Coward DD: Critical multiplism: A research strategy for nursing science. *Image* 22(3):163–166, 1990.

Davis G: The meaning of pain management: A concept analysis. *Adv Nurs Sci* 15(1):77–86, 1992.

DeGroot HA: Scientific inquiry in nursing: A model for a new age. *Adv Nurs Sci* 10(3):1–21, 1988.

Gordon M: *Nursing Diagnosis: Process and Application*. New York: McGraw-Hill, 1982.

Haese JE, Britt T, Coward DD, Leidy NK, Penn PE: Simultaneous concept analysis of spiritual perspective, hope, acceptance, and self-transcendence. *Image* 24(2):141–lh, 1992.

Jenny J, Logan J: Knowing the patient: One aspect of clinical knowledge. *Image* 24(4):254–258, 1992.

Knafl KA, Deatrick JA: Family management style: Concept analysis and development. *J Pediatr Nurs* 5(1):4–14, 1990.

Kolcaba KY: A taxonomic structure for the concept comfort. *Image* 23(4):237–240, 1991.

Kulbock PA, Baldwin JH: From preventive health behavior to health promotion: Advancing a positive construct of health. *Adv Nurs Sci* 14(4):5064, 1992.

Marck P: Therapeutic reciprocity: A caring phenomenon. *Adv Nurs Sci* 13(1):49–59, 1990.

Meeberg GA: Quality of life: A concept analysis. J Adv Nurs 18:3238, 1993.

Meize-Grochowski R: An analysis of the concept of trust. *J Adv Nurs* 9:563–572, 1984.

Morse JM, Anderson G, Bottorff JL, Yonge O, O'Brien B, Solberg SM, McIlveen KH: Exploring empathy: A conceptual fit for nursing practice. *Image* 24(4):273–280, 1992.

Nunnally J: Psychometric Theory. New York: McGraw-Hill, 1978.

Oleson M: Subjectively perceived quality of life. *Image* 22(3):187–190, 1990.

Rew L: Intuition: Concept analysis of a group phenomenon. *Adv Nurs Sci* 8(2):21–28, 1986.

Reynolds PD: *A Primer in Theory Construction*. Indianapolis: Bobbs-Merrill 1971.

Roberts KT, Fitzgerald L: Serenity: Caring with perspective. *Schol Inquiry Nurs Pract* 5(2):127–141, 1991.

Rodgers BL: Concepts, analysis and the development of nursing knowledge: The evolutionary cycle. *J Adv Nurs* 14:330335, 1989.

Rodgers BL, Kanfl KA: *Concept Development in Nursing: Foundations, Techniques, and Applications*. Philadelphia: WB Saunders, 1993.

Schultz PR: When the client means more than one: Extending the foundational concept of person. *Adv Nurs Sci* 10(1):71–86, 1987.

Schumacher KL, Gortner SR: (Mis)conceptions and reconceptions about traditional science. *Adv Nurs Sci* 14(4):1–11, 1992.

Simmons SJ: Health: A concept analysis. *Int J Nurs Studies* 26(2):155–161, 1989.

Steeves RH, Kahn DL: Experience of meaning in suffering. *Image* 19(3):114–116, 1987.

Summers S: Hypothermia: One nursing diagnosis or three? *Nurs Diag* 3(1):2–11, 1992.

Teel CS: Chronic sorrow: Analysis of the concept. *J Adv Nurs* 16:1311–1319, 1991.

Teasdale K: The concept of reassurance in nursing. *J Adv Nurs* 14:444–450, 1989.

Ward C: The meaning of role strain. *Adv Nurs Sci* 8(2):39–49, 1986.

Watson SJ: An analysis of the concept of experience. *J Adv* Nurs 16:1117–1121, 1991.

Whitley GG: Concept analysis of fear. *Nurs Diag* 3(4):155–161, 1992.

Wilson J: *Thinking with Concepts*. New York: Cambridge Univ Press, 1963.

Weiterführende Literatur

Arakelian M: An assessment and nursing application of the concept of locus of control. *Adv Nurs Sci* 3(1):25–42, 1980.

Carnevali D: Conceptualizing, a nursing skill. In Mitchell PH, (ed): *Concepts Basic to Nursing.* 2nd ed. New York: McGraw-Hill, 1977.

Carper B: Fundamental patterns of knowing in nursing. *Adv Nurs Sci* 1(1):13–23, 1978.

Chinn PL, Jacobs K: A model for theory development in nursing. *Adv Nurs Sci* 1(1):1–12, 1978.

Englemann S: *Conceptual Learning.* San Rafael, CA: Dimensions, 1969.

Hempel CG: *Fundamentals of Concept Formation in Empirical Science.* Chicago: Univ of Chicago Press, 1952.

Klausmeier HJ, Ripple RE: *Learning and Human Abilities.* New York: Harper & Row, 1971.

Matthews C, Gaul A: Nursing diagnosis from the perspective of concept attainment and critical thinking. *Adv Nurs Sci* 2(1):17–26, 1979.

Norris CM: Restlessness: A nursing phenomenon in search of meaning. *Nurs Outlook* 23:103–107, 1975.

Popper KR: *Conjectures and Refutations.* 4th ed. London: Rutledge & Kegan Paul, 1972.

Rawnsley M: The concept of privacy. *Adv Nurs Sci* 2(2):25–32, 1980.

Smith J: The idea of health: A philosophical inquiry. *Adv Nurs Sci* 3(3):43–50, 1981.

Stern PN: Grounded theory methodology: Its uses and processes. *Image* 12(2):20–23, 1980.

4 Begriffssynthese

4.1 Definition und Beschreibung

Die Begriffssynthese ist eine Strategie der Bildung von Begriffen, denen Beobachtungen oder empirische Belege anderer Art zugrunde liegen. Wie alle Synthesestrategien, basiert auch die Begriffssynthese auf Beobachtung oder Evidenz. Die zugrunde liegenden Daten können entweder aus eigenen direkten Beobachtungen oder eigenen quantitativ gewonnenen Einsichten stammen oder aber aus der Fachliteratur bzw. aus einer Kombination aller drei Quellen. Die Begriffssynthese ist eine der aufregendsten Weisen, den Prozeß der Theoriebildung zu beginnen. Sie erlaubt es dem Theoretiker, praktische Erfahrungen als Ausgangspunkt zu nehmen.

Begriffe sind geordnete Informationen über die Attribute von einem Ding oder mehreren Dingen, die es uns ermöglichen, sie von anderen Dingen zu unterscheiden (Wilson, 1963). Die Theoretikerin, die diese Strategie verwendet, muß einen neuen Weg der Gruppierung oder Ordnung von Informationen über ein Ereignis oder ein Phänomen (er)finden, wenn die relevanten Dimensionen nach denen man dies eigentlich tun sollte unbekannt oder unklar sind: Man muß gewissermaßen noch einmal ganz von vorn anfangen.

Die Begriffssynthese als ein kreatives Verhalten erfordert kein Genie. Neue Begriffe entstehen oft im ganz alltäglichen Tun. Tatsächlich formen wir alle, wenn wir denken, neue Begriffe oder Kategorien, in dem Maße in dem unsere Erfahrungen in der Welt sich erweitern. Wenn Kinder anfangen zu lernen, dann beginnen sie die

Dinge nach Kategorien zu ordnen. Zunächst sind das nicht immer *logische* Kategorien, aber sie werden zu solchen, wenn die Kinder lernen, Dinge, die sich irgendwie ähneln, miteinander zu verbinden. In dem die Erfahrungen des Kindes zunehmen, fängt er oder sie an, neue Informationen mit den bereits erlernten Begriffen oder Kategorien der Dinge zu vergleichen. Passen die neuen Informationen zu bereits vorhandenen Begriffen oder Kategorien, können sie leicht integriert werden. Wenn die neuen Informationen zu keinen der bereits vorhandenen Begriffen oder Kategorien passen, muß das Kind eine Strategie entwickeln, wie es mit den neuen Informationen umgehen soll. Er oder sie hat dann drei Möglichkeiten: (1) die Information falsch zu „etikettieren", indem sie einer alten Kategorie zugeordnet wird, (2) die neuen Informationen insgesamt zu ignorieren oder (3) einen neuen Begriff zu (er)finden (Hunt, 1963; Stevenson, 1972; Spitzer, 1977).

Das Kind erhält bei dieser Tätigkeit oft Unterstützung aus seiner Umgebung, z. B. von den Eltern oder den Lehrern. Wenn ein Kind bisher alle Tiere mit vier Beinen und einem Schwanz als „Wauwau" bezeichnet hat und dann auf ein Tier mit vier Beinen und einem Schwanz trifft, das aber einen Euter hat und „Muh" macht und mannshoch ist, dann zeigt sich eine Diskrepanz zwischen dem neuen Tier und dem „Wauwau". Vielleicht helfen die Eltern ihrem Kind bei der Lösung des Problems, in dem sie sagen: „Das ist eine Kuh". Wir als Erwachsene sind meist nicht so glücklich. Wenn wir in der Erfahrung auf ein unbekanntes Phänomen stoßen, ist nicht immer jemand bei uns, der uns verrät, was der neue Begriff ist. Wir müssen dann unsere eigene Bezeichnung erfinden, um das neue Phänomen einordnen zu können. Es handelt sich hier um Begriffsbildung, eine Vorstufe der Begriffssynthese.

Die Aufgabe einer Begriffssynthese stellt sich in folgenden Situationen: (1) bei der Entdeckung neuer Dimensionen eines „alten" Begriffs; (2) bei der Überprüfung verwandter Begriffe auf Ähnlichkeiten und Diskrepanzen; oder (3) durch die Beobachtung neuer Phänomene oder Cluster von Phänomenen, die bislang noch nicht beschrieben wurden. Hat man einen neuen Begriff entdeckt, wird dafür eine Bezeichnung gesucht, die seine Bedeutung zeigt und es kommunizierbar macht. Der Begriff sollte die bestimmenden Attribute enthalten, so daß der Leser erkennen kann, für was der neue Begriff steht und für was er nicht steht.

4.2   Zweck und Nutzen

Zweck der Begriffssynthese ist es, neue Vorstellungen hervorzubringen. Sie bietet uns eine Methode, Daten auf neue Einsichten hin zu untersuchen, die zu einer Erweiterung des Wissens führen können. Neue Begriffe bereichern unser Vokabular und lassen neue Untersuchungsfelder sichtbar werden.

Die Begriffssynthese ist auch nützlich bei dem, was Dray (1959) „erklärende Verallgemeinerungen" nennt. Er verwendet diesen Ausdruck im Hinblick auf einen Prozeß der Synthese, durch den „es uns möglich wird, uns auf x, y und z wie auf eine Einheit, auf ein Etwas, das so und so beschaffen ist" zu beziehen. Es handelt sich tatsächlich um eine Erklärung, wenn für das interessierende Phänomen eine angemessene Klassifizierung und Benennung gefunden wird. Gordon (1982) hat den gleichen Vorgang „das Erkennen von Mustern (pattern)" genannt. Besonders bei Pflegediagnosen ist dies ein hilfreiches Verfahren. Tatsächlich läßt sich fast jede Bestimmung einer neuen Diagnose, eines neuen Syndroms oder einer neuen Taxonomie zugleich als Versuch, einer Begriffssynthese verstehen. Wenn ein neues Phänomen oder ein neuer Cluster von Phänomenen von der Empirie ausgehend beschrieben oder aus Daten generiert werden, hat der Prozeß der Begriffssynthese immer schon begonnen.

Begriffssynthese ist besonders in den Gebieten nützlich: (1) in denen es bisher nur wenig oder gar keine Begriffsbildung gegeben hat; (2) wo es zwar Begriffsbildung gibt, sie aber bisher keinen wirklichen Einfluß auf die Theorie und die Praxis gehabt hat, und (3) dort, wo zwar Beobachtungen von Phänomenen vorlagen, diese aber noch nicht klassifiziert und benannt wurden.

4.3 Besondere Verfahrensweisen

Es gibt drei Ansätze bei der Begriffssynthese: den qualitativen, den quantitativen und den literaturbezogenen Ansatz. Der qualitative Ansatz geht von Informationen aus, die auf Sinnesdaten beruhen, wie man sie erhält, wenn man zuhört oder beobachtet. Er redet von den Eigenschaften der Dinge, ohne der jeweiligen Eigenschaft einen Zahlenwert nach Umfang oder Intensität zuzuweisen. Sind die Daten erfaßt, werden sie auf Ähnlichkeiten und Unterschiede hin untersucht, so wie dies auch bei einem „Grounded Theory"-Ansatz der Fall wäre (Glaser & Strauss, 1967). Im Grunde genommen besteht die qualitative Synthese in dem Erkennen von Mustern im Beobachtungsmaterial. Harris Untersuchung (1986) über kulturelle Werte und Entscheidungen bezüglich der Beschneidung ist ein gutes Beispiel für eine qualitative Analyse. Von dem „Grounded Theory"-Ansatz ausgehend interviewte Harris Eltern, Krankenschwestern und Ärzte über neugeborene Knaben und entdeckte dabei folgende Kategorien: Beurteilung der Beschneidung, kulturell bedingte Entscheidungsfindung und kulturell sanktionierte Ausnahmen. Diese drei Begriffe bildeten dann die Grundlage für ein Modell zur Erklärung kulturell bedingter Entscheidungsfindung über Beschneidung.

Long und Weinert (1989) benutzten eine „Grounded Theory"-Methode, um neue Begriffe für eine Theorie der Pflege in ländlichen Gebieten zu entwickeln. Aus der Analyse der Daten erwuchsen zwei neue Begriffe: „Gegenwartsorientiertheit" und „krisenorientiertes Gesundheitsbewußtsein", die zum Ausdruck bringen, wie Holzfäller mit gesundheitlichen Problemen umgehen. Auch Brown und Powell-Cope verwendeten den „Grounded Theory"-Ansatz, um den Umgang mit „Sterben" und „Verlust" bei der Pflege von Familienmitgliedern mit Aids zu untersuchen. Diese Studie führte zu zwei neuen Begriffen „dem Verlust ins Auge sehen" und „verändertes Zeitbewußtsein". In beiden Studien fügten die Autorinnen die neuen Begriffe in den (systematischen) Zusammenhang ihrer Theorie ein, wodurch sich deren Erklärungskraft vergrößerte.

Der quantitative Ansatz setzt die Verwendung von Zahlenmaterial voraus. Verwendbar sind Untersuchungen jeder Art – experimentelle wie nicht-experimentelle, auf Einzelfälle oder Gruppen bezogene –, sofern sie nur quantitative Informationen über das interessierende Phänomen liefern. Statistische Methoden sind dazu geeignet, Cluster von Attributen zu erschließen, die zum Teil zu einem neuen Begriff gehören, zum Teil aber auch solche Attribute darstellen, die nicht zu diesem Begriff gehören. Techniken wie der Q-Test, die Faktoren-Analyse oder die Delphi-Technik sind besonders hilfreich, um bedeutsame Cluster zu generieren. Die Untersuchung von Oldacker (1986) über die psychologische Symptomatologie von Jugendlichen ist ein gutes Beispiel für eine quantitative Begriffssynthese. Von einer Reihe von psychologischen Symptomen und Persönlichkeitszügen ausgehend benutzte Oldacker hauptsächlich die Methode der Rotation der Faktorenachsen, um den Begriff „Verwirrtheit" durch die Synthese von vier Begriffen zu bestimmen: „Insichgekehrtheit", „negative Identität", „Störung des Zeitbewußtseins" und „Antriebsverlust".

Zum Ansatz, von der Literatur auszugehen (Literaturrecherche) gehört das sorgfältige Studium der vorhandenen Literatur, um auf diese Weise neue Einsichten über Phänomene zu gewinnen. Eine solche Untersuchung kann zu bisher unentdeckten Begriffen für weitere Studien führen. Kennzeichnend für die literaturbezogene Begriffssynthese ist der Gedanke, daß die Literatur selbst zur Datenbasis wird. Von Rogges (1985) historische Studie über die Pflegetätigkeit im amerikanischen Bürgerkrieg ist dafür ein gutes Beispiel. Allein auf die historische Literatur gestützt entwickelte sie elf Arten von Pflegeinterventionen: Informationssammlung, informierend, emotionaler Ausdruck, eingreifend, Ernähren/Füttern, teilnehmend, körperlich, Gesellschaft leisten, schweigend, Berühren und transzendierend. Die einzelnen Interventionen hat sie dann folgenden vier Dimensionen der Pflegepraxis zugeordnet: Vorbereitung, eingreifend, wiederherstellend und auf den Tod bezogen.

Ein zweites Beispiel ist die Untersuchung über Coping-Strategien bei Kindern von Ryan-Wenger (1992), deren Synthese auf der Auswertung veröffentlichten Studien beruht. Sie entwickelte 15 Kategorien zur Bestimmung der Coping-Strategien, die Kinder bei Streß verwenden: aggressives Verhalten, Vermeidung, Ausweichen, kognitives Vermeiden, kognitives Ausweichen, Lösung des Problems „im Kopf", neue Interpretation der Situation, Ausleben der Emotionen, Ertragen, Suche nach Informationen, Selbstisolierung, Selbstkontrolle, soziale Unterstützung, geistliche Unterstützung und Beeinflussung der Stressoren (S. 261). Ihre Studie ist ein ausgezeichnetes Beispiel dafür, wie man eine neu formulierte Theorie testet oder verifiziert.

Bei der Begriffssynthese lassen sich mehrere Arbeitsschritte unterscheiden. Wir werden sie hier nacheinander diskutieren, obwohl sie wie die meisten Strategien iterativ verwendet werden. Dies bedeutet, daß man nicht Schritt für Schritt abarbeitet, sondern bestimmte Schritte mehrmals durchläuft oder zwischen Schritten hin und her springt. Eine Untersuchung hat für das Ergebnis den Ausdruck „theoretisch saturiert" geprägt (Glaser & Strauss, 1967). Diese Arbeitsweise setzt eine völlige Vertrautheit mit dem Untersuchungsgebiet voraus, indem man viele Quellen benutzt, einschließlich Literaturbesprechungen und Fallstudien. Sie alle sind mögliche Informationsquellen.

Ist im Prozeß der Begriffssynthese ein bestimmtes Stadium der Sättigung erreicht, beginnen Sie ihre Daten zu klassifizieren. Arbeiten Sie dabei zunächst nicht mit einem zu engen Klassifizierungssystem. Es ist in dieser Phase besser, das System verhältnismäßig offen zu halten. Suchen Sie bei der Klassifizierung der Daten nach Cluster von Phänomen, die dicht beieinander zu liegen scheinen oder die sich beträchtlich überlappen und ergänzen. Das Ziel dieser Clusterbildung besteht allein darin, daß die Zuordnungen zu einer Kategorie mit den Zuordnungen zu allen anderen Kategorien verglichen werden können. Dies kann durch eine Faktorenanalyse auf einem Computer geschehen, ist aber nicht wirklich schwierig, sondern kann von dem Theoretiker auch durch optischen Vergleich vorgenommen werden.

Nachdem die Cluster entdeckt und wenn möglich miteinander kombiniert worden sind, sollten sie auf irgendwelche hierarchischen Strukturen hin untersucht werden. Gibt es Cluster, die einander sehr ähnlich sind, von denen aber einer eine umfassendere Bedeutung hat als der andere, dann kann es nützlich sein, beide Cluster in einem übergeordneten Begriff zusammenzuführen. Ist dieser neue Begriff so weit eingeengt worden wie möglich, gilt es eine Bezeichnung zu finden, die es genau beschreibt und so die Kommunikation erleichtert.

Der nächste Schritt in der Begriffssynthese ist die empirische Überprüfung des neuen Begriffs und gegebenenfalls seine Modifizierung. Diese Überprüfung bedeutet eine Rückkehr zur Literaturrecherche, zu Feldstudien, zur Datensammlung und zur Diskussion mit Kollegen, um festzustellen, ob der Begriff empirisch tragfähig ist. Dies bedeutet z. B.: Enthalten die zur Verfügung stehenden Datenquellen irgendwelche zusätzlichen Informationen, die den Begriff erweitern, präzisieren, negieren oder einschränken? Dieser Prozeß dauert so lange, bis die Wissenschaftlerin sicher ist, daß sie keine neuen Informationen mehr erhalten wird. An diesem Punkt endet der Prozeß und der neue Begriff kann als hinreichend bestimmt betrachtet werden. Er sollte dann durch eine theoretische Definition erfaßt werden, die die bestimmenden Attribute enthält.

Als letzter Schritt der Begriffssynthese ist zu bestimmen, an welcher Stelle der neue Begriff – falls möglich – in die bestehende Theorie eines Forschungsgebietes eingepaßt werden kann. Die Aufmerksamkeit sollte vor allem darauf gerichtet sein, welche neuen Einsichten und Ansätze für Forschung und Praxis der neue Begriff eröffnet. Es kann sogar vorkommen, daß ein Begriff so radikal von den gegenwärtigen theoretischen Positionen unterschieden ist, daß ein völlig neues Untersuchungsgebiet sichtbar wird, so wie die Entdeckung der Mikroben, die Bakteriologie ins Leben rief, oder daß ein ganzes Denkgebäude ins Wanken gerät, so wie der Begriff der Relativität das Denken der Physik radikal verändert hat.

Vielleicht helfen einige Beispiele, die einzelnen Schritte der Begriffssynthese besser zu verstehen.

Zunächst ein Beispiel für den qualitativen (Forschungs)Ansatz. Angenommen, Sie interessieren sich für Gerontologie. Wenn Sie anfangen, Fallberichte zu studieren und sich mit älteren Menschen zu unterhalten, dann stellen Sie fest, viele von ihnen reden von Einsamkeit, Isolation, Alleinsein, „nicht mehr herumzukommen" wie sie es gewohnt waren und davon daß Freunde sterben. Sie entschließen sich, die Informationen zwei Kategorien zuzuordnen, die Sie „eingeschränkte Mobilität" und „Einsamkeit" nennen. Alle Ausprägungen dieser Verhaltensweisen, die sie künftig beobachten, ordnen sie dann der jeweils entsprechenden Kategorie zu.

Nachdem Sie mit vielen älteren Menschen gesprochen haben, können Sie damit beginnen, Cluster der Daten zu bilden, die sich zu überlappen scheinen. Achten Sie auf die Kategorien „eingeschränkte Mobilität" und „Einsamkeit", dann stellen Sie fest, daß sich fast alle Verhaltensweisen gleichen. Ist dem so, dann können sie beide Kategorien miteinander verbinden und daraus nur eine Kategorie „Einsamkeit" machen. Setzen Sie jetzt Ihre Untersuchung fort, stellen Sie u. U. fest, daß sich eine dritte Kategorie „eingeschränkter sozialer Rückhalt" ebenfalls mit der Kategorie „Einsamkeit" überschneidet, aber einen etwas größeren Geltungsbereich hat. Weil aber am Anfang der Begriffsbildung ein größerer Geltungsbereich wünschenswert erscheint, entschließen Sie sich, die Kategorien „Einsamkeit" und „eingeschränkter sozialer Rückhalt" auf einen übergeordnete Begriff zurückzuführen. Dazu ist es erforderlich eine Bezeichnung für den neuen Begriff zu finden, die sein Bedeutungsspektrum besser zum Ausdruck bringt. Sie entscheiden sich für die Bezeichnung „soziale Isolation", die nicht nur das Alleinsein und die Isolation, sondern auch den „eingeschränkten sozialen Rückhalt" umfaßt (Hurley, 1986).

Die nächsten beiden Schritte bestünden darin, den neuen Begriff der „sozialen Isolation" empirisch zu überprüfen, seine Bedeutungen wie seine Grenzen zu klären und es dann in vorhandene Theorien einzufügen. Wird der Begriff als valide betrachtet, kann es möglicherweise zu neuen Einsichten beim Studium der Altersdepression führen, indem es dabei hilft, zwischen Persönlichkeitsstörungen und situationsbezogenen Problemen zu unterscheiden.

Unser zweites Beispiel bezieht sich auf eine aktuelle quantitative Untersuchung, die zu einer Begriffssynthese führte. Die Psychologen Kobasa u. a. (1979) haben die Auswirkungen von Streß bei Führungskräften im mittleren und oberen Management untersucht. Die Autoren waren von den Ergebnissen überrascht: von den Managern, die einer hohen, als gesundheitsschädlich eingestuften Streßbelastung ausgesetzt waren, sind ein Drittel überhaupt nicht oder nur sehr wenig krank gewesen. Warum waren diese Führungskräfte anders? Nach allem, was man über Streß wußte, hätten diese Leute krank sein müssen. Gab es etwas an ihnen, das sie in die Lage versetzte auf Streßsituationen anders zu reagieren, und sie vor Erkrankungen schützte? Um diese Frage zu beantworten, führten Kobasa u. a. eine Reihe von Studien durch, um Daten unter den Kategorien „Offenheit für Veränderungen", „Anteilnahme" und „Kontrolle der Situation" zu sammeln. Bei der Analyse der Daten wurden die Kategorien leicht verändert zu „Herausforderung", „Engagement" und „Beherrschung". Am Ende wurde als Bezeichnung für den Begriff „Entschlossenheit" verwendet, die genau die gesamte Bedeutung der drei miteinander verbundenen Begriffe widerspiegelt. Zusätzliche Untersuchungen haben die Validität des Begriffs für einige Berufsgruppen bestätigt, aber nicht für alle. Diese Studien werden fortgesetzt. Der neue Begriff hat aber bereits die Streßtheorie und die Pflege nachhaltig beeinflußt (Cataldo, 1993; Kobasa, 1979a,b; Kobasa et al, 1979; Lambert & Lambert, 1987; Nichols & Webster, 1993; Pines,1980; Wagnild & Young, 1991).

Unser letztes Beispiel illustriert den Nutzen einer Verbindung von qualitativer und quantitativer Begriffssynthese. Clunn (1984) verwendete die Methode der „Grounded Theory" in Verbindung mit Fragebögen, um zu untersuchen, mit welchen Kennzeichen Krankenschwestern arbeiten, um eine Pflegediagnose „Gewaltbereitschaft" zu stellen, und ob dabei Abstufungen des Gewaltverhaltens unterschieden werden. Clunn verwendete Interviews, Veröffentlichungen und Skalierungen und synthetisierte daraus elf Begriffe: Krankheitsgeschichte, Verbalisierungsfähigkeit, Verhältnis zu Gleichaltrigen, Sozialisation, Hintergrundfaktoren, beabsichtigt Bewegungen, nicht beabsichtigte Bewegungen, Heftigkeit oder Emotionalität des Sprechens, allgemeiner affektiver Zustand, unberechenbare emotionale Reaktionen sowie erkennbare Indikatoren für ein seelisches Ungleichgewicht. Aus diesen 11 Begriffen synthetisierte Clunn drei übergeordnete Elemente: Interaktion, Handeln und Bewußtsein als eine Einteilung derjenigen Kennzeichen in drei Kategorien, die am häufigsten bei der Diagnose „Gewaltbereitschaft" genannt wurden, wobei diese Elemente sowohl im qualitativen als auch im quantitativen Teil der Untersuchung zutage traten. Die Ergebnisse der Autorinnen weisen darauf hin, daß die tatsächlichen Anzeichen und die Kategorisierung dieser Anzeichen, die die Pflegenden verwendeten, um die Gewaltbereitschaft ihrer Patienten einzuschätzen, bei verschiedenen Gruppen von Pflegenden ähnlich waren, daß aber die Verteilungsmuster bei bestimmten Pflegenden (z. B. in der Notaufnahme), sich von denjenigen anderer Pflegenden (z. B. in staatlichen Hospitälern) unterschieden.

Ein ausgezeichnetes Beispiel für eine Begriffssynthese, die mit Daten aus verschiedenen Quellen arbeitet, findet sich bei Burke, Kaufmann, Costello und Dillon (1991). In ihrer Studie über Streß bei der Betreuung eines chronisch kranken Kindes mit vielen Krankenhausaufenthalten bildeten sie zwei neue Begriffe. Der erste hieß „unerklärliche Risiken", in dem sich die Wahrnehmung des Verhältnis der Eltern zu den Pflegenden aus der Sicht der Eltern reflektierte. Die Eltern sahen in Formen unerklärlichen Verhaltens, wie es sich z. B. in fehlerhaften Informationen, Unterbrechungen der Pflege oder unerfahrene Betreuungspersonen offenbarte, ein potentielles Risiko für ihr Kind. Der zweite Begriff bezog sich auf die Art und Weise, in der die Eltern mit dem Streß umgingen und wurde „widerstrebende Übernahme von Aufgaben" genannt. Es umfaßte „Ruhelosigkeit", „Verhandeln über Regeln", „Ruf nach einer Pause" und die „ständige Suche nach Informationen".

Einige Faktoren erleichtern die Durchführung der Begriffssynthese. Der erste ist ein gutes Gedächtnis. Es ist sehr wichtig, mit seinem Interessensgebiet gründlich vertraut zu sein, aber ebenso wichtig, einen wesentlichen Teil dieses Wissens im Gedächtnis zu haben. Nur so fallen die Phänomene, die nicht in das übliche Denkschema passen, überhaupt auf.

Weil das Gedächtnis uns mitunter im Stich läßt, ist es für eine Theoretikerin sehr nützlich ein eigenes Notizbuch anzulegen, in dem sie ihre Beobachtungen sorgfältig festhält. Diese können sich auf selbst beobachtete Phänomene, auf statistische Angaben oder auch auf Zusammenfassungen aus der Fachliteratur beziehen. Sowohl beim ersten Schreiben ihrer Notizen als auch bei einer späteren Durchsicht ihrer Eintragungen sollte die Theoretikerin die Erkenntnisse und Interpretationen, die ihr während der Eintragung deutlich werden, festhalten. Diese interpretierenden Vermerke bilden die Grundlage für die Entwicklung von Klassifikationen sowohl für die ersten Versuche einer Begriffssynthese als auch für spätere Bemühungen, zu übergeordneten Begriffen zu kommen (Schatzmann & Strauss, 1973).

Ein weiterer Faktor, der die Begriffssynthese erleichtert, ist eine gute Beobachtungsfähigkeit. Offensichtlich wird ein genauer Beobachter eher neue Phänomene zu Gesicht bekommen als jemand, der nur oberflächlich hinsieht. Diese Fähigkeit ist nicht angeboren, sondern durch Übung erworben. Wenn Sie meinen, Sie seien kein guter Beobachter, dann versuchen Sie sich an der ersten praktischen Übung am Ende dieses Kapitels.

Ein geschultes Beobachtungsvermögen ist zugleich die Voraussetzung für die Fähigkeit, die Befunde angemessen auswerten zu können. Auch diese Fähigkeit, zu der gehört, Daten zu überblicken, ihren Wert zu erkennen und daraus neue Ideen zu gewinnen, kann erlernt werden. Die Leser seien auf die ergänzende Literatur zur Auswertung in der Forschung am Ende des Kapitels verwiesen, die ihnen auch bei der Auswertung der Befunde von Nutzen sein kann.

Der letzte Faktor, der für eine Begriffssynthese förderlich ist, ist die Offenheit des Theoretikers für neue Ideen. Das setzt zumindest die Freiheit von der Angst voraus, etwas neues zu entdecken. Viele Krankenschwestern praktizieren noch genau das gleiche, was ihnen in der Ausbildung beigebracht worden ist; sie verspüren wenig Neigung, neue Wege in der Praxis oder im Denken zu erkunden. Viele Menschen empfinden Veränderungen als etwas sehr Bedrohliches und die Synthese eines neuen Begriffs führt sicherlich zu einer Veränderung, selbst wenn sie nur das Denken betrifft. Die Pflegende muß deshalb bereit sein, neue Ideen zu akzeptieren, bevor sie sich auf eine Begriffssynthese einläßt.

Alle unsere Sinne vermitteln uns neue Ideen. Die meisten von uns sind zwar mathematisch und sprachlich geschult, haben aber keine Übung darin, sich auf das Schmecken, Riechen, Sehen oder Tasten zu stützen, um zu neuen Gedanken zu gelangen. Aber um die gewohnten Bahnen des Denkens zu verlassen und zu neuen Vorstellungen über Phänomene zu gelangen, ist es oft hilfreich, wenn man sich zwingt, einmal andere Fähigkeiten als die sprachlichen oder mathematischen zu erproben.

Wir möchten mit dem Hinweis auf den Einsatz aller unserer Sinne bei der Suche nach neuen Begriffen die Ermahnung verbinden, sich viel Zeit zu nehmen. Der Prozeß der Synthese bedeutet so viel wie etwas erschaffen; und das kann nicht künstlich beschleunigt werden. Ideen brauchen Zeit, um sich zu entwickeln oder „auszureifen". Bleiben Sie ruhig und setzen Sie sich nicht unter Druck!

4.4   Vorzüge und Nachteile

Die Verwendung der Begriffssynthese als Strategie hat den Vorteil, daß sie einen Mechanismus bietet, etwas Neues aus bereits vorhandenen Daten zu kreieren. Sie führt zu neuen Einsichten und gibt dem Gewebe einer sich entwickelnden Theorie Struktur und Fülle. Besonders nützlich hat sie sich bei der Entwicklung von Pflegediagnosen erwiesen.

Der Nachteil der Begriffssynthese liegt darin, daß sie sehr zeitaufwendig ist und bei Theoretikerinnen Risikobereitschaft voraussetzt. Die Theoretikerin muß mit rohen Daten beginnen und versuchen aus ihnen eine neue Idee zu gewinnen. Gelegentlich, aber nicht allzu häufig gelingt es schnell; meistens aber erfordert es einen erheblichen Zeitaufwand und viel Nachdenken.

Darüber hinaus ist auch die Verifizierung des Begriffs mit großem Zeitaufwand verbunden. Dabei fühlt sich die Theoretikerin besonders unbehaglich. Was geschieht, wenn der Begriff nicht verifiziert werden kann? Die Befürchtung, sich zu irren, kann sehr stark werden, besonders wenn die Theoretikerin den neuen Begriff als ihr geistiges Kind betrachtet und ihr ans Herz gewachsen ist. In diesem Fall ist es unerläßlich, objektiv und wissenschaftlich zu bleiben. Basiert der Begriff wirklich auf empirischen Daten, sollte es mit geringfügigen Überarbeitungen verifiziert werden können.

Abschließend sei daran erinnert, daß Begriffe allein nur dazu dienen, Phänomene zu beschreiben. Sie liefern weder Vorhersagen noch (Handlungs)Anweisungen. Erst wenn mehrere Begriffe in Form von Thesen miteinander verknüpft werden, könnte daraus auch eine Theorie werden.

4.5   Verwendung der Ergebnisse der Begriffssynthese

Wir haben festgestellt, daß die Begriffssynthese von Nutzen ist, wenn es ein Bedürfnis nach neuen Begriffen gibt oder nach neuen Verwendungen von vorhandenen oder wenn es erforderlich ist, etwas durch Klassifizieren zu erklären. Was machen wir aber mit einem neuen Begriff, wenn er einmal synthetisiert ist?

Etliches kann und soll damit getan werden. Zunächst einmal sollte der neue Begriff bestätigt, untermauert oder validiert werden. Dies ist vergleichbar mit der Feststellung der inhaltlichen Validität oder der Übertragbarkeit in der Forschung. Auch die zugehörigen Methoden sind in beiden Fällen die selben. Erweist sich der Begriff als angemessen fundiert, sollte es in Form einer theoretischen Definition, die die bestimmenden Attribute enthält, schriftlich fixiert werden. Anschließend sollte der neue Begriff der Fachwelt durch eine Publikation zugänglich gemacht werden.

Fundierte neue Begriffe sind sowohl für die Wissenschaft als auch für die Praxis nützlich. In der Ausbildung kann der neue Begriff verwendet werden, um den Studenten Probleme der Pflege auf gehaltvolle Weise nahe zu bringen oder um Bedürfnisse der Patienten und Pflegeinterventionen zu klassifizieren. In der pflegerischen Praxis kann der neue Begriff den Pflegenden Einsichten in die Probleme der Patienten vermitteln, zu neuen Pflegediagnosen oder vielleicht sogar zu neuen Pflegeinterventionen führen. In der Forschung oder bei der Theoriebildung kann der neue Begriff neue fruchtbare Thesen mit sich bringen oder zu neuen Auffassungen bestimmter Phänomene führen, wodurch wiederum zusätzliche Forschungen angeregt werden könnten. Alle diese Tätigkeiten führen letztlich zu einer Erweiterung des Wissens unserer Disziplin.

4.6   Zusammenfassung

In diesem Kapitel haben wir die Strategie der Begriffssynthese erläutert. Diese Strategie bedeutet, aus verschiedenartigen Daten Elemente zu bilden und diese aufeinander zu beziehen oder zu einem Muster zusammenzufügen, wobei man vorher nicht gesehen hat, daß sie ein neues Ganzes oder einen neuen Begriff bilden. Die Arbeitsschritte innerhalb der Begriffssynthese beinhalten, sich völlig mit dem Interessensgebiet vertraut zu machen, die auf diesem Gebiet erhobenen Daten grob zu klassifizieren, die Suche nach und die Verbindung von Clustern der klassifizierten Phänomene, die einander sehr zu ähneln oder sich zu überlappen scheinen; für den Cluster eine Bezeichnung zu finden, die das Phänomen genau zum Ausdruck bringt und dadurch auch die Verständigung erleichtert; den neuen Begriff empirisch zu verifizieren; und schließlich zu bestimmen, ob und wie der neue Begriff sich in die aktuelle Theorie und Praxis einfügt.

Die Begriffssynthese als eine äußerst kreative Tätigkeit vermag auch einem vorgegebenen Interessensgebiet neue bedeutsame Informationen hinzuzufügen. Die Grenzen dieser Strategie bestehen zum einen darin, daß eine vollständige Begriffsbildung sehr viel Zeit erfordert, und zum anderen in dem Umstand, daß Begriffe alleine kein prognostisches Potential besitzen.

4.7   Übungen

4.7.1   Übung 1: Beobachten

Wählen Sie einen Gegenstand in Ihrer Umgebung aus, einen Einrichtungsgegenstand, den Sie häufig benutzen, oder ein Gerät, mit dem Sie täglich arbeiten. Nehmen Sie sich zehn Minuten Zeit, um ihren Gegenstand zu beobachten. Listen Sie dann alles auf, was Sie gesehen haben. Wie lang ist Ihre Liste? Wenn Sie nur ein paar Dinge gesehen haben, wenden Sie sich erneut ihrem Gegenstand zu und beobachten ihn noch einmal 10 Minuten. Ist Ihre Liste jetzt länger geworden? Haben Sie den Gegenstand unterteilt und jedes Teil für sich beschrieben? Wenn nicht, warum nicht? Wenden Sie sich jetzt nochmals ihrem Gegenstand zu und sehen Sie ihn sich von neuem an. Schreiben Sie 10 Minuten lang alles auf, was man damit machen kann. Wie lang ist diese Liste? Haben Sie die Verwendungsmöglichkeiten der Teile ebenso beschrieben wie die des Ganzen? Wenn nicht, warum nicht? Um ein genauer Beobachter zu werden, müssen wir lernen, uns von Stereotypen frei zu machen und zu einer ebenso offenen wie spielerischen Einstellung zu gelangen, damit wir etwas Vertrautes auch wirklich *sehen.*

4.7.2   Übung 2: Gedächtnis

Zeichnen Sie eine herkömmliche amerikanische Telefonwählscheibe, ohne hinzusehen. Setzen Sie die Buchstaben und Ziffern an ihren richtigen Platz (Adams, 1979).

Sehr wenige Leute können das auf anhieb. Dieser Test demonstriert, daß wir nur *glauben*, wir würden alle Informationen kennen, weil wir das Telefon jeden Tag benutzen; aber dieser Gegenstand ist uns so vertraut, das wir ihn gar nicht mehr richtig *sehen*. Wiederholen Sie diese Aufgabe mit einem Gegenstand, den Sie auf Ihrer Arbeitsstelle jeden Tag benutzen. Zeichnen Sie ihn zunächst, ohne hinzusehen, dann zeichnen Sie ihn ab, während Sie ihn vor sich haben. In welcher Weise unterscheiden sich beide Zeichnungen?

4.7.3   Übung 3: Begriffssynthese

Die nachstehenden 20 Worte sind zufällig ausgesucht. Synthetisieren Sie zumindest einen neuen Begriff aus dieser Liste.

■ Seife	■ Auto	■ Vulkan
■ Tennisschläger	■ Schreibtisch	■ Hut
■ Hund	■ Wahl	■ Fisch
■ Zahnbürste	■ Scheibe	■ Gras
■ Politik	■ Elefant	■ Breitengrad
■ Frosch	■ Avocado	■ Melodie
■ Schirm	■ Korb	

4.7.4   Übung 4: Begriffssynthese

Um Ihnen das Vertrautwerden mit den einzelnen Schritten der Begriffssynthese zu erleichtern, haben wir diese Übungsaufgabe stärker strukturiert als dies in Wirklichkeit der Fall zu sein pflegt. Tatsächlich stellen wir hier eine Art Matrix vor, wie sie in der morphologischen Analyse gebräuchlich ist, um Ihnen den Anfang zu erleichtern (Adams, 1979).

Nehmen wir einmal an, Sie und Ihre Mitarbeiter sind unzufrieden mit der ineffektiven Art und Weise, wie die Patienten im Krankenhaus von einem Ort zum anderen transportiert werden. Sie entschließen sich, einen neuen Begriff für den Patiententransport zu entwickeln. Um dafür eine Matrix zu konstruieren, benötigen Sie zumindest drei Parameter. Nehmen wir an, Sie entscheiden sich für (1) die Art der Energie, die benutzt werden soll, (2) die Transportvorrichtung, in der die Patienten transportiert, und (3) das Medium, auf oder in dem die Transportvorrichtung bewegt werden soll. Die Abbildung 4-1 zeigt die von uns entworfene Matrix. Wenn Sie möchten, können Sie noch weitere Spalten hinzufügen.

Nun wählen Sie per Zufall ein Element aus jeder der drei Spalten aus und kombinieren sie miteinander. Wenn Sie z. B. ein Bett mit Rädern kombinieren, das durch Menschenkraft bewegt wird, dann haben Sie das herkömmliche Krankenhausbett – nicht besonders hilfreich. Wenn Sie aber ein Bett mit Schienen kombinieren, das von einem Computer gesteuert wird? Das wäre etwas Neues. Probieren Sie es einige Male und notieren Sie die Kombinationen. Dann wählen Sie die beiden Kombinationen aus, für die am meisten spricht. Wählen Sie eine Bezeichnung, die das neue Produkt

Abb. 4-1
Dreiachsige Matrix

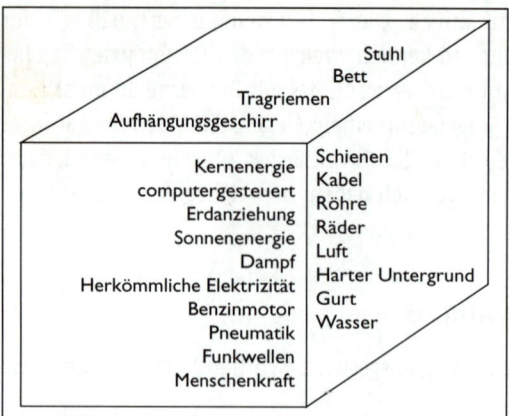

gut beschreibt. Lassen Sie Ihrer Phantasie freien Lauf. Sind Sie auf die Kombination Tragriemen, Druckluft und Röhre gestoßen, wie könnten Sie das dann nennen? Es gibt viele Möglichkeiten.

Die beiden nächsten Schritte bestehen darin, den Begriff empirisch zu verifizieren. In unserem Beispiel wäre es zunächst erforderlich herauszufinden, ob die technischen, administrativen und ökonomischen Bedingungen gegeben wären, um einen Prototypen zu bauen. Einmal gebaut, müßte ein Pilotprojekt zeigen, ob so etwas technisch machbar, praktisch sinnvoll und wirtschaftlich wäre. Im letzten Schritt wäre herauszufinden, ob der Prototyp in das derzeitige System der Pflege im Krankenhaus paßt oder ob ein ganz neues System geschaffen werden müßte.

Diese kurze Übungsaufgabe mag Ihnen künstlich erscheinen und sie ist es auch. Aber sie ist ein Beispiel, das Ihnen die grundlegenden Arbeitsschritte der Begriffssynthese demonstrieren sollte. Denken Sie daran: Nur Übung macht den Meister!

Literatur

Adams JL: Conceptual Blockbusting: *A Guide to Better Ideas*. 2nd ed. New York: WW Norton, 1979.

Brown MA, Powell-Cope G: Themes of loss and dying in caring for a family member with AIDS. *Res Nurs Health.* 16(3): 179–191,1993.

Burke SO, Kaufman E, Dillon MC: Hazardous secrets and reluctantly taking charge: Parenting a child with repeated hospitalizations. *Image* 23(1):3945,1991.

Cataldo JK: Hardiness and depression in the institutionalized elderly. *Appl Nurs Res* 6(2):8991,1993.

Clunn P: Nurses assessment of a persons potential for violence: Use of grounded theory in developing a nursing diagnosis. In: Kim MJ, McFarland GR, McLane AM (eds*). Association of Nursing Diagnoses. Proceedings of the Fifth National Conference.* SL Louis: Mosby, 1984, 376393.

Dray W: „Explaining what" in history. In Gardiner P (ed). Theories of History. New York: The Free Press, 1959.

Glaser BG, Strauss AL: *The Discovery of Grounded Theory. Strategies for Qualitative Research.* Chicago: Aldine, 1967.

Gordon M: *Nursing Diagnosis: Process and Application.* New York: McGraw-Hill, 1982.

Harris CC: Cultural values and the decision to circumcise. *Image* 18(3):98–104,1986.

Hunt EB: *Concept Learning.* New York: Wiley, 1962.

Hurley ME: *Classification of Nursing Diagnoses. Proceedings of the Sixth National Conference.* St. Louis: Mosby, 1986, 542.

Kobasa SC: Personality and resistance to illness. *Amer J Commun Psychol* 7:413–423, 1979a.

Kobasa SC: stressful life events, personality, and health: An inquiry into hardiness. *J Pers Social Psychol* 37:1–11, 1979b.

Kobasa SC, Hiker RRJ, Maddi SR: Who stays healthy under stress? *J Occupat Med* 21:595–598, 1979.

Lambert CE, Lambert VA: Hardiness: Its development and relevance to nursing. *Image* 19(2):92–95, 1987.

Long KA & Weinert C: Rural nursing: Developing the theory base. *Schol Inquiry Nurs Pract.* 3(2): 113–127,1989.

Nichols PK & Webster A: Hardiness and social support in human immunodeficiency virus. *Appl Nurs Res* 6(3):132–136, 1993.

Oldaker S: Nursing Diagnose among adolescents. In: Hurley ME (ed). *Classification of Nursing Diagnoses: Proceedings of the Sixth National Conference.* St. Louis: Mosby, 1986, 311–318.

Pines M: Psychological hardiness: The role of challenge in health. *Psychology Today.* 14(7):34–42, 98,1980.

Rogge MM: Development of a Taxonomy of Nursing Interventions: An Analysis of Nursing Care in the American Civil War. Unpublished doctoral dissertation. The Univ of Texas at Austin. April, 1985.

Ryan-Winger NNI: A taxonomy of childrens coping strategies. *Am J Orthopsychiatry* 62(2):256–263, 1992.

Schatzmann L, Strauss AL: *Field Research.* Englewood Cliffs, NJ: Prentice-Hall, 1973.

Spitzer DR: *Concept Formation and Learning in Early Childhood.* Columbus, OH: Charles E. Merrill, 1977.

Stevenson HW: Concept learning. In Stevenson HW (ed). *Childrens Learning.* New York: Appleton-Century-Crofts,1972,308–322.

Wagnild G. Young M: Another look at hardiness. *Image* 23(4):257–259,1991.

Wilson J: *Thinking with Concepts.* New York: Cambridge Univ Press, 1963.

Weiterführende Literatur

Davitz JR, Davitz LL: A Guide: *Evaluating Research Proposals in the Behavior Sciences.* 2nd ed. New York: Teachers College Press, 1977.

Kerlinger FN: *Foundations of Behavioral Research.* 2nd ed. New York: Holt, Rinehart & Winston, 1973.

Klausmeier H: *The nature of uses of concepts. In: Learning and Human Abilities: Educational Psychology.* 4th ed. New York: Harper & Row, 1975, 268–298.

Kleinmuntz B (ed): *Concepts and the Structure of Memory.* New York: John Wiley & Sons, 1967.

5 Begriffsübertragung

5.1 Definition und Beschreibung

Die Grundlage für die Begriffsübertragung ist eine Analogie zwischen zwei Gebieten. Aufgrund der Betrachtung eines neuen Interessengebietes als analog zu einem als „Quellgebiet" („parent" field) bestimmten, können Begriffe zur Beschreibung des neuen Gebietes übertragen werden. Indem dann die Begriffe aus dem Quellgebiet redefiniert (redefine) werden, um sie dem „Zielgebiet" (new field) anzupassen, entsteht zugleich eine neue Gruppe von Begriffen (set of concepts). Damit stützen sich die redefinierten Begriffe in ihrer Bedeutung letztlich nicht mehr auf das Quellgebiet.

Die Strategie der Begriffsübertragung ist dort anwendbar, wo eine bedeutsame Analogie hergestellt werden kann zwischen einem Gebiet, das begrifflich bestimmt ist und einem anderen, bei dem dies nicht der Fall ist. Genauer gesagt besteht die Begriffsübertragung darin, daß ein Begriff (B1) von einem Gebiet (G1) in ein anderes (G2) übertragen wird. Für die wirkliche Übertragung eines Begriffs ist es erforderlich, daß der Begriff (B1) als neuer Begriff (B2) redefiniert wird, so daß er dem Zielgebiet (G2) gemäß ist. Dieser Prozeß ist in Abbildung 5-1 dargestellt. Zwar führt B1 zu B2, aber G1 und G2 sind nicht identisch. Die Redefinition von B1 führt zu einem Begriff (B2), der zwar auf B1 beruht, aber nicht mit diesem identisch ist.

Auch wenn die Begriffsübertragung ein mechanisches Verfahren zu sein scheint, sind dennoch Kreativität und Phantasie zumindest an zwei Stellen gefragt. Zunächst einmal muß die Theoretikerin ein Quellgebiet (G1) auswählen, das eine Analogie zum Zielgebiet aufweist. Analoge Beziehung zwischen zwei Gebieten zu erkennen ist nicht immer einfach. Häufig wurden naturwissenschaftliche Begriffe auf Sozial- und Verhaltenswissenschaften ausgedehnt, da sie vielfältige Analogien enthalten. Begriffe wie z. B. der des „Systems" aus der Biologie oder der der „Energie" aus der Physik, sind sowohl in der Pflegetheorie als auch in den Sozial- und Verhaltenswissenschaften sehr verbreitet. Es gibt jedoch keine Regel dafür, wo man eine begrifflich angemessene Perspektive für eine Begriffsübertragung finden kann. Ein gewisser Scharfsinn (insight) des Theoretikers ist daher erforderlich.

Abb. 5-1
Der Prozeß der
Begriffsübertragung

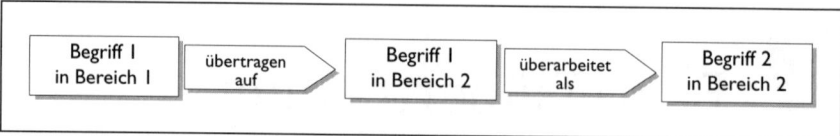

Abb. 5-2
Begriffsübertragung
von Helson's Begriffen zu
Roy's Begriffen

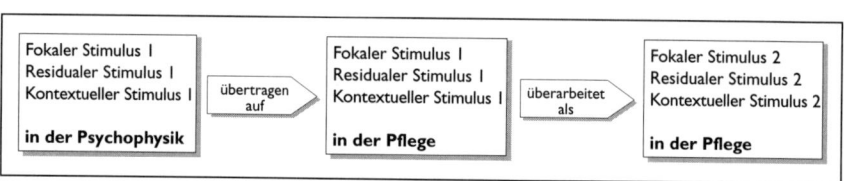

Zum zweiten sind Kreativität und Vorstellungskraft bei der Redefinition der Begriffe notwendig, nachdem sie auf das Zielgebiet übertragen worden sind. Eine Redefinition bedeutet mehr als nur einem Wort eine geringfügig modifizierte Definition zuzuweisen. Die Art von Redefinition, wie sie eine produktive Begriffsübertragung darstellt, verlangt, daß die Begriffe durch ihre Definitionen so mit dem Zielgebiet verknüpft sind, daß sie zu einer wirklich innovativen und bedeutsamen Sicht der Phänomene auf G2 führen. Die innovativste und bedeutsamste Verwendung der Begriffsübertragung liegt sicher dann vor, wenn eine neue Taxonomie oder Typologie der Phänomene nach G2 übertragen worden ist. Durch eine neue Taxonomie oder Typologie erhält man nicht nur ein neues Vokabular für die Klassifizierung der Phänomene auf G2, sondern, was viel wichtiger ist, man gewinnt ganz neue Sichtweisen von G2. In der Pflege wurde eine besonders interessante Typologie von Roy übertragen (Roy & Roberts, 1981, S. 55). Die Autorin übernahm Helsons Begriffe der fokalen, residualen und kontextuellen Stimuli aus der Psychophysik und redefinierte diese Begriffe innerhalb der Pflege, um zu einer Typologie der Faktoren des Adaptionsniveaus von Personen zu gelangen (Roy & Roberts, 1981, S. 53–55). Dieser Vorgang der Übertragung findet sich in Abbildung 5-2 dargestellt.

    Die Übertragung eines Begriffs ist nicht das gleiche wie die Anwendung eines Begriffs in unveränderter Form auf ein Phänomen, für das es bislang noch nicht gebraucht worden ist. Nehmen wir z. B. einmal an, der Begriff „Rollenwechsel" sei bisher noch nicht für den Übergang eines Patienten aus dem Krankenhaus in die ambulante Betreuung verwendet worden. Lassen Sie uns ferner unterstellen, daß dieser Begriff für diese Veränderung des Status des Patienten ohne eine Veränderung der Bedeutung des Begriffs vorgenommen wurde. Diese Anwendung des Begriffs mag zwar wissenschaftlich interessant sein, stellt aber keinen Fall wahrer Begriffsübertragung dar, weil der Begriff des Rollenwechsels nicht redefiniert wurde. Es war eher so, daß der Begriff Rollenwechsel lediglich auf ein neues Phänomen angewendet wurde, für das es aber (eigentlich) schon Relevanz und Bedeutung besaß. „Rollenwechsel" wurde nicht als Metapher oder als Analogie verwendet, seine Bedeutung blieb vielmehr unverändert. Wahre Begriffsübertragung verlangt mehr als die bloße Anwendung eines vorhandenen Begriffs auf ein weiteres Phänomen. Die Bedeutung des Begriffs muß vielmehr so entwickelt und verändert werden, daß er sich für das neue Phänomen eignet.

5.2 Zweck und Nutzen

Ziel der Begriffsübertragung ist es, Möglichkeiten zu schaffen bestimmte Phänomene neu zu betrachten und neu darüber nachzudenken. Sie verhilft zu einem neuen Vokabular bei der Beschäftigung mit einem Interessensgebiet, wobei sie sich auf analoge oder metaphorische Beziehungen zwischen zwei Phänomenen stützt: eines davon bekannt und definiert, das andere unbekannt und noch unbestimmt. Indem man sich auf ein „Quellgebiet" (G1) stützt, um über ein anderes (G2) zu reden und zu verstehen, kann der Vorgang der Begriffsbildung im Vergleich zu anderen Methoden beschleunigt werden, wie die der Begriffssynthese bei der Beobachtungen und Daten für die Begriffsbildung eine große Rolle spielen.

Die Begriffsübertragung ist vor allem in zwei besonderen Situationen nützlich: (1) wenn auf Gebieten bislang noch keine Begriffsbildung stattgefunden hat, (2) wenn auf Gebieten zwar seit geraumer Zeit Begriffe vorhanden sind, aber wenig zur theoretischen und praktischen Entwicklung des Gebietes beigetragen haben.

Pflegende sehen sich häufig mit Situationen konfrontiert, für die es noch kaum angepaßte Begriffe gibt; so z. B. für den Umgang mit Patienten im 9. Lebensjahrzehnt, die außer Enkeln und Urenkeln keine Verwandten mehr haben. Vorhandene Begriffe über Eltern-Erwachsene-Kind-Beziehungen sind nicht unmittelbar geeignet, um Familienverhältnisse in Gesellschaften mit hoher Mobilität zu verstehen, bei denen eine Generation fehlt. Begriffsübertragungen können hier von Nutzen sein, um neue Begriffe zu bilden, die nötig sind, um die Beziehungen dieser Art einer drei Generationen umfassenden Familie zu beschreiben.

Vorhandene Begriffe können sich auch einfach überleben und dadurch die Notwendigkeit schaffen bestimmten Phänomene auf einem Gebiet auf neue Weise zu klassifizieren. So sind z. B. die herkömmlichen Begriffe, die die Tätigkeit der Pflegenden in medizinische, chirurgische, orthopädische, pädiatrische und psychiatrische Gebiete unterteilten, heute weniger relevant als in der Vergangenheit. Diese Einteilung ist heute weniger brauchbar, da man immer mehr weiß, wie entwicklungsbedingte, psychologische und umweltabhängige Einflüsse entweder gesundheitsfördernd oder krankmachend auf den menschlichen Körper einwirken. Deshalb ist auch eine neue Perspektive erforderlich, um die Spezialgebiete in der Pflege zu klassifizieren. Eine Begriffsübertragung kann dabei helfen, ein sachdienlicheres Klassifizierungssystem zu entwickeln.

5.3 Verfahren der Begriffsübertragung

Zur Strategie der Begriffsübertragung gehören vier grundlegende Schritte. Während in der Praxis u. U. an mehreren Schritten gleichzeitig gearbeitet werden kann, stellen wir sie hier zum besseren Verständnis in logischer Abfolge dar. Dadurch wird es überdies den Anwendern dieser Strategie möglich, im Verlauf ihrer Arbeit zu entdecken, daß sie zu einer vorhergehenden Stufe zurückkehren müssen, um die Ergebnisse zu präzisieren oder zu bestätigen. Das gilt vor allem dann, wenn die Anwender von der Phase der ersten Orientierung, in der sie sich mit dem Interessensgebiet vertraut machen, zu der Phase der eigentlichen Arbeit übergehen. Wir heben diese Punkte besonders hervor, damit beim Leser kein falscher Eindruck entsteht. Die Begriffsübertragung ist zwar eine effiziente Strategie der Begriffsbildung, das bedeutet aber nicht notwendigerweise, daß auch bei ihrer Ausführung ein schnelles, mechanisches Vorgehen angemessen ist.

1. Der erste Schritt der Begriffsübertragung besteht darin, sich mit der vorhandenen Literatur zu seinem Thema gründlich vertraut zu machen. Das bedeutet, diese Literatur nicht einfach nur zu lesen, sondern auch die Ebene und den Nutzen der vorhandenen Begriffsbildung in dieser Literatur zu beurteilen. Wenn es in der vorhandenen Literatur zum eigenen Thema an relevanten Begriffen mangelt oder wenn es zwar Begriffe gibt, diese aber aufgehört haben, den Fortschritt des Wissens zum Thema zu befördern, dann dürfte die Begriffsübertragung eine geeignete Strategie der Theoriebildung sein.

2. Durchsuchen Sie andere Gebiete nach Möglichkeiten, den Sie interessierenden Gegenstand auf neue Weise zu betrachten. Lesen Sie ausgiebig sowohl auf verwandten als auch in davon unterschiedenen Gebieten. Da man im voraus nicht genau wissen kann, wo die fruchtbarsten Analogien zu finden sein werden, ist es ratsam, am Anfang ein weites Netz auszuwerfen. Die Erfahrung zeigt, daß es wichtig ist, dieses Stadium nicht im Eilschritt zu durchlaufen, da Analogien häufig in unerwarteten Augenblicken auftauchen oder an unvermuteten Stellen sichtbar werden. Da dieses Stadium ein gewisses Maß an Kreativität verlangt, ist es förderlich, entspannt und geduldig zu bleiben und nicht zu versuchen, sofort eine Lösung zu erzwingen.

3. Wählen Sie einen Basisbegriff (parent concept) oder eine Gruppe von Begriffen aus einem anderen Gebiet, auf die das Verfahren der Übertragung angewendet werden soll. Die Begriffe des Quellgebiets (parent field) sollten eine neuartige und aufschlußreiche Sicht ihres Untersuchungsgegenstandes ermöglichen. Als z. B. eine von uns irritiert war über unerwartete Befunde von widersprüchlichem Verhalten bei Müttern, erwies sich die aus dem Gebiet des Baus von Unterseebooten

stammende Vorstellung „gegeneinander abgeschotteter Einheiten" als brauchbare Analogie, um das Verhalten der Mütter zu verstehen.

4. Redefinieren (redefine) Sie den Begriff oder die Gruppe von Begriffen aus dem Quellgebiet in Termini ihres Untersuchungsgegenstandes. In dem eben erwähnten Beispiel wurde das widersprüchliche Verhalten der Mütter als „U-Boot-Syndrom" begriffen, das als ein Verhalten in voneinander abgeschlossenen Funktionsbereichen definiert wurde, in denen die Mütter jeweils so befangen waren, daß sie ihre übrigen mütterlichen Funktionsbereiche nicht berücksichtigen, was analog ist zu den Bemühungen, ein U-Boot durch seine Konstruktion vor dem Sinken zu bewahren. Wenn eine Gruppe von Begriffen mit Bezug auf den Untersuchungsgegenstandes redefiniert wird, erhält man eine vorläufige Taxonomie der grundlegenden Elemente, die den Untersuchungsgegenstand konstituieren. Haben Sie eine Gruppe von vorläufigen Definitionen erarbeitet, sollten Sie diese mit Kolleginnen durchgehen, die mit ihrem Thema vertraut sind. Jede konstruktive Kritik, selbst wenn sie im Moment schmerzt, kann für die weitere Vervollständigung ihrer anfänglichen Arbeit sehr hilfreich dabei sein. Versuchen Sie an diesem Punkt über ihren eigenen Schatten zu springen.

Das Verfahren der Begriffsübertragung soll veranschaulicht werden durch ein Beispiel aus der Entwicklungspsychologie. Dieses Beispiel verfolgt die Entwicklung der Arbeiten von Sameroff über die Ebenen des Denkens von Eltern über die Eltern-Kind-Beziehung (Sameroff, 1980, S. 348–352).

Als Experte für die Entwicklungspsychologie des Kindes begann Sameroff seine Untersuchung, indem er sich mit der Literatur über die Entwicklung des Menschen und über familiäre Beziehungen vertraut machte. Er suchte nach einer neuen Methode, um das Denken von Eltern zu verstehen, so daß es möglich wird, das unterschiedliche Verhalten der Eltern bei der Erziehung ihrer Kinder zu erklären. Sameroff prüfte vorhandene Begriffe, die für das Verständnis des Denkens von Eltern relevant schienen: elterliche Einstellungen und Erwartungen und soziale Normen. Diese Begriffe erwiesen sich nur sehr begrenzt brauchbar für das Verstehen elterlichen Denkens; kurz: eine neue Perspektive war erforderlich. Sameroff war interessiert an „dem Abstraktionsniveau, auf dem Eltern sich bewegten, um (die kindliche) Entwicklung zu verstehen" (S. 349). Sich auf Piaget berufend identifizierte er eine Analogie zwischen der kognitiven Entwicklung des Kindes und dem Denken der Eltern:

Untersuchungen über die kognitive Entwicklung des Kindes haben gezeigt, daß das Kleinkind (infant) eine Reihe von Stadien durchlaufen muß, bevor es die Stufe des logischen Denkens erreicht, das für den Erwachsenen charakteristisch ist. In ähnlicher Weise können Eltern verschiedene Ebenen des Denkens über die Beziehung zu ihrem Kind durchlaufen (S. 349).

Unter Rückgriff auf die vier Stufen der kognitiven Entwicklung von Piaget (sensomotorisch, prä-operational, konkret-operational und formal-operational) schlug Sameroff analog dazu vier Ebenen des elterlichen Denkens vor. Kurz gefaßt ist auf der sensomotorischen Stufe die Erkenntnis des Kindes an Sinneswahrnehmungen und Aktivitäten gebunden. Nach dem Übergang in die zweite prä-operationale Stufe benutzt das Kind zusätzlich zu seinen Handlungen Bilder und Symbole als Ausgangspunkte seines Denkens, aber die Dinge werden nur eindimensional klassifiziert, z. B. nach der Größe. Wird die konkret-operationale Stufe erreicht, dann denkt das Kind auch in logischen Begriffen oder entsprechend logischen Regeln wie z. B. in Begriffen der Äquivalenz oder der Reihung, indem es z. B. Dinge ihrer Größe nach ordnet. In der letzten Stufe sind schließlich die Denkoperationen des Kindes formalisiert, d. h. sie sind nicht mehr auf Vorgänge in der Wirklichkeit angewiesen. Es tauchen vielmehr Hypothesen oder abstrakte Möglichkeiten auf und werden bewertet (Messen u. a., 1980; Biehler, 1971).

Analog dazu schlug Sameroff vier Ebenen elterlichen Denkens vor: symbiotische, kategorisierende, kompensatorische und perspektivische Ebene (Abb. 5-3). Eltern, die auf ihr Kind auf der symbiotischen Ebene reagieren, handeln aus dem „hier und jetzt" heraus. Sie trennen nicht zwischen ihrem Handeln und den Reaktionen des Kindes oder Kleinkindes. Auf der kategorisierenden Stufe sehen die Eltern sich als unterschieden von ihrem Kind. Das Verhalten des Kindes bestimmt sich aus seinen Eigentümlichkeiten oder Charakterzügen: das Kind ist eben trotzig. Eltern die sich auf der kompensatorischen Ebene bewegen, betrachten dagegen das Verhalten ihres Kindes als altersbedingt, das Kind ist z. B. trotzig, weil er oder sie noch ein Kleinkind ist. Auf der perspektivischen Ebene schließlich verstehen Eltern das Verhalten ihres Kindes „als bedingt durch individuelle Erfahrungen in einem spezifischen Umfeld. Wären diese Erfahrungen anders, dann wären auch die Eigenschaften des Kindes andere" (Sameroff, 1980, S. 352). Interessant ist, daß die Mehrheit der Eltern, die Sameroff untersucht hat, sich auf der kategorisierenden Ebene bewegte.

Abb. 5-3
Begriffsübertragung von Piagets Begriffen durch Sameroff

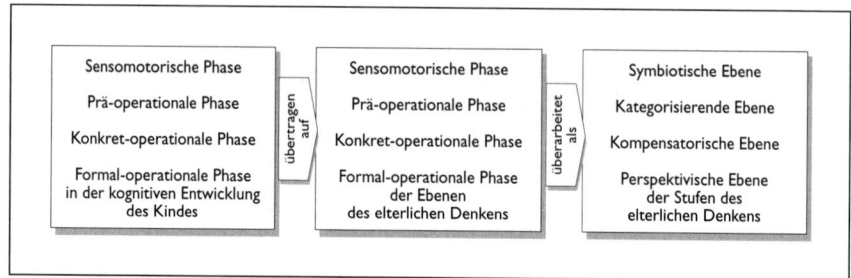

Im Rückblick auf Vorgehen Sameroffs', kann man sehen, daß seine Sachkenntnis auf dem Gebiet der kindlichen Entwicklung es ihm erlaubten, die ersten beiden Phasen der Begriffsübertragung relativ schnell abzuschließen. Er kannte die Literatur und war in der Lage, den Nutzen der vorliegenden Begriffe auf diesem Gebiet zu beurteilen. Diese Sachkenntnis machte es ihm auch leicht zu alternativen Perspektiven zu gelangen, die erforderlich waren, um Begriffe von den Ebenen elterlichen Denkens zu übertragen und sie brachte ihn außerdem dazu, Piagets Werk als das erfolgversprechendste auszuwählen. Danach arbeitete er die Ebenen elterlichen Denkens in Analogie zu Piagets Stufen aus. Im letzten Schritt der Begriffsübertragung übernahm Sameroff Piagets Begriffe und redefinierte sie auf eine Weise, die dem elterlichen Denken angemessen war. Er nahm sich außerdem die Freiheit, die vier Phasen von Piaget umzubenennen oder neue Bezeichnungen für sie zu schaffen, so daß die Ausdrücke innerhalb ihres neuen Bezugsrahmens besser auf Phänomen des elterlichen Denkens zutreffen.

In einem anderen Beispiel für eine Begriffsübertragung, die von Krankenschwestern durchgeführt wurde, übertrugen Braun, Wykle und Cowling (1988) den Begriff „Entwicklungsstörungen bei älteren Menschen" („failure to thrive in older persons"). Das Phänomen des Gewichtsverlusts bei älteren Heimbewohnern führte sie zu der Annahme, daß „Entwicklungsstörungen bei älteren Menschen möglicherweise das (bereits anerkannte) pädiatrische Phänomen" der Entwicklungsstörungen widerspiegelt", (S. 809). Für die weitere Entwicklung des Begriffs „Entwicklungsstörungen bei älteren Menschen", wurde eine sorgfältige Literaturrecherche durchgeführt, um Ähnlichkeiten und Unterschiede zwischen pädiatrischen und geriatrischen Symptomen und deren Ursachen herauszufinden. Die Autorinnen kamen zu dem Ergebnis, daß der aus der Pädiatrie stammende Begriff „Entwicklungsstörungen" ein „globaler Begriff sei, das vielfältige ... Ursachen haben kann", zu dem neben Gewichtsverlust entwicklungsbezogene sowie depressive Symptome gehören (S. 811). In bezug auf ältere Menschen könnte dieser Begriff „als ein umfassender Symptomkomplex betrachtet werden, der vielleicht aus unterschiedlichen physiologischen oder psychologischen Faktoren oder einer Kombination beider herrührt" und sich in Gewichtsverlust, einem physischen und kognitiven Abbauprozeß oder depressiven Symptomen wie Hoffnungslosigkeit manifestiert (S. 812).

Bei der Übertragung von Braun et al. wurde eine Ähnlichkeit zwischen bestimmten Erscheinungsformen des Gewichtsverlusts auf allen Entwicklungsstufen beobachtet. Obwohl die Phänomene nicht identisch sind, wurde die Literatur des Quellgebiets (Pädiatrie) verwendet, um den Begriff „Verlust an Entwicklungsfähigkeit bei älteren Menschen" zu entwickeln. Die beiden Begriffe sind jedoch insofern verschieden, als pädiatrische „Entwicklungsstörungen" mit einer Retardierung von Wachstum und Entwicklung verbunden sind, während bei älteren Menschen der Begriff einen Rückgang des Gewichts und der Funktionsfähigkeit zum Ausdruck bringt.

Bei der Anwendung der Begriffsübertragung in der Pflege sollte man einige Dinge in Erinnerung behalten. Erstens, da sich die Interessengebiete der Pflegenden mit denen anderer Professionen des Gesundheitswesens überschneiden, braucht die Literaturrecherche als erster Schritt der Begriffsübertragung nicht auf die pflegespezifische Literatur beschränkt zu werden. Um einen Eindruck davon zu bekommen, welche Begriffe es zu dem Untersuchungsgegenstand noch geben mag, können Veröffentlichungen aus den Gebieten Medizin, Pädagogik, Entwicklungspsychologie und Sozialarbeit, um nur einige zu nennen, wichtig sein. Erscheinen einem Begriffe aus diesen verwandten Gebieten angemessen, braucht man nicht weiter zu suchen. Führt umgekehrt eine ausgiebige Recherche zu dem Ergebnis, daß die benachbarten Wissensgebieten sich nicht mit dem Thema beschäftigt haben, oder daß deren Begriffe auf irgendeine Weise beschränkt sind, können diese Gebiete auch von der Begriffsübertragung in der Pflege profitieren.

Zweitens gibt es, wie bereits erwähnt, keine Regeln dafür, wo man sich auf der Suche nach fruchtbaren Analogien oder Metaphern zu Problemen der Pflege umsehen sollte. Die Naturwissenschaften (Physik, Zoologie, Chemie) und die Verhaltenswissenschaften können ebenso in Betracht kommen wie die Gebiete angewandter Wissenschaften, z. B. die Jurisprudenz, die Pädagogik oder die Ingenieurwissenschaften. Auch Diskussionen mit Kolleginnen aus der Pflege wie mit Experten aus anderen Gebieten können hilfreich sein, wenn es darum geht, geeignete Quellgebiete für eine mögliche Begriffsübertragung in der Pflege zu entdecken.

Drittens sollten Theoretikerinnen bei der Auswahl einer Gruppe erfolgversprechender Begriffe für die Übertragung auf das Gebiet der Pflege nicht ungeduldig werden. Häufig bedarf es einiger Zeit der Anpassung, quasi einer Inkubationszeit, um die Übereinstimmungen zwischen zwei Interessensgebieten zu erkennen. Diese Art der Erkenntnis trifft einen normalerweise wie ein Blitz, dem vielleicht eine frustrierende Zeit ohne Fortschritte vorausgegangenen ist.

Schließlich kann auch der letzte Schritt der Begriffsübertragung, die Redefinierung der Begriffe in Termini die den Phänomenen des (eigenen) Interessensgebietes gerecht werden, mühselig sein. Möglicherweise müssen die Definitionen mehrmals überarbeitet werden, bevor am Schluß ein zufriedenstellendes Ergebnis herausgekommen ist. Dabei kann es sich als zweckmäßig erweisen, die Arbeit immer wieder für eine kurze Zeit beiseite zu legen, um die gewünschte neue und produktive Perspektive zu erreichen. Eine voreilige kritische Beurteilung der eigenen Arbeit kann auch die Kreativität beeinträchtigen. Die Theoretikerin sollte daher ebenso geduldig wie beharrlich bleiben.

5.4   Leistungen und Grenzen

Der größte Vorteil der Begriffsübertragung als Strategie liegt darin, daß die Theoretikerin nicht bei Null beginnen muß. Die Verwendung von Begriffen aus anderen Gebieten beschleunigt den kreativen Prozeß insgesamt. Tatsächlich hat Maccia (1963) sogar angedeutet, daß die Betrachtungsweise, deren sich die Begriffsübertragung bedient, den Quellen der Theoriebildung allgemein zugrunde liegt.

Es gibt allerdings zwei Einschränkungen der Begriffsübertragung als Strategie der Theoriebildung. Obwohl die übertragenen Begriffe zu brauchbaren Bezeichnungen führen können, sind doch Begriffe allein in der Wissenschaft von begrenztem Nutzen. Begriffe an sich können Phänomene weder erklären noch vorhersagen oder kontrollieren. Nur relationale Thesen (relational statements) und Theorien sind dazu in der Lage. Die Bildung von Begriffen kann jedoch die erste Stufe bei der Bildung von Thesen und Theorien sein. Begriffe können zwar die Dimensionen eines Phänomens benennen, aber es ist mehr vonnöten, um die weiteren Ziele der Wissenschaft und der Praxis zu erreichen.

Zweitens, obwohl ein Begriff (B1) des Quellgebiets (G1) von großem Nutzen in diesem Gebiet ist, muß ein davon übertragener Begriff (B2) nicht automatisch von gleichem Nutzen sein. Unglücklicherweise garantiert eine gute Herkunft noch kei-

nen Erfolg. Der wissenschaftliche Nutzen eines übertragenen Begriffs ist daher solange ungewiß, solange es nicht in Forschung und Praxis getestet worden ist. Die
Ungewißheit über den wissenschaftlichen Nutzen neuer Ideen ist nicht beschränkt
auf die Strategie der Begriffsübertragung. Ein gewisses Risiko gehört zu jeder Einführung einer neuen Idee. Bevor eine Idee nicht geprüft ist, bleibt ihr Wert stets ungewiß.

5.5 Verwendung der Ergebnisse der Begriffsübertragung

Die mit Hilfe der Strategie der Übertragung gebildeten Begriffe können zumindest in
zweierlei Hinsicht in der Forschung und bei der Theoriebildung verwendet werden:
(1) Übertragene Begriffe können als Arbeitsbegriffe (working concepts) in der pflegerischen Praxis (clinical work), etwa bei der Entwicklung von Pflegediagnosen Verwendung finden, (2) können als vorläufige Klassifikationsschemata für Pflegephä-
nomene dienen, zum Nutzen für weitere Forschungen und für die Theoriebildung.
In beiden Fällen ist es wichtig, die empirische Validität der übertragenen Begriffe auf
dem neuen Untersuchungsgebiet zu prüfen. Für die Überprüfung der Validität der
übertragenen diagnostischen Begriffe sei der Leser auf die methodologische Literatur zu den Pflegediagnosen verwiesen (z. B. Gordon & Sweeney, 1979). Bei der Verwendung der übertragenen Begriffe für die weitere Forschung und Theoriebildung,
sollten die Begriffe daraufhin beurteilt werden, ob ihre Verwendung bei der Beschreibung von Phänomenen den Erkenntnisgewinn auf einem Untersuchungsgebiet fördert und die Ergebnisse relevanter Forschungen aufeinander beziehen kann.
Wenn übertragene Begriffe neue Phänomene beschreiben, die einer systematischen
Einschätzung bedürfen, können sie als Grundlage der Entwicklung eines Forschungsinstrumentariums (tool development) verwendet werden (vgl. dazu die
Ausführungen von Waltz u. a., 1991, über die Operationalisierung von Pflegebe-
griffen).

In der Ausbildung kann die Begriffsübertragung als Hilfsmittel im Unterricht
eingesetzt werden. Wenn neue Begriffe eingeführt werden, über die die Studenten
kein Hintergrundwissen besitzen, können Analogien die Einführung der Begriffe erleichtern. Diese Verwendung der Begriffsübertragung erfordert allerdings, daß es
sinnvolle Analogien gibt, die den Studenten bereits bekannt sind.

5.6 Zusammenfassung

In diesem Kapitel wurde die Strategie der Begriffsübertragung vorgestellt. Diese Strategie verwendet Analogien oder Metaphern, um Begriffe aus einem Untersuchungsgebiet auf ein anderes zu übertragen. Es gibt keine festen Regeln für die Wahl des
Gebietes, aus dem die Begriffe übertragen werden können. Begriffsübertragung als

Strategie der Theorieentwicklung eignet sich gut für Interessensgebiete, in denen bisher noch keine Begriffe gebildet worden oder wo die vorhandenen Begriffe überholt sind. Die Arbeitsschritte der Begriffsübertragung beinhalten, sich mit der vorhandenen Literatur zum Untersuchungsgegenstand vertraut zu machen und sie kritisch zu beurteilen, andere Gebiete nach begrifflichen Perspektiven zu durchsuchen, eine Gruppe erfolgversprechender Begriffe für die Übertragung neuer Begriffe auszuwählen und schließlich ausgehend von dem Quellgebiet auf dem Weg der Analogie neue Begriffe hervorzubringen.

Die Begriffsübertragung kann den Vorgang der Begriffsbildung beschleunigen. Die Strategie ist indes begrenzt durch die Ebene der Theoriebildung und durch die Ungewißheit über den endgültigen Nutzen der übertragenen Begriffe.

5.7   Übungen

Mit dieser Übung können Sie die Schritte im Prozeß der Begriffsübertragung praktisch nachvollziehen. Da es nicht möglich ist, jeden Schritt vollständig auszuführen, werden wir die Resultate bestimmter Schritte vorgeben, um die Übung zu erleichtern.

Lassen Sie uns zunächst annehmen, daß Sie an dem Thema Pflegende-Patienten-Kommunikation in der Bezugspflege (primary care settings) interessiert sind. Lassen Sie uns weiter annehmen, daß Sie nach einer ausgiebigen Literaturrecherche über die Pflegende-Patienten-Kommunikation zu dem Ergebnis gekommen sind, daß es an Begriffen fehlt, die speziell die Bezugspflege betreffen. Nachdem Sie sich in den Verhaltenswissenschaften umgesehen und auch dort kaum etwas Erfolgversprechendes gefunden haben, kommen Sie bei einem gesellschaftlichen Ereignis zufällig mit einem Geographen ins Gespräch. Er erläutert Ihnen die Begriffe, die dem Entwurf und der Verwendung von Landkarten zugrunde liegen. Im Verlauf des Gesprächs wird Ihnen eine auffällige Analogie zwischen den Begriffen für die Landkarten und der Vorstellung von einer Pflegende-Patienten-Kommunikation in der Bezugspflege deutlich. Sie sehen den Patienten als „Reisenden" und die Pflegenden als Quelle von „Reiseinformationen", um zu einem „Ziel" zu gelangen.

Um diese Übung durchzuführen nehmen Sie eine Karte Ihres Landes zur Hand. Listen Sie die Arten von Informationen auf, die die Karte einem Reisenden bietet. Notieren Sie, wie Sie eine Karte einsetzen, um in ihrem Land von einer Stadt zu einer anderen zu kommen. Listen Sie auch die verschiedenen Gründe für eine Reise auf und welchen Einfluß diese auf die Benutzung der Karte haben können. Gehen Sie diese Listen gründlich durch. Wählen Sie dann die Schlüsselbegriffe (key ideas) aus, die am besten die Art und Weise beschreiben, nach der eine Reisende jeweils eine Karte nutzt, um ein Ziel zu erreichen. Dann denken Sie an einen Patienten und die Pflegenden in der Situation der Bezugspflege. Übertragen Sie Schlüsselbegriffe, die die Art und Weise bestimmen, nach denen ein Reisender eine Karte benutzt, auf die Situation der Bezugspflege. Verwenden Sie diese Schlüsselbegriffe, um über die Pflegende-Patient-Kommunikation nachzudenken. Wenn Sie ein Gespür für diese

Tab. 5-1 Zwei Beispiele für Begriffsübertragungen

Quellgebiet: Informationsfunktionen von Landkarten für Reisende	Neues Untersuchungsgebiet: Informationsfunktionen von Pflegenden in der Bezugspflege
Beispiel 1. Basisbegriffe	**Beispiel 2. Übertragene Begriffe**
1. Richtung 2. Sehenswürdigkeiten 3. Alternative Routen 4. Geschätzte Entfernung 5. Geographische Orientierungspunkte 6. Ziel	1. Orientierung 2. Verfügbare Einrichtungen 3. Alternativen in Diagnose und Behandlung 4. Dauer der Pflege 5. Kriterien für den Pflegefortschritt 6. Pflegeziel
Beispiel 2. Basisbegriffe und bestimmende Merkmale	**Beispiel 2. Übertragene Begriffe und bestimmende Merkmale**
1. Geschäftsreise – zu einem speziellen Zweck 1.2 Effiziente Reisegeschwindigkeit 1.3 Direkte Route oder Autobahn 1.4 Spezifische Informationen an Kreuzungen 1.5 Verläßliche Unterkunftsmöglichkeit 1.6 Zeitplan unter Berücksichtigung bestimmter Geschäftsziele 2. Vergnügungsreise – Reisen zur Erholung und als Bereicherung 2.1 Gemächliche Reisegeschwindigkeit 2.2 Landschaftliche schöne Strecken 2.3 Alternative Zugänge zu möglichen Nebenstrecken 2.4 Angenehme Unterkünfte 2.5 Zeitplanung nach Wunsch der Teilnehmer	1. Gezielte Pflege – Pflege bei einem bestimmten Problem 1.2 Schnelle Zuwendung zum aktuellen Problem 1.3 Konzentration der Aufmerksamkeit auf das aktuelle Problem 1.4 Informationen über Ort und Art der Therapie 1.5 Verläßliches Pflegepersonal und zuverlässige Einrichtungen 1.6 Zeitplanung der Pflege abhängig vom aktuellen Problem 2. Belebende Pflege – Pflege zur Förderung der Gesundheit 2.1 Sorgsame Berücksichtigung von Patientenwünschen und Fragen 2.2 Aufmerksamkeit für den Gesamtgesundheitszustand 2.3 Informationen über alternative Möglichkeiten der Gesundheitsförderung 2.4 Kompetente und humane Pflege 2.5 Zeitplanung ausgerichtet nach den Bedürfnissen und Wünschen im Sinne der Gesundheitsförderung

Schlüsselbegriffe in der Bezugspflege bekommen, skizzieren Sie rasch kurze Definitionen, die die Begriffe in Termini der Pflegende-Patient-Kommunikation beschreiben. Kümmern Sie sich zu diesem Zeitpunkt noch nicht darum, ob ihre Definitionen und Begriffe Sinn machen. Legen Sie nun Ihre Arbeit für eine Weile beiseite. Betrachten Sie ihre Schlüsselbegriffe (key concepts) und Definitionen erneut. Klären Sie alle verschwommenen (fuzzy) Formulierungen und Ideen. Erproben Sie dann ihre Vorstellungen bei Kolleginnen, von denen Sie eine konstruktive Kritik erwarten können. Klären und vervollständigen Sie gemäß deren Reaktionen Ihre Begriffe und Definitionen.

Es gibt nicht „eine richtige" Gruppe von Begriffen oder Definitionen, die man übertragen haben muß. Wenn ein Kollege gleichzeitig dieselbe Übung ausgeführt hätte, würden sich die Begriffe und Definitionen wahrscheinlich etwas von Ihren unterscheiden. Zu Vergleichszwecken geben wir in Tabelle 5-1 zwei Beispiele für Begriffe, die wir im Rahmen dieser Übung übertragen haben. Für das zweite Beispiel haben wir auch die maßgebenden Merkmale der übertragenen Begriffe mit angegeben. Wahrscheinlich werden Sie die von Ihnen übertragenen Begriffe und Definitionen interessanter finden als die von uns vorgestellten!

Literatur

Biehler RF: *Psychology Applied to Teaching.* Boston: Houghton Mifflin,1971.

Braun JV, Wykle MH, Cowling WR: Failure to thrive in older persons. *Gerontologist* 28:809–812, 1988.

Gordon M, Sweeney MA: Methodological problems and issues in identifying and standardizing nursing diagnoses. *Adv Nurs Sci* 2(1): 1–15,1979.

Maccia ES: Ways of inquiring. In Maccia ES, Maccia GS, Jewett RS (eds). *Construction of Education Theory Models.* Washington, DC: Office of Education, US Department of Health, Education, and Welfare, Cooperative Research Project No.1632,1963,1–13.

Mussen PH, Conger JJ, Kagan J: *Essentials of Child Development and Personality.* Philadelphia Harper & Row, 1980.

Roy C, Roberts SL: *Theory Construction in Nursing. An Adaptation Model.* Englewood Cliffs, NJ.: Prentice-Hall, 1981.

Sameroff AJ: Issues in early reproductive and caretaking risk: Review and current status. In: Sawin DB, Hawkins RCB, Walker LO, Penticuff JH (eds). *Exceptional Infant.* Vol. 4. *Psychosocial Risks in Infant-Environment Transactions.* New York: Brunner/Mazel, 1980,343–359.

Waltz CF, Strickland OL, Lenz ER: *Measurement in Nursing Research.* 2nd ed. Philadelphia: Davis, 1991.

Teil III
Thesenbildung

Inwiefern ist die Bildung von Thesen ein wichtiges Ziel der Theoriebildung? Gegenwärtig wird die tragende Säule (working backbone) der Wissenschaft zu einem großen Teil von Gesetzen und empirischen Generalisierungen gebildet, die beide die Form wissenschaftlicher Thesen haben. Tatsächlich können auch in einer praktischen Disziplin viele praktische Interventionen auf relationalen Thesen basieren. So vertrat 1982 Barnard folgende These: „Im Falle einer internen Systeminstabilität kann die Umgebung Regulatoren enthalten, die dem menschlichen System helfen, körperliche Prozesse zu reintegrieren" (S. 7). Obwohl diese These (die Barnard selbst eine Theorie nennt) sehr abstrakt formuliert ist, führt sie doch zu Pflegeinterventionen in Form einer Strukturierung der Umwelt, um einer Person dabei zu helfen, ihre oder seine innere Struktur (wieder)herzustellen, wenn diese zuvor nur schwach oder gar nicht vorhanden war. Dies zeigt, daß die Thesenbildung eine sehr wichtige und nützliche Stufe der Theoriebildung für die Praxis sein kann. Sie wird besonders dann relevant, wenn die Theoretikerin über die Phase der Begriffsbildung hinausgehen möchte, aber die umfassenden Perspektiven einer Theorie nicht benötigt.

Um zu entscheiden, welche Strategie der Thesenbildung am besten für die Zwecke eines Theoretikers geeignet ist, ist es wesentlich, den aktuellen Stand des vorhandenen Wissens über den zu untersuchenden Gegenstand einzuschätzen. Um zu der Entscheidung zu kommen, sollte zunächst eindeutig bestimmt werden, was der Gegenstand der Untersuchung ist. Dann sollten zentrale Aufsätze oder Nachschlagewerke gelesen werden, die auf dem neusten Stand sind und sich mit den Grundgedanken des Untersuchungsgegenstands befassen. Ist ein Untersuchungsgegenstand neu, ist es wahrscheinlich, daß die Zahl der verfügbaren Quellen nicht sehr umfangreich ist. Wenn Sie das vorhandene Material gelesen haben, bilden Sie sich ein Urteil über den Stand der Diskussion. Gibt es zahlreiche Veröffentlichungen, die aber nicht auf (empirischen) Forschungen beruhen, wäre für den Anfang die Strategie der Thesenanalyse (Kap. 6) sinnvoll. Enthält hingegen die Literatur in erster Linie Forschungsergebnisse, die integriert werden müssen, dann wären die literaturbezogenen Methoden der Thesensynthese angemessen (Kap. 7). Zeigt jedoch die vorhandene Literatur, daß der Untersuchungsgegenstand noch unentwickelt ist oder daß die vorhandene Literatur einfach überholt ist und einen Neuanfang erfordert, dann wären Thesensynthese (Kap. 7) und Thesenübertragung (Kap. 8) geeignet. In letzterem Fall könnte die von Thesensynthese vorgenommen werden, wenn die Theoretikerin die Neigung und die Möglichkeiten hat, Daten zu erheben und zu analysieren, seien es nun qualitative oder quantitative; trifft das nicht zu, kann eine Thesenübertragung durchgeführt werden. Wenn sich in der Situation des Untersuchungsgebietes mehrere Strategien anbieten, ist es ratsam nur eine zu wählen und sie so lange anzuwenden, wie es nützlich erscheint, anstatt zwei oder drei Strategien gleichzeitig zu verwenden.

Literatur

Barnard KE: The research cycle: Nursing, the profession, the discipline. Proceedings of the 1982 Conference of the Western Society for Research in Nursing. *Western Journal of Nursing Research* 4(3):1–12,1982.

6 Thesenanalyse

6.1 Definition und Beschreibung

Die Thesenanalyse ist ein Verfahren zur Untersuchung relationaler Thesen (relational statements), um herauszufinden, in welcher Form sie dargestellt werden und welche Beziehungen die Begriffe innerhalb dieser Thesen zueinander haben. Wie bei jeder Analyse, so wird auch bei der Thesenanalyse jedes Teil geprüft, seine Beziehung zu jedem andern Teil und zum Ganzen. So konzentriert sich auch die Thesenanalyse auf jeden einzelnen Begriff innerhalb der These, auf die Beziehung eines jeden Begriffs zu allen anderen Begriffen und auf die Rolle, die die These insgesamt spielt.

Wie wir im 2. Kapitel festgestellt haben, werden in der Theorie zwei Arten von nicht-relationalen Thesen verwendet. Die eine davon hat Reynolds (1971) eine *existenzbehauptende* These (*existence* statement) genannt. Diese Art These identifiziert einen Begriff oder einen Gegenstand und behauptet seine Existenz. Wir können z. B. sagen: „Das Phänomen der subjektiven Gefühle einer Person wird als Affekt bezeichnet". Damit wird das mit dem Ausdruck „Affekt" Bezeichnete durch eine kurze, zusammenfassende These bestimmt und seine Existenz behauptet. Existenzbehauptende Thesen liefern in Theorien Hintergründe und Erläuterungen, die der Postulierung von Beziehungen vorhergehen.

Der zweite Typus nicht-relationaler Thesen in Theorien wird *Definition* genannt. Eine Definition enthält die Charakteristika eines Begriffs. Dabei kann es sich um eine theoretische Definition handeln – eine die abstrakt und von Nutzen für die Theorie ist, der aber die empirischen Referenten (empircal referents) fehlen –, oder um eine operationale Definition, bei der die Methode der Überprüfung eindeutig angegeben wird. Lassen wir für einen Moment Stäbchen und Zapfen (der Netzhaut des Auges) beiseite, und gehen davon aus, daß dem Begriff der „Farbenblindheit" eine theoretische Definition entspricht, zu der die Unfähigkeit gehört, beim Sehen zwischen den Farben genau zu unterscheiden. Die operationale Definition der „Farbenblindheit" hingegen wird Kriterien enthalten, etwa welche Farben getestet werden sollten, wie oft ein Test durchgeführt werden muß und wieviele falschen Antworten vorliegen müssen, bevor man von „Farbenblindheit" sprechen kann. Definitionen sind in der Theorie nützlich, weil sie die Grundlage für eine gelingende Kommunikation zwischen Theoretiker und Leser/Anwender bilden.

In der Theoriebildung wird bei Thesen normalerweise an relationale Thesen gedacht. Jede These beschreibt einen Typus von Beziehungen zwischen den in ihr enthaltenen Begriffen. Relationale Thesen sind etwas komplexer als Existenzbehauptende Thesen oder Definitionen. Grundsätzlich nehmen sie verschiedene Formen an, die im folgenden Analyseteil jeweils für sich diskutiert werden. An dieser Stelle genügt es festzustellen, daß sie assoziativ, kausal, deterministisch, probabilistisch oder theoretisch sein können (Reynolds, 1971). Relationale Thesen bilden das Gerüst einer Theorie. Sie sind Bindeglieder, durch die alles zusammenzuhängen scheint. Einzeln bilden sie den Ausgangspunkt für Forschungen oder zumindest für weitere Überlegungen über das in Frage stehende Phänomen. Erscheinen sie in einer Gruppierung ohne wechselseitige Beziehung zueinander, sind sie ein Anstoß durch Denken und Forschen ihre Verknüpfungen miteinander zu finden. Erscheinen sie dagegen als Gruppen und stehen sie in wechselseitiger Beziehung zueinander, spricht man von einer Theorie.

6.2   Zweck und Nutzen

Die Thesenanalyse ist eine Methode, Thesen systematisch zu überprüfen, um herauszufinden, ob diese nützlich, informativ und logisch korrekt sind. Dabei handelt es sich bei ihr um ein rigoroses Verfahren.

Zweck der Thesenanalyse ist (1) Thesen der Form nach zu klassifizieren, und (2) die Beziehungen zwischen Begriffen zu untersuchen. Die Thesenanalyse ist dann vor allem angezeigt, wenn es eine oder mehrere Thesen zu einem Phänomen gibt, die aber noch nicht in ein theoretisches System eingefügt worden sind. Diese Strategie ist insofern nützlich, als sie dem Theoretiker Informationen über Struktur und Funktion der zu untersuchenden Thesen verschafft. Darüber hinaus ist sie deshalb von besonderem Nutzen, weil durch die Analyse jede Unzulänglichkeit der These offenkundig wird, so daß sie korrigiert bzw. modifiziert werden kann.

Die Thesenanalyse bietet eine Methode, theoretische Konstruktionen, die bereits veröffentlicht sind oder in Form von Forschungsergebnissen vorliegen, zu untersuchen und in eine bestimmte Form zu bringen. Sie ist ebenso nützlich wenn die Theoretikerin eine „neue" Theorie entwickelt hat, um die aufgestellten relationalen Thesen sorgfältig zu analysieren, bevor man sie der Kritik und einer genauen Überprüfung unterwirft, die eine „neue" Theorie unweigerlich bei der 'scientific community' auslöst. [Die „Übersetzung" von 'scholary community' mit 'scientific community' ist angemessener als mögliche „Eindeutschungen", da diese durch die spezifisch deutsche Gegenüberstellung von Gemeinschaft und Gesellschaft „belastet" sind. Anmerkung des Bearbeiters]

6.3   Schritte der Thesenanalyse

Die Thesenanalyse umfaßt sieben Schritte: (1) die Auswahl der zu analysierenden These(n), (2) eine (mögliche) Vereinfachung der These, (3) die Klassifizierung der These, (4) die Untersuchung der Begriffe innerhalb der These hinsichtlich ihrer Definition und (empirischen) Validität, (5) die Klassifizierung der Beziehungen zwischen den Begriffen nach Art, „Vorzeichen" und Symmetrie, (6) die Prüfung der logischen Stringenz und (7) die Bestimmung der Überprüfbarkeit.

6.3.1   Wahl der These

Obwohl der erste Schritt bei der Thesenanalyse der einfachste zu sein scheint, kann er sich tatsächlich als sehr schwierig erweisen. Zu der Wahl einer zu analysierenden These gehört eine innere Verbundenheit mit der hinter der These stehenden Idee. Man unternimmt normalerweise nicht eine Thesenanalyse ohne daß dieser ein Zweck zugrunde liegt. Wer auch immer sich auf eine Thesenanalyse einläßt, sollte sich klar darüber sein, aus welchem Grund er oder sie das tut. Vielleicht bezweifeln Sie eine These oder die Idee fasziniert Sie. Deshalb möchten Sie die Struktur auf ihre Tragfähigkeit hin untersuchen, bevor Sie sie zurückweisen oder sich in bestimmter Hinsicht auf sie stützen. In jedem Fall sollte sich die Theoretikerin über ihre Gründe für die Analyse im klaren sein, bevor sie damit beginnt.

   Der zweite Grund für die Schwierigkeiten bei der Wahl einer These ist das Problem, das bei verbal oder schriftlich dargestellten Theorien entsteht: die fehlende Spezifik der relationalen Thesen. Vor allem in den Sozial- und Verhaltenswissenschaften können Theorien wortreich dargestellt sein (Blalock, 1969). Bei genauerem Hinsehen kann es jedoch sehr schwierig sein, eine einzelne relationale These zu isolieren. Es wird dann zur Aufgabe der Analytikerin, einfache relationale Thesen aus der Wortfülle herauszufiltern oder zu konstruieren. Diese Aufgabe erfordert ein intensives und sorgfältiges Lesen, damit man sicher sein kann, die Bedeutung tatsächlich so wiedergegeben zu haben wie es vom Autor ursprünglich beabsichtigt war. Die Gegenprobe durch Kolleginnen oder gar durch die Verfasserin der Theorie selbst kann bei einem solchen Problem oft eine große Hilfe sein.

   Der dritte Gesichtspunkt bei der Wahl einer These für die Analyse betrifft ihre Relevanz. Dies heißt, es ist weitaus besser, eine hervorstechende oder Hauptthese einer Theorie zu wählen als eine unbedeutende. Um den Unterschied zwischen Haupt- und Nebenthesen herauszufinden, prüft man den Bedeutungsumfang einer These.

Eine Hauptthese enthält mehr Informationen als eine untergeordnete. Darüber hinaus gilt: erweist sich die Hauptthese als valide, ist die Wahrscheinlichkeit groß, daß dies auch für die untergeordnete gilt.

6.3.2   Vereinfachung der These, wenn notwendig

Abb. 6-1
Eine komplizierte
These. In Hinblick auf
eine Vereinfachung
siehe Abb. 6-2

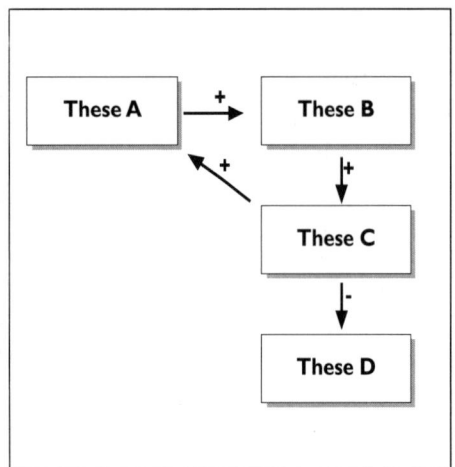

Dieser Arbeitsschritt ist nur notwendig, wenn eine von zwei Bedingungen gegeben ist. Die erste trifft zu für das verbal ausgearbeitete Modell, das auf handhabbare Thesen reduziert werden muß. Der zweite Problem betrifft die Komplexität, die bei Theorien auftritt, bei denen ein Begriff gleichzeitig mit mehreren anderen verknüpft ist. Ist dies der Fall, dann vereinfacht es die Analyse, wenn die Verknüpfungen der Begriffe in mehrere kürzere, eher handhabbare Thesen aufgeteilt wird. Angenommen eine These könnte so wie in Abbildung 6-1 dargestellt werden. Es leuchtet ein, daß die Analytikerin ihre Aufgabe als wesentlich leichter empfinden wird, wenn die Darstellung eher Ähnlichkeit hätte mit dem Abbildung 6-2. Die Analytikerin hat jetzt nur vier einfache und voneinander unabhängige Beziehungen zu untersuchen anstelle einer Gruppe von komplexen Beziehungen. Es ist jedoch ebenso einleuchtend, daß man große Sorgfalt walten lassen muß, wenn man so verfährt, sonst werden Beziehungen übersehen oder falsch interpretiert.

6.3.3   Klassifizierung der These

Abb. 6-2
Die These der Abb. 6-1
in kürzere, besser
handhabbare Thesen
aufgeteilt

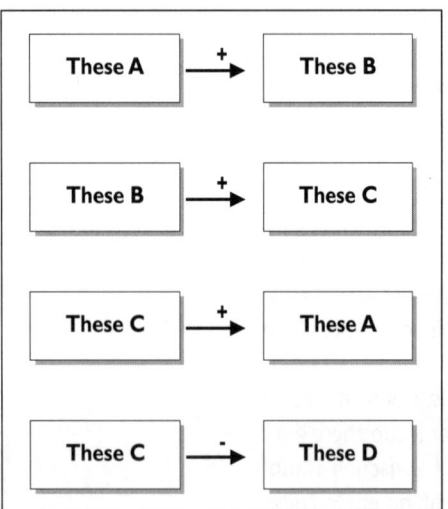

Wenn wir von Klassifikation sprechen, geht es um die Untersuchung der Verwendung einer These innerhalb einer Theorie. Es gibt drei grundlegende Klassifizierungen: (1) existenzbehauptende Thesen, (2) Definitionen und (3) relationale Thesen.

Existenzbehauptende Thesen behaupten die Existenz von Begriffen (Reynolds, 1971). Die These: „Dieser Gegenstand wird Kühlschrank genannt" ist eine derartige These. Existenzbehauptende Thesen sind keine Definitionen und beschreiben deshalb auch nicht die Charakteristika des Begriffs. Sie stellen nur fest, daß etwas so ist. Existenzbehauptende Thesen können deshalb nur zutreffend oder nicht zutreffend sein. Ist der Gegenstand in unserem Beispiel tatsächlich ein Geschirrspüler, dann ist die These nicht zutreffend. Wenn der Gegenstand der These jedoch der Wirklichkeit entspricht (es ist tatsächlich ein Kühlschrank), dann ist die These zutreffend.

Definitionen haben drei Unterformen – deskriptive, stipulative und operationale (Hempel, 1966). Eine deskriptive

Definition beschreibt die akzeptierte Bedeutung eines bereits verwendeten Ausdrucks. Sie beschreibt den Ausdruck mit anderen Ausdrücken, die von dem Leser bereits verstanden werden. Sie kann im allgemeinen als zutreffend erachtet werden.

Eine stipulative Definition hingegen beschreibt einen Ausdruck in einer Weise, daß er eine ganz spezifische Verwendung innerhalb der Theorie hat; eine Verwendung, die nicht immer die gleiche ist wie die allgemeine Bedeutung des Ausdrucks. Bei dieser Art von Definition kann man nicht von vorn herein davon ausgehen, daß sie zutreffend oder nicht zutreffen ist, weil sie vom Autor nur für einen ganz bestimmten Zweck definiert wurde.

So kann z. B. die deskriptive Definition für „Kätzchen" folgendermaßen lauten: „Ein Kätzchen ist der biologische Nachkomme einer erwachsenen weiblichen Katze". Eine stipulative Definition von „Kätzchen" könnte lauten: „Im Kontext dieser Studie wird „Kätzchen" definiert als jeder gesunde weibliche Nachkomme einer gesunden weiblichen Katze, der weniger als acht Wochen alt ist."

Eine stipulative Definition ist nicht das gleiche wie eine operationale Definition. Eine operationale Definition enthält die spezifischen Testoperationen oder Meßverfahren für jeden in ihr enthaltenen wissenschaftlichen Terminus. Eine operationale Definition muß so präzise sein, daß sie von verschiedenen Wissenschaftlern wiederholt verwendet werden kann und doch immer wieder zu den gleichen objektiven Ergebnissen führt. In unserer Definition von „Kätzchen" könnte z. B. die operationale Definition lauten: „Zum Zweck dieser Studie soll ein Kätzchen der gesunde Nachkomme einer gesunden weiblichen Katze sein, der zwischen 15 und 60 Gramm wiegt und nicht weniger als 3 Tage und nicht mehr als 12 Tage alt ist."

Eine *relationale* These ist eine, die Beziehungen zwischen Begriffen spezifiziert. Sie kann so gut empirisch und logisch gestützt sein, daß sie wie ein Gesetz oder ein Axiom innerhalb einer Theorie fungiert. Sie kann weniger gut durch Daten oder logisch gestützt sein als ein Gesetz und dient dann als Proposition oder empirisch fundierte Generalisierung. Oder sie mag irgendeine Hypothese sein, die noch nicht durch Daten gestützt wird, wenngleich sie als logisch vernünftig erscheint. Die relationalen Thesen zu identifizieren ist sehr wichtig, wenn man zum Schritt 5 der Thesenanalyse kommt. Es ist der Arbeitsschritt, in dem genau bestimmt wird, welchen *Typ* von Beziehungen die These verkörpert.

6.3.4   Untersuchung der Begriffe innerhalb der These

Die Identifizierung der Begriffe innerhalb der These, die analysiert werden soll, ist wahrscheinlich der leichteste Teil der Thesenanalyse. Es ist eine Untersuchung, die lediglich ein gewisses Maß an Sorgfalt erfordert. Die Identifizierung der Begriffe bedeutet nur, die Thesen auf die in ihnen enthaltenen Hauptgedanken hin durchzugehen. Die Benennungen für diese Gedanken sind die zu untersuchenden Begriffe.

Nachdem die Begriffe einer These identifiziert worden sind, sind zu ihrer Untersuchung zwei Dinge erforderlich. Als erstes müssen die Definitionen der Termini ermittelt werden, die die Begriffe zum Ausdruck bringen. Die jeweilige Definition soll alle entscheidenden Attribute oder Charakteristika des Begriffs wiedergeben, so daß jeder der sich mit der Theorie beschäftigt, genau weiß, wie die Theoretikerin den Gebrauch des Terminus verstanden wissen möchte (Für eine Erörterung zur Bestimmung der kennzeichnenden Attribute eines Begriffs siehe Kap. 3). Ist ein Begriff nicht angemessen definiert worden, kann dann seine Bedeutung aus Kontext der Theorie ermittelt werden? Ist dem so, dann sollte die Analytikerin die Erkenntnisse nutzen, um Ergänzungen zu der Definition zu formulieren, die bei der Analyse nützlich sind und vielleicht sogar helfen, die Theorie zu klären und zu vervollständigen. Ist das nicht möglich, bleibt der Analytikerin nichts übrig als festzuhalten, daß die Begriffe für die Zwecke dieser Analyse unangemessen definiert wurden.

Der zweite Schritt bei der Prüfung der Begriffe einer These soll herausfinden, ob die Begriffe *so, wie sie definiert sind,* theoretisch valide sind. Dieser Vorgang ähnelt ein wenig der Bestimmung der Konstruktvalidität in der Forschung. Dies bedeutet, daß die Analytikerin herauszufinden versucht, ob die Begriffe so wie sie definiert wurden genau der Bedeutung der Begriffe im allgemeinen Sprachgebrauch entsprechen. Dieses Vorgehen setzt einen gewissen Überblick über die relevante Literatur voraus, die sich mit dem zu untersuchenden Begriff beschäftigt. Wird der Begriff in der gleichen Weise gebraucht wie es bereits in der Literatur verwendet wird und spiegelt sich das auch in der Definition wider, kann der Begriff als valide betrachtet werden. Im Falle, daß die Theoretikerin eine sorgfältige Begriffsanalyse durchgeführt hat, kann der Begriff auch dann als valide betrachtet werden, wenn es mit der relevanten Literatur nicht übereinstimmt, sondern über den traditionellen Gebrauch hinausgeht. Tatsächlich kann der Begriff valider sein als einer, der allein durch die Tradition bestimmt wurde.

6.3.5   Bestimmung der Beziehungen nach Art, Vorzeichen und Symmetrie

Art

Die Beurteilung relationaler Thesen nach Art, Vorzeichen und Symmetrie dient dazu, ihre Funktion offen zu legen. Es gibt sieben verschiedene Arten von Beziehungen: kausale, wahrscheinliche, gleichzeitige, konditionale, zeitlich verknüpfte, notwendige und ausreichende (Hardy, 1974). Wir werden jeden Typus kurz beleuchten und ein Beispiel geben. Um der Klarheit und Einfachheit willen wollen wir annehmen, daß alle relationalen Thesen linear verlaufen, sofern nicht etwas anderes festgestellt wird. (Eine Thesenanalyse kann oft zu Hinweisen auf einen nicht-linearen Verlauf führen. Kann man eine These nicht klassifizieren oder ihr Vorzeichen anderweitig bestimmen, dann deutet dies auf eine nicht-lineare Beziehung hin.)

Die kausale These besagt, daß der erste Begriff die „Ursache" des zweiten ist. Kausale Thesen werden generell von Gesetzen abgeleitet. Es gibt aber nur wenige derartige Thesen in den Sozial- und Verhaltenswissenschaften, vor allem deshalb, weil es so viele intervenierende Variablen gibt, die das Ergebnis beeinflussen. In der Physik hingegen gibt es mehr Gesetze; eins davon ist z. B. die These: „Erhöht man die Temperatur eines Gases bei konstantem Druck, dann erhöht das Gas sein Volumen."

Diese These stellt fest, daß eine Sache (Erhöhung der Temperatur bei konstantem Druck) eine andere zur Folge hat (erhöhtes Volumen). Dies ist die einfachste Form einer kausalen These, denn es gibt komplizierte, bei denen mehrere Faktoren an der Entstehung einer Sache beteiligt sind. Derartige ursächliche Thesen sind schwierig zu finden, wenn die Theoriekonstruktion erst am Anfang steht, weil vorausgesetzt ist, daß das abhängige Ereignis *immer* folgen muß, wenn das ursächliche Ereignis auftritt.

Oft ist es zweckmäßig, für die Begriffe in Thesen Symbole zu verwenden, so daß man während der Analyse durch den Inhalt der Begriffe nicht irritiert wird. Wenn man das Symbol G für ein Gas mit einem bestimmten Druck verwendet, T für Temperatur und GV für das Volumen des Gases, dann kann man die These in folgender Formel darstellen:

$$\text{Wenn } \uparrow T \to G_d \text{ dann immer } \uparrow GV$$

Wenn das Ereignis (GV) immer eintritt, kann man von einer kausalen These sprechen.

Tritt das Ereignis jedoch nur meistens ein oder oft, aber nicht immer, dann wird die These probabilistisch genannt. Probabilistische Thesen werden normalerweise von statistischen Daten abgeleitet. Sie behaupten, daß wenn ein Ereignis eintritt, wahrscheinlich auch das zweite Ereignis eintreten wird. Ein ausgezeichnetes Beispiel für eine probabilistische These ist, daß Zigarettenrauchen (ZR) sehr wahrscheinlich zu Lungenkrebs (LK) führt. Es gibt keine direkte Kausalität in dieser These, weil nicht jeder der raucht Lungenkrebs bekommt. Aber die *Wahrscheinlichkeit* Lungenkrebs zu bekommen, erhöht sich signifikant mit Anwesenheit von Zigarettenrauch. Probabilistische Beziehungen lassen sich als Formel folgendermaßen darstellen:

$$\text{Wenn } ZR \to \text{dann wahrscheinlich } LK$$

Die Relation der Gleichzeitigkeit besagt, daß immer dann wenn ein Ereignis A erscheint immer auch das Ereignis B erscheint. Es mag eine Korrelation oder Kausalität zwischen beiden Ereignissen geben oder auch nicht – sie treten einfach zusammen auf. Ein Beispiel dafür ist: „Eine niedrige Schulbildung und ein geringes Einkommen sind oft gleichzeitig anzutreffen". Die These schließt nicht, daß niedrige Schulbildung Armut verursacht oder daß beide miteinander korrelieren. Ein weiteres Beispiel findet sich in Muhlenkampf und Parsons Untersuchung von Krankenschwestern (1972), die von Kaiser und Bickle (1980) bestätigt wurde. Diese Autorinnen fanden heraus, daß Krankenschwestern sehr viel mehr weibliche Persönlichkeitsmerkmale als männliche besitzen. Dies ist ein gutes Beispiel für eine These der Gleichzeitigkeit. Sie stellt einfach nur fest, daß Krankenschwestern (K) und weibliche Persönlichkeitsmerkmale (WP) gleichzeitig auftreten. Eine weitergehende Behauptung wird nicht aufgestellt. Eine Formel für diese These wäre:

$$\text{Wenn } K, \text{dann } WP$$

Eine konditionale These ist eine, die eine Relation zwischen zwei Begriffen oder Ereignissen zeigt, die aber nur bei Anwesenheit eines dritten Begriffs oder Ereignisses zustande kommt. Ein gutes Beispiel für eine konditionale These ist ein Ergebnis der Untersuchung von Reichert und Fuller über die Wirkung von Natriumbikarbonat bei intraventrikulären Blutungen bei Frühgeborenen (1980). Sie stellten fest, daß Natriumbikarbonat ($NaHCO_3$) zur Korrektur einer Azidose gegeben werden kann, aber nur dann, wenn dies in einer konservativen Dosis (KD) und während einer Zeitspanne von 15 bis 30 Minuten (ZS) erfolgt. Dies läßt sich vereinfachend in die Formel bringen:

$$\text{Wenn } NaHCO_3, \text{ dann nicht (IB), aber nur wenn (KD) und (ZS)}$$

Zeitabhängige Thesen sind solche, die darauf hinweisen, daß eine bestimmte Zeit zwischen dem Auftreten des ersten Begriffs und dem zweiten vergeht. Ein Beispiel für eine zeitabhängige These ist eine, die besagt, daß wenn bei einer Person innerhalb eines Jahres zahlreiche streßauslösende Lebensereignisse (SLE) auftreten die Wahrscheinlichkeit sehr hoch ist, daß diese Person krank (KR) wird (Holms & Rahe, 1968; Rahe, 1972). Diese These ist zeitabhängig, weil zwischen den ersten Streßsituationen und der daraus resultierenden Erkrankung Zeit vergeht. Diese These kann in folgender Formel dargestellt werden:

$$\text{Wenn SLE dann später KR}$$

Eine *notwendige* Beziehung wird durch eine These dargestellt, wenn ein und nur ein Ereignis oder Begriff zum zweiten Begriff oder Ereignis führen kann. Diese notwendigen Beziehungen fungieren sehr ähnlich wie die Differentialdiagnosen in der Medizin. Das bedeutet z. B., daß von einem Patienten dann und nur dann positiv gesagt werden kann, daß er Krebs hat, wenn ein Pathologe aufgrund einer Biopsie bösartige Zellen festgestellt hat. In der gleichen Weise gibt es Beziehungen zwischen Begriffen, die nur unter bestimmten Bedingungen auftreten können. Ein Beispiel aus der Pflege wäre eine These, die sich auf das Verhältnis von Streß und Anpassung bezieht. Gemäß der Pflegemodelle sowohl von Roy (1976) als auch von Neumann (1980) wurde festgestellt, daß Anpassung (AP) als Reaktion auf Stressoren (S) erfolgt. Stressoren sind damit *notwendig*, damit eine Anpassung erfolgen kann. Als Formel stellt sich dies in folgender Weise dar:

$$\text{Wenn und nur wenn S, dann AP}$$

In hinreichenden Thesen kommen Beziehungen zum Ausdruck, in denen sich der erste Begriff oder Ereignis sich mit dem zweiten Begriff oder Ereignis verbindet ohne Berücksichtigung von irgend etwas anderem. Wenn wir noch einmal auf das Verhältnis zwischen Stressoren und Anpassung zurückkommen, dann zeigt sich: treten Stressoren auf, setzt die Anpassung ein, ob die Person das will oder nicht und ob jemand helfend interveniert oder nicht. Mit anderen Worten: das Auftreten des ersten

Begriffs sichert das Auftreten des zweiten Begriffs. Eine hinreichende Beziehung kann in folgende Formel gekleidet werden:

Wenn S dann AP unabhängig von irgend etwas anderem

Einige Studenten, die zum ersten Mal in die Thesenanalyse eingeführt werden, glauben irrtümlicherweise, daß eine These jeweils nur einem Typus zugerechnet werden kann. Dies ist eindeutig nicht der Fall. Die meisten relationalen Thesen sind probabilistisch sind aber zugleich *auch* konditionale oder gleichzeitige oder zeitabhängige Thesen etc.

Vorzeichen

Das Vorzeichen von Beziehungen zu bestimmen; ist ziemlich einfach. Grundsätzlich fallen die Vorzeichen unter drei Kategorien: positiv, negativ und unbekannt (Mullins, 1971; Reynolds, 1971). Eine Faustregel besagt: wenn die Begriffe gleichsinnig variieren, d. h. wenn eines zunimmt oder abnimmt und dies auch das andere tut, dann ist die Beziehung positiv. Wenn jedoch ein Begriff „zunimmt", während der andere „abnimmt", dann wird die Beziehung als negativ bezeichnet. Gibt es keine Informationen, in welcher Weise die Begriffe variieren, dann ist das Vorzeichen der Relation unbekannt. Im folgenden werden drei probabilistische Thesen und eine aus diesen dreien geschlußfolgerte These dargestellt, damit man versteht, wie es funktioniert.

Wenn Mitglieder von Gruppen ängstlich (A) werden, erhöht sich die Feindseligkeit (FS).

$$A \xrightarrow{\;+\;} FS$$

Die Feindseligkeit nimmt zu mit der Lockerung des Gruppenzusammenhalts (GZ).

$$FS \xrightarrow{\;-\;} GZ$$

Wenn die Angst in Gruppen stärker wird, geht die Kreativität (KR) zurück

$$Angst \xrightarrow{\;-\;} KR$$

Schlußfolgerung: Angst hat einen negativen Einfluß auf den Zusammenhalt von Gruppen.

$$A \xrightarrow{\;-\;} GZ$$

Die Schlußfolgerung hat sich logisch aus den ersten beiden Thesen ergeben. Da sich sowohl A als auch GZ auf FS beziehen, sind sie auch aufeinander bezogen.

Was wir allerdings aufgrund der vier Thesen nicht sagen können, ist, welchen Einfluß Kreativität und Gruppenzusammenhalt aufeinander haben. Der formelhafte Ausdruck dafür würde so aussehen:

$$GZ \underline{\qquad ? \qquad} KR$$

Symmetrie

Beziehungen können symmetrisch oder asymmetrisch sein (Blalock, 1969). Bis jetzt waren alle unsere Beispiele asymmetrisch, das heißt einseitige Beziehungen. In asymmetrischen Thesen ist die Beziehung von einem Begriff auf den nächsten gerichtet, ist aber niemals wechselseitig. Im Verlauf unserer Erörterungen sind viele Beispiele für asymmetrische Beziehungen vorgekommen. Ein Beispiel dafür ist die vorstehende These, daß Angst negativ auf den Zusammenhalt von Gruppen wirkt. Wenn aber eine Beziehung eine zweiseitige Beziehung ist, in der jeder Begriff den anderen beeinflußt, dann spricht man von einer symmetrischen Beziehung. Ein Beispiel für eine symmetrische These wäre eine aus einer von uns durchgeführten Untersuchung über mütterliche Zuwendung (Avant, 1981). Hohe Werte für Zuwendung (Zw) waren verknüpft mit niedrigen Werten für Ängstlichkeit (Äk) und hohen Werten für Ängstlichkeit (Äk) und waren verbunden mit niedrigen Werten für Zuwendung (Zw) bei erstgebärenden Frauen. Diese Beziehung kann durch die Formel ausgedrückt werden:

$$Zw - Äk$$
$$\leftrightarrow$$

6.3.6   Überprüfung der Logik

Die Logik einer einzelnen These kann in Hinblick auf ihre Herkunft, ihre Vernünftigkeit und Angemessenheit geprüft werden. Untersucht man die Herkunft einer These, dann sollte man sich die Frage stellen, ob die These deduktiv abgeleitet wurde, also von einer allgemeineren Gesetzmäßigkeit, oder induktiv, also von eigenen Beobachtungen oder vorfindlichem Datenmaterial ausgehend, entstanden ist. Ist die These ihrer Herkunft nach deduktiv, dann müßte sie logisch stimmig sein, weil eine deduktive Schlußfolgerung nicht falsch sein kann, wenn die Prämissen wahr sind. Ist die These aber induktiv zustande gekommen, dann kann die logische Stimmigkeit nur auf dem Ausmaß/Grad ihrer empirischen Unterstützung und durch einen Vergleich mit vorhandenen Erkenntnissen beurteilt werden (Hempel, 1966). Wenn sie sowohl durch empirische Untersuchungen als auch durch die Übereinstimmung mit der Literatur überzeugend bestätigt wird, dürfte sie wahrscheinlich logisch stimmig sein. Die Logik kann auch durch die Untersuchung der Beziehungen der Begriffe untereinander überprüft werden. Können die Beziehungen weder nach Art, Vorzeichen oder Symmetrie klassifiziert werden, dann deutet dies auf logische Unstimmigkeiten hin.

Ein Vergleich mit dem vorhandenen Wissen wird ebenfalls für die Beurteilung der Vernünftigkeit der Thesen eingesetzt. Man fragt einfach, ob die These angesichts dessen, was wir bereits über den Gegenstand wissen, vernünftig klingt. Wenn sie also im Lichte des vorhandenen Wissens Sinn macht, ist sie vernünftig.

Die Angemessenheit einer einzigen These zu bestimmen, ist schwieriger festzustellen als die Bestimmung der Angemessenheit für eine ganze Theorie, weil wir keine Matrizen oder Modelle konstruieren können, die logische Unzulänglichkeiten sichtbar machen könnten. Es ist jedoch möglich, einfache Formeln aufzustellen, wie wir dies in dem vorausgegangenen Abschnitt getan haben, indem wir die Begriffe durch Buchstaben oder Ziffern ersetzten und relevante Arten und Vorzeichen angegeben haben. Sollte es Ihnen nicht möglich sein, einer der drei Zuweisungen vorzunehmen, dann dürfte die getroffene These fehlerhaft sein.

6.3.7 Bestimmung der Überprüfbarkeit

Der abschließende Arbeitsschritt bei der Thesenanalyse ist zu bestimmen, ob die These empirisch überprüfbar ist. Bei diesem Schritt der Analyse müssen Sie herausfinden, ob es Testoperationen gibt, die in der „realen Welt" verwendet werden können, um Daten zu gewinnen, die die These bestätigen oder widerlegen. An diesem Punkt trifft die Analytikerin auf einen Sachverhalt, den Hempel „prinzipielle Überprüfbarkeit" genannt hat. Das bedeutet, eine These *könnte* grundsätzlich empirisch überprüft werden, wenn ein Instrumentarium für den Test der Begriffe verfügbar wäre; tatsächlich jedoch ist es nicht verfügbar (Hempel, 1966). Hempel hält derartige Thesen für ebenso verwendbar für die Theoriebildung wie tatsächlich empirisch überprüfbare Thesen. Da es in der Pflege für so viele Begriffe an einem Testinstrumentarium fehlt, sind wir der Ansicht, daß das Kriterium der Überprüfbarkeit dann erfüllt ist, wenn eine These entweder prinzipiell überprüfbar oder tatsächlich überprüfbar ist.

Das bedeutet jedoch nicht, daß alle Thesen überprüfbar sind. Damit eine These das Kriterium der Überprüfbarkeit erfüllt, muß sie einige Test-Implikationen besitzen. Das bedeutet, man sollte sagen können: „Wenn ich dies unter den angegebenen Bedingungen geprüft hätte, dann hätte das angenommene Ergebnis tatsächlich herauskommen müssen." Eine relativ „neue" These mag weniger überprüfbare Vorstellungen enthalten als eine, die schon längere Zeit bekannt ist und bereits öfter bestätigt wurde, aber wenn sie überhaupt überprüfbar ist, dann erfüllt sie das Kriterium. Alle Thesen hingegen, die nicht eine einzige überprüfbare Vorstellung enthalten oder derart konstruiert sind, daß ihre Begriffe nur vage Bedeutung besitzen, erfüllen das Kriterium der Überprüfbarkeit nicht, es sei denn, sie werden modifiziert.

6.4 Vorteile und Grenzen

Die Thesenanalyse hat mehrere Vorteile. Der Hauptvorteil liegt darin, daß sie eine systematische Verfahrensweise bietet, die Beziehungen zwischen Begriffen zu prüfen. Darüber hinaus hilft sie dem Theoretiker die Struktur und die Funktion von Thesen zu untersuchen. Doch die vielleicht wichtigste Funktion der Thesenanalyse besteht darin, daß man durch das sorgfältige und systematische Nachdenken über die Verknüpfungen zwischen den Begriffen weitere Verknüpfungen oder Beziehungen entdecken kann, die für die endgültige Formulierung der Theorie bedeutsam sind. In solchen Momenten der Analyse sind viele Wissenschaftler auf wichtige theoretische Gedanken „gestoßen", so als ob sich dies zufällig ergeben hätte.

Die Grenzen der Thesenanalyse liegen z. B. darin, daß es oft schwierig ist, eine einzige These zu analysieren, wenn sie Teil eines theoretischen Ganzen ist. Reißt man eine These aus ihrem Kontext, verliert man oft wertvolle Informationen und die Analyse wird behindert. Außerdem ist es oft schwieriger, die Stimmigkeit einer These zu prüfen, wenn sie aus der Theorie herausgelöst wurde. Schließlich besteht Einschränkung beim Verfahren der Thesenanalyse darin, daß sie einige Zeit erfordert und Rigorosität verlangt. Dies ist jedoch ein Nachteil, der nur den Theoretiker betrifft, da es gerade der Zeitaufwand und die Strenge sind, die die Beurteilung von Thesen und ihre Resultate so wertvoll macht.

6.5 Verwendung der Ergebnisse der Thesenanalyse

Eine Thesenanalyse formalisiert Thesen, so daß die ihnen zugrunde liegenden Strukturen und Funktionen sichtbar werden. Was aber macht man mit den daraus resultierenden Informationen? Es gibt eine Vielzahl von Verwendungsmöglichkeiten in der Ausbildung, der Praxis, der Forschung und bei der Theoriebildung.

In der Ausbildung können analysierte Thesen als Ausgangspunkt für Diskussionen benutzt werden. Solche Diskussionen können Vorstellungen darüber enthalten, welche Begriffe eindeutig sind, welche zueinander in Beziehung stehen und wie und welche Widersprüchlichkeiten festgestellt werden können. Der Umfang empirischer Belege für und gegen eine These, kann untersucht und als Grundlage verwendet werden, um Übungs/Gruppenarbeiten zu konzipieren, in denen z. B. wissenschaftliche Studien entworfen werden sollen, die entweder zu weiteren Beweisen für oder gegen die Richtigkeit einer These führen. Der Umfang empirischer Belege könnte außerdem dazu benutzt werden, eine Diskussion darüber in Gang zu setzen, in welchem Maß eine These geeignet ist, als Orientierung in der pflegerischen Praxis zu dienen. Eine weitere Verwendungsmöglichkeit für die Thesenanalyse in der Ausbildung wäre die, Diskussionen einer interessierten Gruppe der Fakultät über Fragen anzuregen, die bei der Analyse mehrerer ähnlicher Thesen oder von Thesen zum gleichen Gegenstand auftauchen. Derartige Diskussionen könnten zu einer Veränderung des Curriculums oder zu Forschungsprojekten der Fakultät führen.

In der Praxis kann die Thesenanalysen die Pflegenden zu einem klugen Gebrauch von Forschungsergebnissen anleiten. Zu wissen, ob eine These assoziativ, kausal oder zeitabhängig ist, kann bei der Entscheidung helfen, ob man Gebrauch von einer These macht und unter welchen Bedingungen. Bestimmte Pflegediagnosen könnten durch Ergebnisse von Thesenanalysen in Betracht gezogen oder bestimmte Pflegeinterventionen ausgewählt werden, die von der Krankenschwester zuvor nicht berücksichtigt worden wären. Bei der Wahl zwischen zwei möglichen Interventionen könnte darüber hinaus eine Thesenanalyse den Pflegenden zu dem Wissen verhelfen, welche von beiden am besten empirisch belegt ist, und ihnen damit zu einer fundierteren Entscheidung verhelfen.

Für die Forschung sind Thesenanalysen fruchtbar, weil sie Informationen darüber liefern, welches die nächste Schritte bei einem Forschungsvorhaben sind. Unstimmigkeiten, unklare Definitionen und Wissenslücken werden durch sie offenkundig. An ihnen orientierte sich dann die Planung von Begriffsanalysen, die Reformulierung von Gedanken oder sie führen zu neu zu testenden Hypothesen.

In der Theoriebildung ermöglicht die Thesenanalyse es dem Theoretiker zu erkennen, wo die Probleme bei einer These liegen und was der geeignete nächste Schritt wäre. Müssen Begriffe verdeutlicht werden? Gibt es Unstimmigkeiten? Wenn ja, kann die Theoretikerin Strategien einsetzen, um sich mit diesen Problemen zu befassen. Hat die Analyse ergeben, daß die These stimmig ist, kann sich die Theoretikerin um zusätzliche Begriffe kümmern und um Verbindungen, um sie dem vorhandenen Wissen hinzuzufügen. So werden Theorien konstruiert – immer ein Schritt nach dem anderen.

6.6 Zusammenfassung

Wir haben festgestellt, daß die Thesenanalyse ein Verfahren der systematischen Untersuchung von Beziehungen zwischen Begriffen ist. Sie umfaßt sieben Arbeitsschritte: die Auswahl der These, ihre Vereinfachung – falls nötig, ihre Klassifizierung, die Überprüfung der Begriffe hinsichtlich ihrer Validität und Definition, die Spezifizierung der Beziehungen nach Art, Vorzeichen und Symmetrie, die Überprüfung der Logik und die Bestimmung Ihrer Überprüfbarkeit.

Das Verfahren der Thesenanalyse verschafft dem Theoretiker nützliche Informationen insofern, als durch diese Analyse jede Unzulänglichkeit einer These zutage tritt und möglicherweise korrigiert werden kann. Darüber hinaus erzeugt das laute Nachdenken oder Schreiben über zwei oder mehr Begriffe oft zusätzliche Thesen, entweder durch Deduktion oder durch einen glücklichen Zufall, wodurch man wertvolle Ergänzungen für die zukünftige Ausformulierung der Theorie erhält. Wir werden sehen, daß dies oft in den nächsten beiden Kapiteln über die Thesensynthese und die Thesenübertragung geschieht.

6.7 Übungen

Im folgenden sind einige Thesen aus einer Untersuchung über Einstellungen von Fachgebietsmitgliedern wiedergegeben (Ruisz, 1981).

A. Klassifizieren Sie die folgenden Thesen als:
a. Relationale These
b. Deskriptive Definition
c. Stipulative Definition
d Operationale Definition

1. Ethnozentrismus bedeutet ethnische Engstirnigkeit
2. Dogmatismus soll als „Scheuklappen-Denken" definiert werden
3. Dogmatismus und Intoleranz gegenüber Ambiguität sollen in dieser Studie als die beiden Faktoren gelten, die dem Ethnozentrismus zugrunde liegen.
4. Mitglieder der Fachgruppe, die sehr dogmatisch eingestellt sind, empfinden Patienten mit anderem ethno-kulturellem Hintergrund als irritierend und abergläubisch.
5. Mitglieder der Fachgruppe, die hochgradig ethnozentristisch sind, haben eine negative Einstellung gegenüber kulturell verschiedenen Patienten.

B. Vereinfachen Sie die These 4, in dem Sie daraus zwei Thesen machen und stellen Sie diese jeweils als Formel dar.
C. Nehmen Sie die Thesen 4 und 5, prüfen Sie die Begriffe und bestimmen Sie die Beziehungen nach Art, Vorzeichen und Symmetrie. Stellen Sie fest, ob sie beide logisch stimmig und (empirisch) überprüfbar sind.

6.7.1   Richtige Antworten

A. 1. b; 2. c; 3. d; 4. a; 5. a.
B. 1. Dogmatische Mitglieder der Fachgruppe (DM) empfinden Patienten mit andersartigem ethno-kulturellem Hintergrund (AEH) als Ärgernis ($Ä$):

$$\text{Wenn } DM, \text{ dann } Ä, \text{ aber nur wenn } AEH$$

2. Dogmatische Mitglieder der Fachgruppe (DM) empfinden Patienten mit andersartigem ethno-kulturellem Hintergrund (AEH) als abergläubisch (AG):

$$\text{Wenn } DM, \text{ dann } AG, \text{ aber nur wenn } AEH$$

C. These 4 kann in die Formel gebracht werden:
$$DM \xrightarrow{} AEH$$

These 5 als ethnozentristische Mitglieder der Fachgruppe
$$(EM) \xrightarrow{} \text{Einstellungen}$$

gegenüber Patienten mit andersartigem kulturellem Hintergrund
$$(AKH) \text{ oder } EM \xrightarrow{} AKH$$

Beide Thesen sind probabilistisch, weil sie von statistischen Daten abgeleitet sind und These 4, so wie sie im Übungsteil B als Formel dargestellt wurde, ist konditional. Beide Thesen sind asymmetrisch. Die Vorzeichen sind negativ, weil bei weniger dogmatisch eingestellten Mitgliedern der Fachgruppe Patienten mit andersartigem kulturellem Hintergrund besser angesehen sind.

Einige Begriffe in den Thesen 4 und 5 wie „Patient", „Mitglied der Fachgruppe", „ethno-kultureller Hintergrund", „Ärgernis" und „Aberglaube" sind nicht definiert.

Wenn diese Begriffe umgangssprachlich benutzt werden sollen, sollte der Autor dies ausdrücklich sagen. Andernfalls sollte jedes Wort definiert werden. Die beiden Ausdrücke, die in dieser Übung definiert wurden, – „Ethnozentrismus" und „Dogmatismus" – sind mit derart vagen, wenig eindeutigen Worten umschrieben worden, daß die exakte Definition nachgeholt werden sollte. (In der zitierten Studie waren die Beziehungen operational definiert worden.) Die These „Intoleranz gegenüber Ambiguität" wurde nicht definiert, wurde aber als Teil einer operationalen Definition eingeführt. So sollte man aber wirklich nicht verfahren. Keine der verwendeten Definitionen ist eindeutig.

Die Thesen sind logisch; sie sind allerdings erst dann überprüfbar, wenn für die Begriffe bessere Definitionen entwickelt werden, so daß operationale Definitionen eingesetzt werden können. Nur wenn diese sorgfältig ausgewählt wurden, so daß sie den theoretischen Definitionen entsprechen, kann man sagen, daß die Begriffe überprüfbar oder die Thesen testbar sind.

Literatur

Avant K: Anxiety as a Potential factor affecting maternal attachment. *JOGN* 10(6):416–420, *1981.*

Blalock H. Jr: *Theory Construction: From Verbal to Mathematical Formulations.* Englewood Cliffs, *NJ:* Prentice-Hall, *1969.*

Hardy M: Theories: Components, development, and evaluation. *Nurs Res 23:*100–126, *1974.*

Hardy M (ed): *Theoretical Foundations for Nursing. New* York: MSS Information Corporation, *1973.*

Hempel C: *Philosophy of natural Science.* Englewood Cliffs, *NJ:* Prentice-Hall, *1966.*

Holmes R. Rahe R: The social readjustment rating scale. *J Psychosom Res 11:213,1968.*

Kaiser J. Bickle I: Attitude change as a motivational factor in producing behavior change related to implementing primary *nursing. Nurs Res* 19(5):290–300,1980.

Muhlenkamp A, Parsons J: Characteristics of nursing: An overview of recent research published in a nursing research periodical. *J Vocational Behav 2:261–273,1972.*

Mullins *N: The Ail of Theory: Construction and Use. New* York: Harper & Row, 1971.

Neuman B: The Betty Neuman health-care systems model. In: Riehl JP, Roy C, (eds). *Conceptual Models for Nursing Practice. 2nd ed. New* York: Appleton-Century-Crofts, 1980.

Rahe R: Subjects recent life changes *and* their *near future* illness susceptibility. *Adv Psychosom Med 8:2–19,1972.*

Reichert E, Fuller P: Relationship of sodium bicarbonate to intraventricular hemorrhage in premature infants with respiratory distress syndrome. *Nurs Res 29(6):357–361,1980.*

Reynolds P: *A Primer in Theory Construction.* Indianapolis: Bobbs-Merrill, *1971.*

Roy C: *Introduction to Nursing. An Adaptation Model.* Englewood Cliffs, *NJ:* Prentice-Hall, *1976.*

Ruiz M: Open-closed mindedness, intolerance *of* ambiguity and nursing faculty attitudes toward culturally different patients. *Nurs Res 30(3): 177–181, 1981.*

Weiterführende Literatur

Greenwood D: The *Nature of Science and other Essays.* New York: Philosophical Library, 1959.

Hage *J: Techniques and Problems of Theory Construction in Sociology.* New York: John Wiley & Sons, *1972.*

Lemer D (ed): *Parts and Wholes. New* York: Free Press of Glencoe, 1963.

Pasch A: *Experience and the Analytic: A Reconsideration of Empiricism.* Chicago: Univ of Chicago Press, *1958.*

Zetterberg HL: On *Theory and Verification in Sociology.* 3rd ed. New York: Bedminster Press. *1965.* Library, 1959.

7 Thesensynthese

7.1 Definition und Beschreibung

Die Thesensynthese ist eine Strategie, die darauf gerichtet ist, Beziehungen zwischen zwei oder mehreren (empirisch) gesicherten Begriffen zu spezifizieren. Es gibt verschiedene Quellen aus denen die empirischen Belege (evidence) stammen können: (1) direkte klinische Beobachtungen einzelner Personen, (2) statistische Informationen über eine großen Zahl von Menschen oder (3) Informationen aus Veröffentlichungen, die über abgeschlossene Forschungsarbeiten berichten. Thesensynthese beinhaltet logischerweise zwei Operationen: (1) von Beobachtungen zu Schlußfolgerungen zu kommen, und dann (2) die Verallgemeinerung von spezifischen Schlußfolgerungen zu abstrakteren hin.

Im Fall der ersten Quelle für empirische Belege kann eine gut durchdachte (thoughtful) Reihe von Beobachtungen als Grundlage dienen, um Begriffe zueinander in Beziehung zu setzen. Nehmen wir z. B. an, eine Pflegende hat beobachtet, daß ältere Patienten eher zu einer Mitarbeit bereit sind, wenn sie ganz bestimmte Interviewmethoden bei ihnen verwendet. Die Pflegende könnte die von ihr beobachtete Beziehung in folgender Form festhalten: Die Bereitschaft zur Mitarbeit ist bei älteren Patienten erhöht, wenn sie ermutigt werden, über ihr Leben zu erzählen. Indem sie diese auf eigene Beobachtung beruhende Beziehung festhält, hat die Pflegende einen wichtigen Schritt für eine Thesenbildung vollzogen. Auch wenn eine Beobachtung, die nur auf einer kleinen Anzahl von Personen basiert, lediglich eine

Vermutung darstellt, daß diese Beziehung auch bei anderen Gruppen älterer Patienten gefunden werden könnte, ist diese Beobachtung nichtsdestoweniger nützlich für die weitere Orientierung der Theoriebildung.

Im Gegensatz dazu stützt sich die zweite Quelle empirischer Belege auf die Statistik, durch die viele einzelne Beobachtungen oder Messungen von Patienten, unter einen oder mehrere quantitative Indizes, etwa dem Korrelationskoeffizienten, zusammengefaßt werden, um dann eine Thesensynthese durchzuführen. Unter diesen Voraussetzungen ermöglicht es die Thesensynthese den numerischen Ausdruck von Beziehungen in Worte zu fassen oder in eine sprachliche Form zu übersetzen. Nehmen wir z. B. an, daß bei Menschen eine Korrelation von 0.50 zwischen dem Zigarettenrauchen und dem Auftreten einer bestimmten Art von Krebs (W) gefunden wurde. Bei Konstanz aller übrigen Faktoren könnte diese statistische Information wie folgt interpretiert werden: das Auftreten der Krebsform W bei Menschen hängt mit dem Zigarettenrauchen zusammen. Eine statistisch fundierte Thesensynthese wie diese kann sowohl bei deskriptiven Forschungen als auch bei experimentellen Forschungen angewandt werden.

Wenn eine Theoretikerin schließlich daran interessiert ist, Thesen über einen Gegenstand aufzustellen, der bereits vielfach erforscht worden ist, kann sie noch auf eine weitere Quelle für empirische Belege zurückgreifen, nämlich auf veröffentlichte Forschungsberichte. Man könnte z. B. eine Literaturrecherche über Forschungsberichte durchführen, um Faktoren ausfindig zu machen, die den Erfolg von Schulungsprogrammen für Patienten oder den Nutzen, der aus der Schulung von Patienten resultiert, beeinflussen. Die Durchsuchung der Literatur könnte damit beginnen, Beziehungen zwischen den Variablen zu katalogisieren. Da einige Beziehungen in der Literatur immer wieder auftauchen, während andere nur vereinzelt zu finden sind, können die Thesen danach gruppiert werden, über wieviel Unterstützung oder wieviel Belege jede These verfügt.

Aus diesen einführenden Beschreibungen der verschiedenartigen Formen der Thesensynthese mag man ablesen, daß diese Strategie ebenso vielfältige wie unterschiedliche Methoden umfaßt. Das angestrebte Ergebnis dieser diversen Methoden ist aber stets das gleiche: eine prägnante These über die Beziehungen zwischen zwei oder mehreren Begriffen. Durch die Verwendung der Thesensynthese vereinigt, organisiert oder abstrahiert die Theoretikerin darüber hinaus Beziehungsmuster aus Informationen die der Realität – der äußeren Welt – entstammen. Beobachtungen und andere Methoden wissenschaftlicher Datenerhebung, wie z. B. Interviews und maschinell lesbare Fragebögen, sind somit wesentlich für das Verfahren der Thesensynthese. Im Unterschied zu anderen Strategien der Thesenbildung verlangt die Thesensynthese empirische Belege.

Kenntnisse der Statistik sind nicht für alle Methoden der Thesensynthese notwendig. Die Vertrautheit mit den statistischen Methoden ist jedoch eine unerläßliche Voraussetzung, wenn quantifizierbare Informationen in großem Ausmaß gesammelt werden. Statistische Methoden sind auch hilfreich, um große Beträge gesammelter Informationen in eine interpretierbarere Form umzuformen. Der Leser sollte aber nicht statistische Methoden mit der Thesensynthese verwechseln. Statistische Methoden sind nur eine Ergänzung der Verfahrensweisen, die während des Prozesses der Spezifizierung von Beziehungen zwischen den Begriffen auf dem Untersuchungsgebiet eingesetzt werden.

Weil die Kenntnis elementarer statistischer Verfahrensweisen Voraussetzung dafür ist, aus diesem Kapitel den größtmöglichen Nutzen zu ziehen, möchte der Leser vielleicht einschätzen, wie es um seine Fähigkeit bestellt ist, mit den hier angeführten statistischen Angaben zurechtzukommen. Ein entsprechender Test findet sich am Ende dieses Kapitels. Darüber hinaus findet der interessierte Leser an gleicher Stelle auch eine Liste von Lehrbüchern zur elementaren Statistik.

7.2 Zweck und Nutzen

Ziel der Thesensynthese ist es, von der Beobachtung von Phänomenen ausgehend eine oder mehrere Thesen über Beziehungen zu bilden, die zwischen jenen Phänomenen existieren. Wie schon darauf hingewiesen, können die Beobachtungen direkt von dem Theoretiker selbst stammen oder der Literatur entnommen sein. Liegen zudem größere Mengen von Beobachtungen oder Messungen vor, dann sollten diese statistisch aufbereitet werden, um die Informationen, die in den großen Datenmengen enthalten sind, in eine kompaktere und interpretierbarere Form zu bringen.

Daten wie Beobachtungen können sowohl dazu verwendet werden, um Hypothesen zu formulieren wie sie zu testen. Obwohl diese beiden Verwendungsformen sehr verschieden sind, gebrauchen beide oft ähnliche Methoden, insbesondere wenn es um statistisch abgesicherte Thesensynthesen geht. Diese Ähnlichkeit hat einige Schwierigkeiten zur Folge. Der Theoretiker kann z. B. unnötigerweise Regeln der Rechtfertigung im Entdeckungszusammenhang (vgl. Kap. 1) anwenden. So könnten etwa statistische Ergebnisse mit einer Wahrscheinlichkeit von etwa .05 als überflüssig verworfen werden, obwohl die Resultate im Rahmen des Begriffs durchaus Sinn machen.

Andererseits könnten Theoretikerinnen, in dem sie lediglich ein lockeres, pragmatisches Forschungsdesign verwenden, bestimmte Beziehungen zwischen Phänomenen entdecken, dann aber diese „Entdeckung" als gut gesichertes Faktum behandeln. Demgegenüber ist es ratsam, sich, wie im Kapitel 1 vermerkt, an die allgemeine Regel zu halten und den Entstehungszusammenhang und den Bestätigungszusammenhang so genau wie möglich zu unterscheiden. Werden Daten benutzt, um relationale Thesen zu gewinnen (Entstehungszusammenhang), dann sollten die gleichen Daten nicht noch einmal dazu verwendet werden, um zu behaupten, die Thesen seien „getestet" worden (Bestätigungszusammenhang). Als allgemeine Regel sollte gelten, daß für eine Bestätigung der ursprünglichen Ergebnisse oder für eine Gegenprobe (cross-validate) ein weiterer, unabhängiger „Datensatz" verwendet werden sollte. Ebenso kann auf strenge Überprüfungen von Hypothesen (Bestätigungszusammenhang) ein „Zurechtbiegen" von Daten oder ein „nicht theoriegeleitetes" (atheoretical) Analysieren folgen. Auch wenn letzteres wichtig ist, so kommt ihm doch nicht die gleiche Beweiskraft zu, wie der vorhergehenden Form der Analyse.

Werden empirische Belege für die Thesensynthese verwendet (Entstehungs-zusammenhang), dann sollten sie auf eine Weise analysiert werden, die das Entdecken erleichtert. Dies könnte es erforderlich machen, von Regeln oder Konventionen wie z. B. den herkömmlichen Ansprüchen der Statistik abzugehen, um gehaltvolle Thesen zu bilden, die die den Daten oder Beobachtungen inhärenten Beziehungen wiedergeben. Eine derartige Flexibilität dürfte angemessen und vernünftig sein, um im Entstehungszusammenhang das Maximum an Informationen aus den über ein Phänomen gesammelten Daten herauszuholen. Die gleichen Freiheiten jedoch im Bestätigungszusammenhang praktiziert, würde auf entschiedene Ablehnung verantwortungsbewußter Wissenschaftler stoßen. Im Übergang von der „Entdeckung" zur „Überprüfung" werden noch viele Verbesserungen der Datenerhebung und Begriffsbestimmung vorgenommen, damit die rohen Beobachtungen der „Endeckungsphase" angemessen und gründlich getestet werden können.

Wählt man die Thesensynthese als Strategie für die Theoriebildung, dann sollten Theoretikerinnen daran denken, daß sie besonders dann geeignet ist, wenn eine der folgenden Situationen zutrifft: (1) Es gibt noch keine begrifflichen oder empirischen Arbeiten, um den interessierenden Gegenstand zu beschreiben, aber eine Reihe von Beobachtungen sind unmittelbar zugänglich, um einige Parameter (empirische Merkmale) der Phänomene einzuführen; (2) auf einen Interessensgebiet werden zwar einige Begriffe verwendet, aber es werden empirische Belege benötigt, um die Beziehungen der Begriffe zueinander zu klären; oder (3) es wurden zwar mehrere Forschungsberichte zu einem interessierenden Phänomen veröffentlicht, aber die darin enthaltenen Informationen wurden noch nicht in eine gemeinsame Ordnung gebracht oder miteinander verschmolzen.

7.3   Verfahrensweise der Thesensynthese

Wie bereits zu Beginn dieses Kapitels festgestellt, umfaßt die Thesensynthese zwei grundlegende logische Operationen: (1) von Beobachtungen zu Schlußfolgerungen überzugehen und (2) besondere Schlußfolgerungen auf abstraktere hin zu verallgemeinern. Zwei umfangreiche Klassen von Methoden existieren, um von Beobachtungen zu Schlußfolgerungen zu gelangen: (1) qualitative und (2) quantitative Methoden. Die zweite Operation, die Generalisierung spezifischer Schlußfolgerungen auf allgemeinere hin, wird durch eine Vorgehensweise erleichtert, die wir (3) als „literaturbezogene Methoden" bezeichnet haben. Bei der tatsächlichen Thesenbildung kann die Theoretikerin natürlich zwischen diesen logischen Operationen hin- und herspringen.

Angesichts der umfangreichen und komplexen Literatur über qualitative wie quantitative Methoden würde die umfassende Vorstellung den Umfang dieses Kapitels sprengen. Wir werden uns statt dessen auf die entscheidenden Punkte beider Methoden konzentrieren und bei ihrer Darstellung notwendigerweise selektiv verfahren. Leser, die eingehendere Informationen über qualitative Methoden brauchen, seien auf methodische Arbeiten verwiesen, die sich ausschließlich diesem Thema widmen (z. B. Miles & Huberman, 1984; Leintger, 1985; Strauss & Corbin 1990).

Ebenso werden Leser, die mehr Informationen über qualitative Methoden benötigen, diese in den Standardlehrbüchern zur Forschung finden (z. B. Kerlinger, 1986; Polit & Hungler, 1991; Holloway & Wheeler, 1998; Morse & Field, 1998). Im Bewußtsein dieser Einschränkungen geben wir eine Darstellung der qualitativen, quantitativen und literarbezogenen Methoden, die sich strategisch an der Thesenbildung über ein interessierendes Phänomen orientiert.

Qualitative Methoden verwenden keine quantitativen Meßverfahren. Normalerweise wird bei der Datensammlung ein flexibler und modifizierbarer Ansatz verwendet. Dies erlaubt dem Theoretiker, die Beobachtungen auszuwählen, die sich auf das sich abzeichnende Bild von den Phänomenen beziehen. Qualitative Methoden stützen sich typischerweise auf Interviews (Befragung und Zuhören) und auf Beobachtungen (Wahrnehmung) als Datenquellen. Als Beispiel für qualitative Methoden wird hier die Feldforschung (field research) vorgestellt.

Quantitative Methoden beinhalten die Messung von Variablen als numerische Größen. Diese Methoden können sowohl in experimentellen als auch in nicht-experimentellen (ex post facto oder korrelationalen) Forschungsdesigns verwendet werden. Darüber hinaus können quantitative Methoden weiter in solche unterteilt werden, die sich auf einzelne (Untersuchungs-)Gegenstände und in solche, die sich auf Gruppen von (Untersuchungs-)Gegenständen beziehen. Auf diese Weise ergeben sich vier Kategorien quantitativer Forschungsdesigns: auf Einzelne bezogene experimentelle, auf Einzelne bezogene nicht-experimentelle, auf Gruppen bezogene experimentelle und auf Gruppen bezogene nicht-experimentelle. Jede von ihnen wird im folgenden kurz dargestellt werden, bevor wir dann näher auf den Nutzen des nicht-experimentellen gruppenbezogenen Designs für die Thesensynthese eingehen.

Die „literaturbezogenen Methoden", schließlich zielen darauf ab, (bereits) vorhandene Forschungsergebnisse über einen Untersuchungsgegenstand zu organisieren. Die empirischen Belege „literaturbezogener Methoden" stammen hauptsächlich aus Bibliotheken und veröffentlichten Texten. Die Verwendung „literaturbezogener Methoden" bedeutet, die verfügbaren Informationen zu sichten und die gewonnenen Informationen in eine kompaktere und allgemeinere Form zu bringen. Bei einem Beispiel für die Anwendung dieser Methode wird es um die Anwendung dieser Methode auf den Themenbereich „Desinteresse älterer Menschen" (disengagement in the elderly) gehen.

7.3.1 Qualitative Methoden

Eine weitverbreitete qualitative Methode für die Thesensynthese ist die Feldforschung. Eine besonders beliebte Version der Feldforschung, die „grounded theory method" (Glaser & Strauss, 1967; Glaser, 1978), ist von Pflegenden verwendet worden, um z. B. Patientinnen, die sich einer Mastektomie unterziehen mußten, (Quint, 1967a, b), Familien mit einem Stiefvater (Stern, 1980) und Familien über mehrere Lebensphasen hinweg (Knafl & Grace, 1978) zu untersuchen. Auf dem Nachbargebiet der Medizin wurde die Methode der Felduntersuchung dazu benutzt, die studentische Kultur an medizinischen Fakultäten zu untersuchen (Becker, 1961).

Eine methodisch grundlegende Annahme bei der Felduntersuchung ist, daß die Theoretikerin ein besseres Verständnis von einem Phänomen erhält, wenn sie mit einer unvoreingenommenen Einstellung beginnt, ohne vorgefaßten Meinungen darüber, wie die Daten zu klassifizieren und miteinander in Beziehung zu setzen sind. Auch wenn eine Theoretikerin mit einigen allgemeinen Vorstellungen von einem Phänomen beginnt, so sind diese doch in dem Augenblick aufzugeben, in dem die Theoretikerin für das Phänomen spezifischere Kategorien definiert. Die Theoretikerin bewegt sich zwischen Datenerfassung und Datenanalyse hin und her, um auftauchende Vorstellungen zu bestätigen und um Begriffe und Beziehungen zu präzisieren, sobald neue Daten erfaßt werden. Die Felduntersuchung erlaubt es dem Theoretiker, relevante Thesen über ein Phänomen durch direkte Beobachtung des Phänomens zu bilden, die er als Ausgangspunkt für die Bildung von Begriffen und Thesen nutzt (Glaser & Strauss, 1967; Schatzmann & Strauss, 1973; Glaser, 1978; Quint, 1967a). Daten nach Kategorien aufzuschlüsseln (coded) und die Verknüpfung der Kategorien untereinander sind ein beständiges Element bei der Feldforschung. Die Theoretikerin macht Beobachtungen, schlüsselt sie auf, macht sich interpretierende Anmerkungen oder Notizen zu den aufgeschlüsselten Beobachtungen und macht dann weitere Beobachtungen, um eine sich abzeichnende Vorstellung zu vervollständigen oder zu klären. Der Ablauf der Tätigkeiten bei der Feldforschung ist damit sehr verschieden von der festen Aufeinanderfolge von Datenerfassung, Datenanalyse und Dateninterpretation bei den quantitativen Methoden.

Wahrend die Befürworter der Methoden der Feldforschung mit Vorliebe ihre Stärken herausstreichen, müssen hier auch deren Mängel angesprochen werden. Die Verwendung der Methoden der Feldforschung bei der Bildung von Begriffen und Thesen, erfordert auf Seiten des Theoretikers ein hohes Maß an Einfallsreichtum und intellektueller Integrität. Das kreative Vermögen des Theoretikers, allgemeine Begriffe und relationale Thesen zu bilden, muß als ein entscheidendes Element erfolgreicher Feldforschung angesehen werden. Außerdem können sich durch die Verwendung von hastig formulierten Notizen vor Ort, durch eine selektive Wahrnehmung von Daten und fehlerhafte Erinnerungen Fehler in den Prozeß der Feldforschung einschleichen. Der Theoretiker kann auf diese Weise ein Phänomen versehentlich falsch darstellen. Befürworter von Feldforschung wenden im allgemeinen dagegen ein, daß die durch die Methoden der Feldforschung erreichte empirische Validität diese Mängel ausgleicht. Sie behaupten weiter, daß bei sorgfältiger Aufmerksamkeit und entsprechender Ausbildung diese Mängel der Methode wesentlich reduziert werden können.

Stern (1980) hat einen besonders klaren Bericht über die Grounded-Theory-Methode der Feldforschung geschrieben. Ihre Arbeit über Familien mit Stiefvätern soll dazu dienen, um die Phasen einer Methode der Feldforschung zu erläutern.

Die Autorin begann ihre Untersuchung mit der Feststellung, daß der Prozeß, in dem ein Stiefvater in eine vorhandene Familie integriert wurde, bisher noch nicht untersucht worden war:

...ich verfügte weder über eine Basis, um die vorhandenen Theorien zu testen, noch konnte ich auf bereits bestimmte Variablen zurückgreifen, weil keine bestimmt worden waren. Mit anderen Worten: Zunächst einmal war es notwendig, herauszufinden, was in derartigen Familien vorging (S. 20).

In Phase eins der *Sammlung der empirischen Daten* führte Stern 30 Intensiv-Interviews mit Stiefvater-Familien aus unterschiedlichen sozialen Schichten und ethnischen Gruppen. Die durch Beobachtung und Interview ermittelten Daten wurden zunächst entsprechend ihrem wesentlichen Gehalt aufgeschlüsselt (coded), danach wurden ähnlich aufgeschlüsselte Daten durch Clusterbildung zu Kategorien zusammengeführt. Zwei der von Stern entwickelten Kategorien richteten sich z. B. auf die Regeln in der Familie und die Techniken ihrer Durchsetzung.

In der zweiten Phase, der *Begriffsgestaltung (concept formation)*, wurde ein begrifflicher Rahmen im Hinblick darauf geschaffen, die Phänomene aus dem Gesichtswinkel der Beteiligten darzustellen. Bei dem Versuch zu verstehen, wie Familien einen Stiefvater in die vorhandene Mutter-Kind-Beziehung integrieren, wählte Stern die Disziplinierung der Kinder als Bezugsrahmen. Dieser Bezugsrahmen wurde wegen der emotionalen Reaktionen gewählt, die das Thema der Disziplinierung hervorruft, wenn es mit Familien erörtert wird.

Die dritte Phase, die *Begriffsbildung (concept development)*, besteht aus mehreren Arbeitsschritten. Kategorien wurden verknüpft, um Schlüsselvariablen zu bilden. So brachte Stern die Kategorien der Belehrung, der Annahme und der Nachahmung unter die übergreifende Kategorie „verbindende Handlungen". Mit den „verbindenden Handlungen" kamen auch Stiefvater und Kind enger zusammen. Die sich abzeichnenden Vorstellungen machten eine weitere Überprüfung der Literatur an dieser Stelle erforderlich. Die Aufmerksamkeit wandte sich auch den Beziehungen zwischen den Kategorien zu. In ihrer Studie fragt Stern: „... unter welchen Bedingungen co-existieren die Variablen Disziplinierung und Integration? (S. 22). Stichproben wurden selektiv erhoben, um die Beziehungen zwischen den Variablen zu klären. Stern fand heraus, daß Disziplinierung und Integration nur dann zusammen auftraten, wenn auch die „verbindenden Handlungen" beobachtet werden konnten. Dies kommt in der Thesensynthese zum Ausdruck. Dies demonstriert die Thesensynthese. Um ihre Gedanken noch besser zu fundieren, wurde eine „Kernvariable" (core variable) eingeführt. Kernvariablen vereinen (pull together) die Schlüsselbegriffe eines Phänomens. Stern schlug als Kernvariable „integrative Disziplinierung" vor, um zu erklären, wie Familien mit Stiefväter die Disziplinierung der Kinder nutzen, um die Familiensolidarität zu stärken.

In der vierten Phase, die der *Modifikation und Integration der Begriffe,* wurden die sichtbar gewordenen Vorstellungen weiter integriert und abgegrenzt. Daten wurden jetzt in Termini theoretischer Ideen aufgeschlüsselt. Während dieser Aufschlüsselung der Daten wurden Anmerkungen oder interpretierende Notizen festgehalten, um bei der Systematisierung der Untersuchungsergebnisse zu helfen. Die Anmerkungen wurden dann auf eine Weise reorganisiert, die die fünfte Phase, die *Herstellung des Forschungsberichtes*, erleichterte. In dieser letzten Phase wurden die

theoretischen Ergebnisse der Studie dargestellt und durch Beispiele aus der Felduntersuchung untermauert.

Insgesamt sind Felduntersuchungen ein ebenso flexibles wie sensibles Mittel, um
Thesen über ein empirisches Phänomen zu bilden. Auch wenn die Methoden der
Feldforschung bei der Begriffssynthese und Theoriesynthese eingesetzt werden
kann, so sind wir dennoch überzeugt, daß man den größten Nutzen aus diesem Ansatz bei der Thesensynthese ziehen kann. Die Methoden der Feldforschung erlauben es, Kategorien und Beziehungen zwischen ihnen auf der Basis einer direkten
und wohldurchdachten Interaktion des Theoretikers mit dem sozialen Phänomen zu
gewinnen. Beispiele für andere qualitative Methoden – die Analyse von Erzählun-
gen (narrative analysis) und die qualitative Methode von Parse – finden sich bei Hall,
Stevens, Meleis (1992) und Smith (1990).

7.3.2   Quantitative Methoden

Wir haben zuvor in diesem Kapitel vier Typen des quantitativen Forschungsdesigns
unterschieden: auf Einzelne bezogene experimentelle, auf Einzelne bezogene nicht-
experimentelle, auf Gruppen bezogene experimentelle und auf Gruppen bezogene
nicht-experimentelle. Zu jedem dieser quantitativen Forschungsdesigns gehört die
Sammlung und Analyse numerischer Daten. Die Datenanalyse wird normalerweise
erleichtert durch die Verwendung von statistischen Größen oder Verfahren wie Mittelwerte, Standardabweichung, Perzentile, Korrelationskoeffizienten, t-Tests und F-
Verteilung. Jedes dieser (Forschungs-)Designs hat jeweils spezifische Vorteile und
Grenzen für die Bildung von Thesen über Phänomene. Um dies zu verdeutlichen,
wird jedes Design kurz beschrieben und dann das gruppenbezogene nicht-experimentelle (Forschungs-)Design vorgestellt, um seinen Nutzen für die statistisch fundierten Thesensynthese zu erläutern.

Bei jedem dieser vier Designs setzt die Interpretation statistischer Daten voraus,
daß die verwendeten Meßverfahren reliabel sind (Anastasi, 1989; Cronbach, 1990;
Nunnally, 1978). Die Validität der Messungen, insbesondere die der Konstrukt-Validität, kann aber weniger bedeutsam sein, bedenkt man die wechselseitige Abhängigkeit zwischen Theoriebildung und der Konstitution von Konstrukt-Validität
(Cronbach & Meehl, 1967). Auch wenn es über den Rahmen dieses Kapitels hinausgeht, psychometrische Begriffen wie Reliabilität und Validität zu behandeln, da
diese aber die Interpretation von statistischen Daten betreffen, können wir diese
Punkte nicht einfach übergehen, um ein vollständiges und genaues Bild der bei der
Theoriebildung verwendeten quantitativen Methoden zu liefern.

Einzelfallbezogene oder „Single-Subject-Designs"
Mit einzelfallbezogenen oder Single-Subject-Designs bezeichnen wir mehrere Dinge: (1) die sorgfältige Analyse von Daten, die nur über Einzelpersonen gesammelt
wurden, oder (2) die Analyse von Daten über einzelne Personen im Rahmen eines
gruppenbezogenen Designs. Beide, sowohl die experimentellen wie die nicht-experimentellen Single-Subject-Designs ermöglichen es dem Theoretiker, Beziehungen

zwischen Variablen für einzelnen Personen zu ermitteln; (Baltes u. a., 1977a Barlow & Hersen, 1973, 1984). Single-Subject-Designs verhindern, daß individuelle Beziehungsmuster übersehen werden, was passieren kann, wenn die Daten vieler Personen gebündelt werden. Als Beispiel dafür werden in Tabelle 7-1 und Abbildung 7-1 fiktive Daten von vier Patienten dargestellt, die vor einer explorativen Operation stehen. Der Vergleich nur der Mittelwerte der Gruppen für die Ängstlichkeit vor der Einweisung und nach der Aufnahme ins Krankenhaus und dann nach der präoperativen Information, ergibt ein irreführendes Bild von den einzelnen Patienten.

Patient	Vor der Einweisung in das Krankenhaus	Nach der Aufnahme in das Krankenhaus	Nach der präoperativen Information
Patient A	50	20	20
Patient B	30	40	60
Patient C	30	50	30
Patient D	30	50	30
Mittelwert	35	50	35

Tab. 7-1
Individuelle und Durchschnittswerte für die Ängstlichkeit von Patienten vor einer explorativen Operation (fiktive Daten)

Die Mittelwerte der Gruppen lassen vermuten, daß die Ängstlichkeit der Patienten nach der Aufnahme zunimmt, daß aber die präoperative Information die Ängstlichkeit wieder auf das Niveau vor der Aufnahme ins Krankenhaus zurückzuführen vermag. Betrachtet man jetzt die individuellen Verlaufsformen, so zeigt sich, daß die Aufnahme ins Krankenhaus für Patient A eine Erleichterung gewesen ist und daß sein Ängstlichkeit weit unter den Stand vor seiner Aufnahme gesunken ist. Bei Patient B hingegen nahm die Ängstlichkeit nach der Aufnahme etwas zu, schlimmer noch, die präoperative Information schlug ins Gegenteil um und steigerte seine Ängstlichkeit noch mehr. Nur bei den Patienten C und D fand sich jeweils eine Verlaufsform, die derjenigen der Mittelwerte der Gruppen im allgemeinen entsprach. Im Anfangsstadium der Theoriebildung (theory building) kann – wie in diesem Beispiel gesehen – das Single-Subject-Design eine ökonomische Art und Weise sein, sowohl vorläufige Muster von Beziehung zwischen Variablen zu bestimmen als auch um herauszufinden, ob es, vergleicht man die individuellen Muster mit denjenigen der Gruppen insgesamt, Abweichungen gibt.

Abb. 7-1
Individuelle und Durchschnittswerte für die Ängstlichkeit vor einer explorativen Operation (fiktive Daten)

Experimentelle Single-Subject-Designs sind dazu verwendet worden, um die Auswirkungen von Pflegeinterventionen in unterschiedlichen Situationen zu dokumentieren: die selbständige Nahrungsaufnahme bei einer älteren Frau (Baltes & Zerbe, 1976)

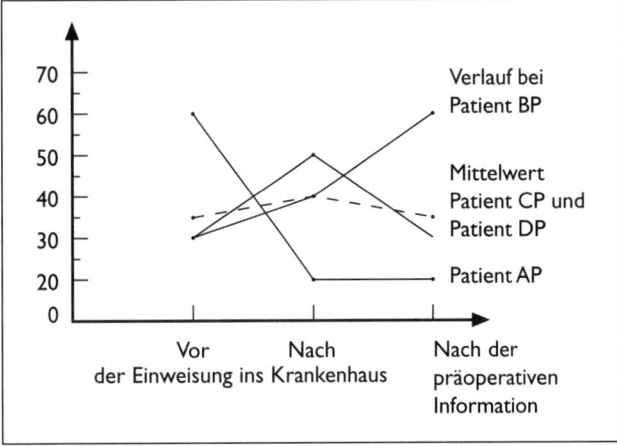

und Entwicklungsstörungen (failure to thrive) eines Kindes mit Down-Syndrom, (Durand, 1975). Baltes und Zerbe berichten über den Einsatz eines Förderprogramms, um die eigenständige Nahrungsaufnahme bei einer älteren Frau, die an ein Pflegeheim gebunden war, zu initiieren und aufrechtzuerhalten. Bevor die unterstützende Behandlung einsetzte, wurden zunächst die Ausgangswerte für die Häufigkeit einer eigenständigen Nahrungsaufnahme ermittelt. Dann wurde die Häufigkeit einer eigenständigen Nahrungsaufnahme während und nach der Behandlungs-(Interventions-) Phase jeden Tag erfaßt. Wie Abbildung 7-2 zeigt, war die Häufigkeit der eigenständigen Nahrungsaufnahme bei der älteren Frau von verschiedenen Stimuli abhängig, die vor und während der Interventions-Phase der Untersuchung zum Einsatz kamen. Aus den Daten ziehen die Autorinnen den Schluß: „Sich füttern lassen im hohen Alter, ist eine abhängige Variable, die in Richtung ‚eigenständige Nahrungsaufnahme' verändert werden kann, abhängig von den Bedingungen des Umfeldes" (S. 26).

Wie in den beiden vorausgegangen Beispielen gezeigt wurde, kann es hilfreich sein, die Wirkung einer Intervention bei einer kleinen Anzahl von Personen zu untersuchen, um die unterschiedlichen Arten herauszufinden, wie sich die Variablen aufeinander beziehen und um Personengruppen zu ermitteln, für die die Intervention ungeeignet ist. Experimentelle Single-Subject-Designs sind natürlich hinsichtlich ihrer externen Validität (external validity) und ihrer Generalisierbarkeit begrenzt. Dieses Design kann jedoch der Geburtsort von Ideen sein, die später im Rahmen eines Gruppen-Designs ausgearbeitet und getestet werden kann.

In einem nicht-experimentellen Kontext kann ein Vergleich von Daten auf der Grundlage von Einzelerhebungen mit den entsprechenden Mustern aus Gruppenbefragungen hilfreich sein, um naturgemäß auftretende abweichende Muster zu ermitteln, die pflegepraktisch bedeutsam sind. Bei Thoman (1980) findet sich ein interessantes Beispiel für diesen Ansatz. Als sie den Wach-Schlaf-Rhythmus von Säuglingen untersuchte, beobachtete sie bei Säuglingen im Alter von 2, 3, 4 und 5 Wochen den Prozentsatz, den sie während einer siebenstündigen Beobachtung mit Wachsein verbringen. Wie Abbildung 7-3 veranschaulicht, zeigte ein „S" genannter Säugling auffällig höhere Anteile von

Abb. 7-2
Verlauf der selbständigen Nahrungsaufnahme von Patient A während einer Untersuchung von 20 Sitzungen. (Aus: Baltes, MM, Zerbe, MB: Wiedererlangung selbständiger Nahrungsaufnahme im Pflegeheim)

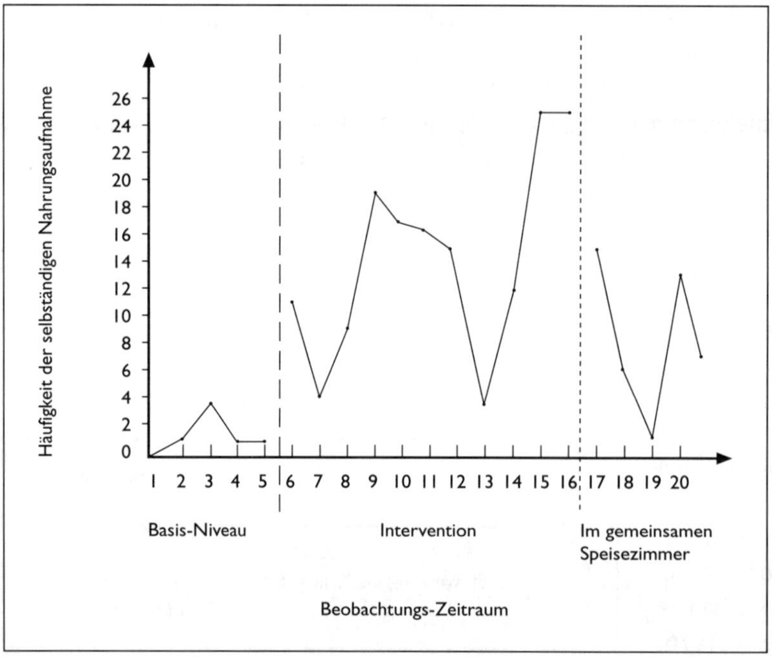

Wachsein (geöffnete Augen und aufmerksam) als die übrigen Säuglinge, vor allem in der fünften Woche. Dieses Muster wurde später mit einer neurologischen Beeinträchtigung dieses Kindes in Beziehung gebracht. Sorgfältiges Beobachten, Aufzeichnen und Vergleichen der Wach-Schlaf-Phasen dieses Säuglings machten es Thoman möglich, eine Beziehung zwischen einer neurologischen Beeinträchtigung in der Mitte des Säuglingsalters und dem frühen Wach-Schlaf-Rhythmus zu formulieren. Thomans quantitativer Ansatz ermöglichte es ihr, eine Beziehung zu entdecken, die vielleicht unbemerkt geblieben wäre, wenn die Daten nur auf einer qualitativen Basis erhoben worden wären.

Einzelfallbezogene Forschungsdesigns (individual-subject-designs) werden hier erwähnt, weil sie, zum einen, einen oft übersehenen Ansatz für die Theoriebildung in der Pflege darstellen und weil sie zum anderen ökonomisch sind. Single-Subject-Designs sind besonders dann attraktiv, wenn die Zeit und die (finanziellen) Ressourcen knapp sind.

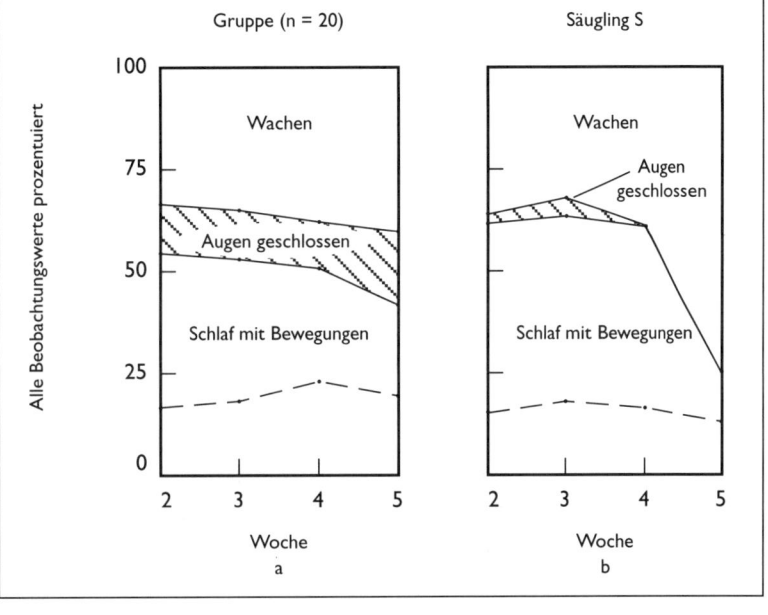

Gruppenbezogenes Forschungsdesign

Wir haben bereits früher darauf hingewiesen, daß gruppenbezogene Forschungsdesigns experimentell oder nicht-experimentell sein können. Bei einem gruppenbezogenen experimentellen Forschungsdesign wird eine Gruppe von Testpersonen einer „Behandlung" oder experimentellen Bedingungen unterworfen. Dann werden Beobachtungen oder Messungen durchgeführt, um den Einfluß der experimentell veränderten Bedingungen auf irgendeine Ausgangsvariable zu bestimmen. Um die Auswertung eines gruppenbezogenen experimentellen Forschungsdesign zu unterstützen, kann eine Kontrollgruppe einbezogen werden, so daß die Auswirkungen der experimentell veränderten Bedingungen auf die Testgruppe den Auswirkungen auf die Kontrollgruppe gegenübergestellt werden kann. Wenn nur eine Gruppe von Testpersonen für das Experiment zur Verfügung steht, kann diese Gruppe bevor sie und nachdem sie den experimentell veränderten Bedingungen unterworfen wird getestet werden, so daß bedeutsame Gegenüberstellungen bei den Ausgangsvariablen sichtbar werden können.

Ausgehend von diesen beiden grundlegenden experimentellen (Forschungs-)Modellen (basic experimental models) kann eine Vielzahl subtilerer gruppenbezogener experimenteller Forschungsdesigns entwickelt werden. Diese Designs sind in

Abb. 7-3 Verteilung der Phasen während einer siebenstündigen Beobachtungszeit im Alter von 2, 3, 4 und 5 Wochen. (a) Mittelwerte für eine Gruppe von normalen Säuglingen; (b) Individuelle Werte für Säugling S. (Aus: Thoman, EB: Die Entwicklung von Säuglingen im Kontext der Mutter-Kind-Beziehung. In: Quilligan EJ, Kretschmer, N (Hgb.), Fetal and Maternal Medicine, New York, 1980, S. 257.)

Lehrbüchern über Forschungsdesigns und Statistik ausführlich beschrieben (z. B. Kerlinger, 1986; Pehazur & Schmelkin, 1991), so daß sie hier nicht noch einmal dargestellt werden müssen. Wir möchten statt dessen darauf hinweisen, daß das gruppenbezogene experimentelle Forschungsdesign, auch wenn es häufig nur als Testmethode für Hypothesen verwendet wird, auch nützlich für eine Hypothesen hervorbringende Forschung sein kann. Einer der Hauptnachteile der Verwendung dieser Methode im Entstehungszusammenhang besteht darin, daß sie im Kontrast zum einzelfallbezogenen Forschungsdesign sehr aufwendig ist. Wenn jedoch eine Stichprobe zu Sondierungszwecken (exploratory work) mit denjenigen aus einer größeren Population in Einklang steht, erhält man für die erschlossenen Synthesen durch ein gruppenbezogenes experimentelles Forschungsdesign eine höhere externe Validität und eine größere Generalisierbarkeit.

Die letzte quantitative Vorgehensweise, die hier betrachtet werden soll, ist das gruppenbezogene nichtexperimentelle Forschungsdesign. Diese Designs verwenden normalerweise Verfahren zur Berechnung der Korrelation und zur Bestimmung der Regression, um die statistische Verknüpfung von Variablen zu untersuchen. Dabei kann es sich um Querschnittsuntersuchungen (wenn alle Daten zu einem bestimmten Zeitpunkt erhoben werden) oder um Längsschnittuntersuchungen (wenn die Daten mehrfach über einen bestimmten Zeitraum hinweg erhoben werden) handeln. Während wir nicht näher auf die verschiedenen statistischen Testverfahren eingehen, die bei einer nichtexperimentellen (auch bezeichnet als Korrelations- oder Expostfacto-)Forschungsdesigns benutzt werden können, so werden wir uns doch mit allgemeinen Strategien der Analyse und Interpretation von nichtexperimentellen Daten befassen. Die zugehörigen Probleme der statistischen Verfahren und des Designs werden in den leicht zugänglichen Lehrbüchern zur Forschung sehr gut dargestellt (z. B. Achenbach, 1978; Baltes et al, 1977b; Polit & Hungler, 1991).

Das wahrscheinlich größte Problem, mit dem sich ein Theoretiker bei gruppenbezogenen nicht-experimentellen Forschungsdesigns konfrontiert sieht, ist die Gefahr, in einem Meer statistischer Daten zu ertrinken. Dieser Ansatz den man in nicht-experimentellen Forschungsdesigns oft wie eine Schrotflinte verwendet, kann dazu führen, jede Variable mit jeder anderen Variablen der Untersuchung in Beziehung zu setzen. Bei einer Studie mit 10 Variablen (z. B. soziale Schicht, Alter, Geschlecht, Zahl der Medikamente, Häufigkeit eines Krankenhausaufenthaltes usw.) führt dies zu 45 Korrelationskoeffizienten, wenn dabei jede von ihnen mit jeder anderen Variablen korreliert wird. Bei einer Untersuchung mit 100 Variablen sind dann 4950 solcher Beziehungen zwischen Variablen möglich. Damit wird sofort klar, daß Strategien erforderlich sind, um überflüssige statistische Analysen auszuschließen und diejenigen Informationen zu ordnen, die zu Bedeutungseinheiten zusammengefaßt wurden. Dies ist eine der schwierigsten Aufgaben, die sich einem Theoretiker stellt, der quantitativ nichtexperimentell gewonnene Belege für die Thesensynthese verwendet.

Für das Vorgehen bei der Analyse und der Interpretation der Daten empfehlen wir, sich an folgenden Richtlinien zu orientieren:

1. Ermitteln Sie zunächst die wichtigsten zentralen Variablen, also diejenigen, die für Sie von besonderem Interesse sind. Bei einigen Variablen ergibt sich ihre Bedeutung von selbst, z. B. die Stufen der Anpassung oder des Wohlbefindens vor und nach einer Krankheit. Andere Variablen sind vielleicht nur soweit von Interesse, als sie die zentralen Variablen beeinflussen können.

2. Untersuchen Sie die statistischen Indikatoren für die zentralen Entwicklungstendenzen und Veränderungen der kardinalen Variablen (Jacobsen, 1981). Werden diese Variablen zu verschiedenen Zeitpunkten gemessen, sollten Sie sich mit den Veränderungen vertraut machen, die bei ihnen auftreten können.

3. Überprüfen Sie die Fachliteratur auf Variablen, von denen man weiß, daß sie mit den zentralen Variablen covariieren.

4. Bestimmen sie, ob Ihre zentralen Variablen so wie erwartet auf diese in der Literatur gefundenen Variablen bezogen sind.

5. Reduzieren sie, wenn möglich, die Zahl der Variablen die gleichsinnig variieren durch Verfahren wie die Faktorenanalyse (Tabachnick & Fidell, 1989, S. 372–445). Variablen des sozialen Hintergrunds z. B. können durch diesen Ansatz kompakter gemacht werden.

6. Gehen Sie ruhig ihrem Gefühl nach, wenn Sie den Eindruck haben, daß neue Variablen in Ihrem Datensatz mit ihren zentralen Variablen verwandt sein könnten.

7. Achten sie bei den Resultaten der Datenanalyse auf Überraschungen. Dies können sowohl unerwartete Übereinstimmungen als auch unerwartete Abweichungen sein. Stellen Sie Hypothesen auf, warum diese Überraschungen aufgetreten sein können. Überprüfen Sie Ihre Hypothesen soweit es mit den verfügbaren Daten möglich ist. Diese Hypothesen können, auch wenn sie über die eigentliche Thesensynthese hinaus gehen, für die spätere Theoriesynthese hilfreich sein.

8. Auch wenn Sie atheoretisch (ohne die Absicht, eine Theorie zu überprüfen) begonnen haben so können Sie dennoch während der Analyse und Interpretation der Daten darauf stoßen, daß die von ihnen erzielten Resultate mit vorliegenden Theorien übereinstimmen. Diese Theorien könnten andererseits auf neue oder bislang noch unerforschte Bereiche hinweisen und eine weitere Analyse der Daten nahelegen.

9. Diskutieren Sie die erzielten Ergebnisse mit Kollegen, die sich mit dem Untersuchungsgegenstand auskennen sowie mit praktisch tätigen Kollegen, denen das Gebiet aus der Perspektive einzelner Fälle vertraut ist.

Diese Empfehlungen bilden einen Leitfaden für die Datenanalyse, es sind keine starren Regeln. Buch darüber zu führen, was man warum getan hat, kann ebenfalls hilfreich sein, um die Analyse der Daten in neue geordnetere Bahnen zu lenken. Werfen Sie regelmäßig einen Blick in diese Aufzeichnungen. Schriftliche Zusammenfassungen der Ergebnisse abgeschlossener Datenanalysen können ebenfalls brauchbare Orientierungspunkte sein. Gehen Sie diese Zusammenfassungen durch, diskutieren Sie sie mit Kollegen und vergleichen Sie sie mit den Resultaten veröffentlichter Forschungsberichte. Gelegentlich kann es auch hilfreich sein, über andersgeartete, aber mit einem ähnlichen Design arbeitende Forschungen zu lesen, um bei der Ausrichtung und Planung der Datenanalyse neue, bedeutsame Wege einzuschlagen.

Wir möchten nun einen kleinen Ausschnitt von Daten aus einer nicht-experimentellen gruppenbezogenen Untersuchung vorstellen, die eine von uns durchgeführt hat, um die Verwendung von quantitativen Daten bei der Thesensynthese zu demonstrieren. (Die Erhebung der Daten wurde zwischen 1978–1981 mit Mitteln des öffentlichen Gesundheitswesen der USA, Abteilung für Pflege, unterstützt). In einem Teil der Untersuchung wurden die Einstellungen (attitudes) und Erwartungen (beliefs) von Müttern mit Säuglingen untersucht. Da die Literatur davon ausgeht, daß die Anzahl der Kinder und das Geschlecht des Kindes die Einstellungen und Erwartungen der Mütter beeinflußt, wurden die Daten entsprechend dem Status der Mütter (primipara und multipara) und dem Geschlecht des Säuglings (männlich oder weiblich) getrennt analysiert. Zwar wurde durch diese Unterteilung die Zahl der Befragten innerhalb der Gruppen reduziert, die Muster der Einstellungen und Erwartungen der Mütter traten dadurch aber deutlicher zutage. Tabelle 7-2 zeigt die Korrelationen zwischen drei Mustern von Einstellungen und Erwartungen, die am Anfang und am Ende der Neugeborenenperiode gemessen wurden. Die Korrelationen sind für jede der vier Untergruppen der Mütter dargestellt. Die Korrelation der Einstellungen der Mütter zu sich selbst als Mütter ist bei allen vier Untergruppen ziemlich hoch ($r = 0.62–0.77$). Aufgrund dessen könnte man behaupten, daß während der Neugeborenenperiode die Einstellungen der Mütter zu sich selbst als Mütter keine größeren Veränderungen erfahren, was bedeutet, daß die generelle Einstellung zu sich selbst als Mütter relativ stabil und unabhängig von der Zahl der Kinder und dem Geschlecht des Kindes war. In bezug auf die Erwartungen gegenüber dem eigenen Baby trifft dies hingegen nicht zu. Die Erwartungen gegenüber dem eigenen Baby korrelierten zwar signifikant für Primipara-Mütter ($r = 0.35–0.41$), jedoch nicht für Multipara-Mütter ($r = -0.06$ und -0.12). Danach sind die Erwartungen gegenüber dem eigenen Baby relativ stabil für die erstmals Gebärenden, bei den Müttern, die mehr als ein Kind haben, dagegen, haben die Erwartungen am Ende der Neugeborenenperiode fast nichts mehr mit den anfänglichen Erwartungen zu tun.

Tab. 7-2
Korrelationen zwischen den Einstellungen/Erwartungen von Müttern zu Beginn und am Ende der Neugeborenenperiode[a]

Einstelllungen/Erwartungen		
Status der Mütter Säuglingsgeschlecht	Erwartungen gegenüber dem Baby	Einstellungen zum Baby	Einstellungen der Mütter zu sich selbst
Primipara/weiblich	$0{,}35^{b}$ (28)	$0{,}44^{c}$ (31)	$0{,}62^{d}$ (31)
Primipara/männlich	$0{,}41^{c}$ (42)	$0{,}44^{c}$ (43)	$0{,}66^{d}$ (43)
Multipara/weiblich	$-0{,}06$ (51)	$0{,}69^{d}$ (51)	$0{,}67^{d}$ (51)
Multipara/männlich	$-0{,}12$ (35)	$0{,}23$ (38)	$0{,}77^{d}$ (38)

a = Zahl der Befragten in Klammem. Diese können innerhalb der Gruppen infolge fehlender Daten variieren.
b = $p < 0{,}05$
c = $p < 0{,}01$
d = $p < 0{,}001$

Dieser letztere Befund war in der Tat überraschend. Man sollte annehmen, daß unerfahrene Erstgebärende unrealistische Erwartungen gegenüber ihren Babys haben,
so daß gerade bei dieser Gruppe die Wahrscheinlichkeit groß sein würde, daß sie ihre
Erwartungen im Verlauf der Neugeborenenperiode ändert. Wir vermuten folgendes:
Aufgrund ihrer fehlenden Erfahrung „stereotypisieren" Erstgebärende ihre Säuglinge. Wenn daher das frühkindliche Verhalten nicht mit den Erwartungen übereinstimmt, wird das Verhalten ignoriert und das Stereotyp aufrechterhalten. Mütter
hingegen, die zumindest schon ein Kind gehabt haben, haben, da sie das Wachstum
und Verhalten ihres Babys mit dem von anderen Babys vergleichen können, mit der
Zeit gelernt, daß Babys individuell sehr verschieden sind. Deshalb erwarten Frauen,
die erneut Mutter werden auch nicht, daß sich ihre Babys stereotyp verhalten. Daraus folgt, daß Frauen, die erneut Mütter werden, bereitwilliger ihre ursprünglichen
Erwartungen ändern, sobald sie deren individuelles Verhalten kennen lernen, als
Erstgebärende. Natürlich kann es noch andere Erklärungen als diese für die hier angeführten überraschenden Ergebnisse geben.

Werfen Sie nun einen Blick auf die Spalte „Einstellungen zum Baby" in Tabelle
7-2. Stellen Sie eine These darüber auf, wie konstant die Einstellungen der Mütter
zu ihren Babys während der ganzen Zeit in den vier Teilgruppen waren. Versuchen
Sie einen Grund anzugeben, der Ihre These erklärt.

Bei der Aufstellung Ihrer These, sollte es ihnen aufgefallen sein, daß es bei den
Einstellungen der Mütter zu ihren Babys während der ganzen Neugeborenenperiode in allen vier Gruppen eine signifikante Übereinstimmung ($r = 0.44$ bis 0.69) gegeben hat, mit Ausnahme der multiparen Mütter mit einem männlichen Säugling
($r = 0.23$). Zur Erklärung dieses Befundes bieten sich mehrere Hypothesen an. Unsere Hypothese ist, daß dadurch, daß erstgebärende Mütter ihre Babys „stereotypisieren", auch ihre Einstellungen während der Zeit konstant und unabhängig vom Geschlecht ihres Säuglings bleiben konnten. Nehme wir jedoch an, daß das Verhalten
der Gruppe der männlichen Neugeborenen in den ersten Wochen des Lebens un-
vorhersehbarer oder variabler ist als das von weiblichen. Und nehmen wir weiter an,
daß multipare Mütter die Individualität ihrer Säuglinge eher wahrnehmen, dann
können wir davon ausgehen, daß multipare Mütter von männlichen Säuglingen
auch ihre Einstellungen eher – als Antwort auf die Variabilität ihrer Babys – verändern als die anderen Mütter. Ihre Begründungen können ebenso plausibel sein wie
die unsrigen. Angesichts der wenigen Informationen, die wir hier gegeben haben,
gibt es nicht *die* beste Erklärung. Eine genauere Überprüfung der verfügbaren Daten, würde helfen, die Plausibilität der Erklärung zu prüfen, die wir hier gegeben haben. So könnte man z. B. untersuchen, ob das Verhalten männlicher Säuglinge in der
Neugeborenenperiode tatsächlich stärker variiert als das der weiblichen.

Wir haben zwar eine Anzahl von Richtlinien für die Analyse und Interpretation
von quantitativen nicht experimentellen Daten vorgelegt, wir haben aber keine genauen Verfahren für die Anwendung dieser Methode angegeben. Wir haben es ver-
mieden solche Verfahren anzugeben, weil wir bei den Lesern nicht den irreführen-
den Eindruck erwecken wollten, daß die Thesensynthese ein mechanischer Vorgang
sei, bei dem Daten gesichtet und dann von den Daten ausgehend einfach Thesen auf-

gestellt würden. Der entscheidende strategische Aspekt der statistisch fundierten Thesensynthese ist eine sorgfältige und systematische Datenanalyse. Wir haben versucht, diesen Aspekt hervorzuheben, in der Gewißheit, daß die Lehrbücher über Forschungsmethoden die prozeduralen Aspekte der quantitativen nicht-experimentellen Forschung umfassend behandeln (Polit & Hungler, 1991; Pedhazur & Schmelkin, 1991; Baltes et al, 1977b). Wir glauben jedoch, daß die hier gegebenen Informationen über die strategischen Aspekte der quantitativen Methoden im Entstehungszusammenhang in den üblichen Lehrbüchern zur Forschung fehlen.

Unser Umgang mit quantitativen Methoden impliziert ein dreifaches Verfahren: (1) den Ansatz einer ebenso kreativen wie systematischen Datenanalyse (2) die genaue Erfassung der Resultate durch eine sorgfältige und systematische Formulierung von Thesen, und (3) die mögliche Verknüpfung der von den Daten abgeleiteten Thesen mit bereits vorhandenen Theorien oder hypothetischen Erklärungen. Dieser dritte Aspekt überschreitet zwar die Thesensynthese, es ist aber sinnvoll, ihn hier zu erwähnen, um weitere Stufen der Theoriebildung vorzubereiten wie die Theoriesynthese sowie die Überprüfung von Theorien.

Im allgemeinen haben quantitative Methoden den Vorteil, daß sie dem Theoretiker explizite numerische Daten über ein Phänomen bieten. Auch wenn Zahlen vielleicht die Würze des Lebens fehlt, so können sie doch dazu beitragen, Beziehungen zu entdecken, die mit bloßem Auge nicht zu erkennen sind. In letzter Instanz sind diese Beziehungen eine Abstraktion der Realität, nicht die Realität selbst. Quantitative Methoden können den Abstraktionsprozeß insofern erleichtern, als ihre Anwendung auf die Realität den Theoretiker zwingt, über die Realität in begrifflichen und quantitativen Dimensionen zu denken. Etwas ist nicht einfach „heiß" oder „kalt", sondern hat einen bestimmten Wert auf einer Temperaturskala. In ähnlicher Weise können soziale und psychologische Begriffe wie etwa „Gernhaben" in Werte auf Skalen für die Stimmungslage, für das Berührungsverhalten oder für den Blickkontakt übersetzt werden. Quantitative Methoden erfordern eine beständige Aufmerksamkeit und Geistesgegenwart des Theoretikers bei der Analyse und Interpretation der Daten: ohne dies verliert er sich in seinen Zahlenkolonnen.

7.3.3   Methode der literaturbezogenen Thesensynthese

Die literaturbezogenen Methoden (literary methods) der Thesensynthese beginnen mit Thesen, die von bereits vorhandenen Forschungsergebnissen abgeleitet wurden. Im Unterschied zur Thesenanalyse beziehen sich literaturbezogene Methoden nur auf diejenigen Thesen der wissenschaftlichen Literatur, die von empirischen Belegen hergeleitet wurden oder von ihnen gestützt werden. Beziehungen, die nur auf Vermutungen des Theoretikers beruhen oder die sich nicht auf Forschungsergebnisse gründen, werden nicht berücksichtigt. Dieses Kriterium für die Auswahl der Thesen bedeutet allerdings nicht notwendigerweise, daß Vermutungen oder unbewiesene Thesen nicht für die Theoriebildung nützlich sein könnten. Das Kriterium spiegelt vielmehr die generelle Ausrichtung der Synthesestrategien wider: bei der theoretischen Arbeit von empirisch gesicherten Daten auszugehen. Bloß gemutmaßte oder nicht abgesicherte Thesen entsprechen diesem Kriterium nicht. Auf Vermutungen beruhende Thesen können jedoch bei anderen Strategien wie der Thesenanalyse oder der Thesenübertragung von Nutzen sein.

Die folgende These war in der Untersuchung von Henthorn (1979) über Disengagement und Bestätigung bei älteren Menschen empirisch bestätigt worden:

... je größer der Grad des Disengagements [wie es von den alten Menschen dargestellt wurde], um so geringer der Grad der Bestätigung [des Rollenverhaltens durch andere] und der antizipierten Bestätigung [des Rollenverhaltens durch andere] (S. 5).

Oft müssen Thesen wie in diesem Beispiel neu formuliert werden, um ihre Bedeutung zu präzisieren. In diesem Beispiel beschreibt die These in der Tat zwei Gruppen von Beziehungen, die folgendermaßen (re-)formuliert werden können:

... je größer der Grad des Disengagements, so wie es von den alten Menschen dargestellt wird, um so geringer ist das Ausmaß der Bestätigung des Rollenverhaltens durch andere,

und

... je größer der Grad des Disengagements, so wie es von den alten Menschen dargestellt wird, um so geringer ist die antizipierte Bestätigung des Rollenverhaltens durch andere.

Es gibt mehrere grundlegende Formen von Gleichungen, in denen relationale Thesen wie die obige dargestellt werden können. Dazu nachstehend einige Beispiele:

Je größer X, um so größer Y

Wenn X zunimmt (oder abnimmt), dann nimmt auch Y zu (oder ab)

X und Y kovariieren

X bezieht sich positiv (oder negativ) auf Y

Die Form, in der diese Thesen formuliert werden, ist mehrdeutig, sie lassen mehrere Fragen offen:

1. Ist die Beziehung zwischen X und Y reversibel, das heißt, wenn eine Zunahme von X mit einer Zunahme von Y verbunden ist, ist dann auch eine Zunahme von Y mit einer Zunahme von X verbunden?
2. Ist die Beziehung zwischen den beiden Variablen X und Y kausal oder nicht-kausal (lediglich assoziativ)?

Diese Fragen können nur dann beantwortet werden, wenn das Design der Forschung, von der die These abgeleitet wurde, darauf abzielte diese Probleme zu entwirren. Andernfalls muß der Theoretiker zunächst die Mehrdeutigkeit akzeptieren und weitere Forschungen abwarten, die eine Antwort auf die Frage nach der Kausalität und der Reversibilität geben können.

Normalerweise helfen experimentelle Ansätze, mehrdeutig gebliebene Fragen korrelationaler oder nicht-experimenteller Forschungsdesigns zu klären. Es gibt z. B. Korrelationstechniken wie der Überkreuz-Vergleich in Panel-Studien, der Licht auf die Frage nach der Richtung des Einflusses zwischen Variablen werfen kann (Baltes et al, 1977b). Können die Fragen nach der Kausalität und Reversibilität beantwortet werden, kann auch die Formulierung der Thesen präziser sein, z. B.:

Nur wenn es eine Zunahme bei X gibt, wird es auch eine Zunahme bei Y geben, aber das Gegenteil trifft nicht zu (irreversible oder unidirektionale Kausalität);

oder

Nur wenn es eine Zunahme bei X gibt, dann gibt es auch eine Zunahme bei Y, und umgekehrt (reversible oder bidirektionale Kausalität).

Die literaturbezogene Thesensynthese tritt in Gestalt einer der beiden folgenden Techniken auf: (1) als Verallgemeinerung der Bedeutung der zu einer These gehörenden Begriffe oder (2) als Ausweitung der Grenzen (des Umfangs der erfaßten Phänomene), um eine größere Vielfalt von Situationen einzuschließen. Die erste dieser beiden Techniken setzt man ein, um weniger allgemeine Begriffe in einem abstrakteren, allgemeineren Begriff miteinander zu verschmelzen. Die zweite wendet man an, wenn man die Grenzen einer These reformuliert, um die Zahl der Populationen oder Situationen zu vergrößern, auf die sie zutrifft; z. B. bei der Ausweitung von Thesen über die Interaktionsmuster von Kleingruppen auf alle Gruppen unabhängig von ihrer Größe. Beide Verfahrensweisen der literaturbezogenen Synthese werden wir anwenden. Ausgangspunkt wird unsere erste überarbeitete These von Henthorn sein:

Je größer der Grad des Disengagements, so wie er von den alten Menschen dargestellt wird, um so niedriger ist der Grad der Bestätigung ihres Rollenverhaltens durch andere.

Nun nehmen wir eine These aus der von Osofskys und Danzgers Erforschung der frühen Mutter-Kind-Interaktion (1974). Sie stellten fest:

Eine aufmerksame Mutter tendiert dazu, ein aufgeschlossenes Baby zu haben und umgekehrt (S. 124).

Wir möchten versuchen, die Ergebnisse von Henthorn und die von Osofsky und Danzger zu synthetisieren, indem wir zunächst aus dem Begriff „Grad des Disengagements" und dem Begriff „aufmerksame Mutter" einen umfassenderen Begriff bilden. Gemeinsam ist diesen beiden Begriffen der allgemeinere Begriff: „Ausmaß an interaktivem Sozialverhalten, das eine Person zeigt". Für die Begriffe: „Grad der Bestätigung des Rollenverhaltens durch andere" sowie „aufgeschlossenes Baby" bietet sich die Gemeinsamkeit in dem übergeordneten Begriff: „Soziale Bestätigung, die mit einem interaktiven Sozialverhalten einhergeht". Außerdem heben wir die situative Beschränkung unserer These auf, indem wir den Bezugsrahmen von ältere Menschen und Müttern mit Kindern auf „Personen in sozialer Interaktion mit anderen" erweitern. Auf diese Weise konnten wir eine synthetisierte These aufstellen, die von den Untersuchungen von Henthorn und von Osofsky und Danzger abgeleitet worden ist:

Das Ausmaß an interaktivem Sozialverhalten, das eine Person zeigt, steht in einem direkten Bezug zum Ausmaß der sozialen Bestätigung, die sie von anderen erhält.

Schließlich, weil uns die Reversibilität von Henthorns These unklar geblieben ist, entschieden wir uns für eine konservative Interpretation und bezeichneten die synthetisierte These als irreversibel.

Mit diesem Beispiel, bei dem es um soziale Interaktion und Bestätigung geht, haben wir versucht zu zeigen, wie eine allgemeine These aus zwei Thesen synthetisiert werden kann, die zunächst keine Ähnlichkeiten aufzuweisen scheinen. Dies sollte dem Leser helfen, das grundlegende und manchmal überraschende Vorgehen zu verstehen, nach dem Forschungsergebnisse in einer synthetisierten These zusammengefaßt werden können. Eine allgemeinere These zu formulieren, die die Grenzen neu und weiter steckt, erfordert natürlich, daß weitere Daten gesucht werden, um die neue Verallgemeinerung zu erhärten. Nichtsdestoweniger ist ein wichtiger Schritt für die Theoriebildung getan, auch wenn die weiteren empirischen Belege noch ausstehen.

Die literaturbezogenen Methoden der Thesensynthese sollten vielleicht noch gründlicher untersucht werden. Nachdem auf der Grundlage von Forschungsberichten (research literature) eine Reihe von Thesen über ein Phänomen synthetisiert worden sind, können diese Thesen entsprechend dem Grad der verfügbaren empirischen Absicherung geordnet oder klassifiziert werden (vgl. z. B. Sears, 1972, S. 23–25). Thesen, die durch empirische Belege gestützt werden, die aus mehrfach Untersuchungen mit verschiedenen Populationen stammen, würden einen höheren Rang erhalten als solche mit Belege von begrenzterem Umfang. Besonders dann, wenn Forschungsergebnisse als Grundlage politischer Entscheidungen oder für praktische Anwendungen verwendet werden sollen, ist es wichtig, genau zu bestimmen, wie weit die empirische Tragfähigkeit der synthetisierten Thesen reicht.

Die Thesensynthese auf der Grundlage von Publikationen ist zwar zeitaufwendig, erfordert aber im Vergleich zu anderen Methoden der Thesensynthese nur geringe Kosten und Hilfsmittel. Der Zugang zu adäquaten Bibliothekseinrichtungen ist allerdings bei dieser Methode entscheidend. Literaturbezogene Ansätze der Thesensynthese sind besonders dann von Nutzen, wenn die hervorgebrachten Thesen nicht auf die Resultate einer einzelnen Untersuchung beschränkt sind. Der Zugriff auf die Ergebnisse einer Vielzahl von Studien zu einem Untersuchungsgegenstand bietet eine verläßlichere Datenbasis als nur eine einzige Studie. Die literaturbezogenen Ansätze sind jedoch nur zum Teil zufriedenstellend, wenn der Umfang und die Qualität der veröffentlichten Forschungsergebnisse zu einem Gegenstand begrenzt sind.

7.4   Vorteile und Grenzen

Weil die Methoden der Thesensynthese so vielfältig sind, werden wir auf deren Vorteile und Grenzen nur ganz allgemein eingehen. Eine Einschätzung der Vorteile und Grenzen der Methoden der Thesensynthese als Gruppe hängt von philosophischen Annahmen ab, die im folgenden diskutiert werden.

Die Thesensynthese als Methode geht davon aus, daß die (unmittelbare) Konfrontation mit der Wirklichkeit ein nützlicher und produktiver Weg der Theoriebildung ist. Sie nimmt an, daß ein Theoretiker ohne die Hilfe einer klaren, leitenden Theorie gerade die wissenschaftlich wertvollsten Dimensionen eines Phänomens wahrnehmen kann. Reynolds (1971), der diese a-theoretischen Ansätzen der Theoriebildung als Weg „von der Forschung zur Theorie" bezeichnete, wies darauf hin, daß diese voraussetzen, daß es in der Natur selbst reale Muster gibt. Diese Muster würden dann durch Forscher entdeckt, die empirische Methoden verwenden. In dieser Sichtweise gleicht „Forschung" (research) einem „Suchen" (search). Weiter weist Reynolds darauf hin, daß die Annahmen über das Verhältnis zwischen der wirklichern Welt und den wissenschaftlichen Erkenntnissen philosophischer Natur seien und daß deshalb über sie nicht mit wissenschaftlichen Methoden entschieden werden könne. Da es den Rahmen unseres Buches sprengen würde, müssen auch wir es unseren Lesern überlassen, mit Hilfe von philosophischen Methoden zu entscheiden, ob sie die Annahmen der „synthetischen" Methoden für vertretbar halten. Wir hoffen aber, daß die Leser die philosophischen Probleme ebenso faszinierend finden wie die eher methodologischen, die hier in diesem Buch behandelt werden.

7.5   Verwendung der Ergebnisse der Thesensynthese

Ziel der Thesensynthese ist die Formulierung von Thesen über Phänomene der Pflege auf der Grundlage von (sowohl quantitativ als auch qualitativ gewonnenen) Beobachtungen oder bereits veröffentlichter Forschungsberichte. Durch die Verwendung der Ergebnisse dieser Strategie, gerät man direkt in den umfassenden Prozeß des Hervorbringens von Wissen. Auf diese Weise bildet diese Strategie die Substanz der Prüfung der Forschungsliteratur als eine Präambel zu einer Studie. Sie dient ebenfalls dazu Schlußfolgerungen aus Untersuchungen zu ziehen und diese Schlußfolgerungen durch die Ausbildung weiter zu vermitteln. In vieler Hinsicht gleicht die Thesensynthese sowohl dem Forschungsprozeß als auch dem Bildungsprozeß. Wenn sich Forscher und Lehrer darauf festlegen, ihre Arbeit auf sorgfältige wissenschaftliche Beobachtung zu gründen, dann ist die Thesensynthese nicht etwas, dessen

Resultate man bloß verwendet, sondern vielmehr eine grundlegende Methode, nach der jeder von ihnen verfährt.

Abgesehen von diesen allgemeinen Bemerkungen sind sorgfältig formulierte Thesen, die auf Forschung und Beobachtungen fußen, besonders in der Ausbildung von Studenten der Pflege (undergraduate nursing education) wichtig. Auch wenn ein begriffsorientiertes Lehren die Inhalte der Pflege in den Blickpunkt zu rücken vermag, so werden doch Erklärungen und Vorhersagen erst möglich, wenn die Begriffe in Thesen miteinander verbunden werden. Diese bilden auch das Fundament für logische Schlußfolgerungen aufgrund dessen die Inhalte mit der Praxis in Beziehung gesetzt werden können. Auf diese Weise können synthetisierte Thesen dazu beitragen, die Inhalte der Pflegeausbildung zu bereichern.

7.6 Zusammenfassung

Die Thesensynthese ist eine auf Empirie basierende Strategie, um Thesen zu formulieren, die die Art und Weise spezifizieren, mit der zwei oder mehr Begriffe miteinander verbunden sind. Diese Strategie umfaßt eine Anzahl unterschiedlicher Ansätze der Theoriebildung. Die jeweiligen Methoden reichen von der Feldforschung über verschiedene quantitative Ansätze zur Literaturrecherche bis zur Verschmelzung unterschiedlicher Begriffe.

Die Feldforschung als qualitative Methode stellt die Theoretikerin insofern vor eine schwierige Aufgabe, weil sie eine Wahrnehmungsfähigkeit für diejenigen Prozesse entwickeln muß, die den Ereignissen zugrunde liegen, mit denen sie vor Ort (in the field) konfrontiert wird. Quantitative Ansätze beginnen damit, numerisch bestimmbare Zugänge zu finden, um die Wirklichkeit zu erfassen. Die Resultate werden dann mit Hilfe von statistischen Methoden analysiert, um die in den Daten enthaltenen Muster zu verdeutlichen. Die literaturbezogenen Methoden zielen darauf ab, ausgehend von bereits vorhandenen Forschungen Zusammenhänge zu entdecken und als allgemeine Thesen zu formulieren. Trotz der Verschiedenheit dieser Methoden ist ihnen die Abhängigkeit von empirischen Belegen für das Formulieren von wissenschaftlichen Thesen ebenso gemeinsam wie die philosophische Grundüberzeugung darüber, wie sich im wissenschaftlichen Wissen die Realität widerspiegelt.

7.7 Übungen

Die Tabelle 7-3 ist ebenfalls der Studie über die Erwartungen und Einstellungen von Müttern mit Neugeborenen entnommen, über die wir in diesem Kapitel bereits berichtet haben. Die in dieser Tabelle aufgeführten Werte betreffen die Einstellungen der Mütter zum Baby und zu sich selbst als Mütter und das Verhältnis beider zu den Erwartungen an das Baby. Die Korrelationen zwischen den Werten basieren auf Datenerhebungen am Ende der Neugeborenenperiode. Wie zuvor werden die Korrelationen getrennt nach dem Status der Mütter und dem Geschlecht des Kindes dargestellt.

Prüfen Sie sorgfältig die in Tabelle 7-3 enthaltenen Informationen. Formulieren Sie eine oder mehrere Thesen darüber, inwiefern die Werte der Gruppen „Geschlecht des Kindes" oder die der Gruppen „Status der Mütter" mit den bereits erwähnten übereinstimmen oder sich von ihnen unterscheiden. Geben Sie eine Erklärung für die von Ihnen festgestellten Sachverhalte.

Bei der Überprüfung der Werte sollte Ihnen aufgefallen sein, daß bei allen Müttern – mit Ausnahme der multiparen Mütter von Jungen – die Erwartungen gegenüber ihrem Baby und die Einstellungen zu ihrem Baby signifikant korrelieren. Jedoch stimmten die Erwartungen gegenüber ihrem Baby und die Einstellungen zu sich selbst als Mütter bei allen Gruppen nicht überein, außer bei den primipara Müttern von Mädchen.

Da wir oben bereits eine Erklärung für die spezifischen Merkmale der Beziehung der multiparen Mutter zu ihren männlichen Säuglingen angeboten haben, wollen wir diese hier nicht wiederholen. Die Art der Gedankenführung könnte aber vielleicht helfen, die Korrelationsmuster zwischen den Erwartungen gegenüber den Babys und den Einstellungen zu den Babys zu erklären.

Tab. 7-3
Korrelationen zwischen den Einstellungen/ Erwartungen von Müttern zu Beginn und am Ende der Neugeborenenperiode[a]

Korrelationen zwischen Einstelllungen und Erwartungen[b]		
Status der Mütter Säuglingsgeschlecht	Erwartungen an das Baby und Einstellungen gegenüber dem Baby	Erwartungen an das Baby und Einstellungen der Mütter zu sich selbst
Primipara/weiblich	0,59[b] (28)	0,67[c] (28)
Primipara/männlich	0,50[c] (42)	0,26[c] (43)
Multipara/weiblich	−0,39 (51)	0,14 (49)
Multipara/männlich	−0,28 (34)	0,13 (34)

a = Zahl der Befragten in Klammem.

b = Das Minuszeichen vor den Korrelationen ist ein Kennzeichen für die entgegengesetzte Richtung der Werte für die Ansichten und Einstellungen; im Rahmen dieser Übung können die Minuszeichen ignoriert und so getan werden, als ob alle Vorzeichen positiv seien.

c = p < 0,01

d = p < 0,001

Zu den Korrelationsmustern der durch Status und Geschlecht bestimmten Gruppen bezogen auf die Variablen „Erwartungen gegenüber den Babys" und „Einstellung zu sich selbst als Mutter" stellen wir folgende Hypothese auf: Mütter konstruieren ein „Weltbild" von sich selbst und von ihrem Verhältnis zu ihren Kindern. Die Einstellung der Mutter zu sich selbst kann entweder mit den Erwartungen gegenüber dem Baby in Einklang stehen oder sich von ihnen unterscheiden. Verfügen Mütter über genug Selbstvertrauen, wird ihr Selbstbild unterschieden oder getrennt sein davon, wie sie ihr Kind sehen. Auch dort, wo diese Mütter, Erwartungen gegenüber ihren Babys haben, die sich schon oft als falsch erwiesen haben, werden sie dazu tendieren, ihre Erwartungen gegenüber den Babys von den Einstellungen zu sich selbst zu trennen. So werden die multiparen Mütter wahrscheinlich aufgrund ihres Selbstvertrauens als erfolgreiche Mütter zwischen Ihrem Selbstbild und der Sicht ihres Babys unterscheiden. Aus unterschiedlichen Gründen, wie z. B. dem unvorhersehbaren Verhalten der männlichen Säuglinge, trennen primipara Mütter von Jungen auch ihre Erwartungen gegenüber ihren Säuglingen von ihren Einstellung zu sich als Mütter. Nur den primiparen Müttern von Mädchen gelingt es, ihre Einstellung zu sich selbst mit ihren Erwartungen gegenüber ihren Babys (unmittelbar) zu vereinen.

Um es noch einmal zu wiederholen: Ihre Erklärung kann ebenso plausibel sein wie die hier angebotene. Worauf es vor allem ankommt, ist jedoch, daß sie in der Lage sind, Daten zu sichten, das Gesehene angemessen zu beschreiben und Hypothesen über mögliche verborgene Gründe für das so Beschriebene aufzustellen.

7.8 Statistik

1. Der beste Indikator für den Wert einer Versuchsperson in einem Test ist:
   a. Die Varianz
   b. Die Standardabweichung
   c. Der Korrelationskoeffizient
   d. Der Mittelwert
2. Die Umwandlung der Rohwerte einer Person in Prozentwerte bei einem Test hat welchen Effekt?
   a. Der Wert wird einem Quartil der Verteilung zugewiesen
   b. Weist den Wert einer Person einer allgemeinen Kategorie zu
   c. Führt zur Bildung eines Durchschnittswertes
   d. Führt zur Berechnung der durchschnittlichen Varianz
3. Der Chi-Quadrat-Test dient der Analyse von Daten. die
   a. Auf Kategorien bezogen sind
   b. Auf eine Rangreihe bezogen sind
   c. Skaliert sind
   d. Auf eine kontinuierliche Skala mit einem realen Nullpunkt bezogen sind
4. Ein Korrelationskoeffizient meint
   a. Die durchschnittliche Abweichung vom Mittelwert
   b. Die Differenz zwischen zwei Mittelwerten
   c. Das Verhältnis zwischen zwei Variablen
   d. Der in einer Verteilung am häufigsten vorkommende Wert
5. Der t-Test und die Varianzanalyse sind insofern ähnlich, als
   a. Beide sich auf Daten beziehen, die Kategorien repräsentieren
   b. Die Differenz zwischen Mittelwerten prüfen
   c. Die Beziehungen zwischen Variablen prüfen
   d. Dazu benutzt werden, die Varianz zu berechnen

6. Pflegekraft X hat Daten darüber gesammelt, wie oft Patienten ihre Termine mit der Klinik tatsächlich eingehalten haben. Außerdem hat sie bei den Patienten „Teenager" und „Erwachsene" unterschieden, um herauszufinden, ob erstere besondere Schwierigkeiten mit der Einhaltung von Terminen haben. Mit welcher statistischen Methode kann man die Informationen am besten analysieren?
   a. Messung der zentralen Tendenz
   b. Chi-Quadrat
   c. t-Test
   d. Varianz-Analyse

7. Bei der Analyse anderer Patientendaten errechnete Pflegekraft X einen Korrelationskoeffizienten von +2.19. Die Größe des Wertes läßt vermuten, daß
   a. Eine ausgeprägte Beziehung besteht
   b. Ein großer Unterschied besteht
   c. Ein wichtiges Ergebuis vorliegt
   d. Ein Irrtum vorliegt

8. Der Klinikdirektor informierte die Pflegekraft X, daß ein Nachweis über die Effektivität benötigte werde, mit der die Patientenanleitung in der Klinik durchgeführt werde. Pflegekraft X entschied sich daraufhin, den systolischen Blutdruck von Hypertonie-Patienten vor und nach einer Anleitung zu vergleichen, die ein Jahr zuvor stattgefunden haste. Welches statistische Verfahren sollte sie benutzen, um zuverlässige Thesen zu erhalten?
   a. Die Abweichungen vom Mittelwert feststellen
   b. Chi-Quadrat
   c. Korrelationsanalyse
   d. Varianzanalyse

7.8.1 Richtige Antworten

1d; 2b; 3a; 4c; 5b; 6b; 7d; 8d.

Literatur

Achenbach TM: Research in Developmental Psychology: Concepts, Strategies, Methods. New York: Free Press, 1978.

Anastasi A: Psychological Testing. 6th ed. New York: Macmillan, 1989.

Baltes MM, Zerbe MB: Reestablishing self-feeding in a nursing home resident. Nurs Res 25:24–26, 1976.

Baltes PB, Reese HW, Nesselroade JR: Chapter 23. Developmental research on learning: Singlesubject designs. In: Life-Span Developmental Psychology: Introduction to Research Methods. Monterey, CA: Brooks/Cole, 1977a.

Baltes PB, Reese HW, Nesselroade JR: Life-Span Developmental Psychology: Introduction to Research Methods. Monterey, CA: Brooks/Cole, 1977b.

Barlow DH, Hersen M: Single-case experimental designs. Arch Gen Psychiatr 29:319–325,1973.

Barlow DH, Hersen M: Single-case experimental Designs. 2nd ed. New York: Pergamon, 1984.

Becker HS, Geer B, Hughes EC, Strauss ASL: Boys in White. Chicago: Univ of Chicago, 1961.

Connors DD: A continuum of researcher-participant relationships: An analysis and critique. Adv Nurs Sci 10(4):32–42, 1988.

Cronbach LJ: Essentials of Psychological Testing. 5th ed. New York: HarperCollins College, 1990.

Cronbach LJ, Meehl PE: Construct validity in psychological tests. In: Jackson DN, Messick S (eds). Prololem in Human Assessment. New York: McGraw-Hill, 1967.

Durand B: Failure to thrive in a child with Downs syndrome. Nurs Res 24:272–286,1975.

Glaser BG: Theoretical Sensitivity. Mill Valley, CA: Sociology Press, 1978.

Glaser BG, Strauss AL: The Discovery of Grounded Theory: Strategies for Qualitative Research. Chicago: Aldine, 1967.

Hall JM, Stevens PE, Meleis Al: Developing the construct of role Integration: A narrative analysis of women clerical workers daily lives. Res Nurs Health 15:447–457, 1992.

Henthorn BS: Disengagement and reinforcement in the elderly. Res Nurs Health 2:1–8, 1979.

Jacobsen BS: Know thy data. Nurs Res 30:254–255,1981.

Kerlinger FN: Foundations of Behavioral Research. 3rd ed. New York: Holt, Rinehart & Winston, 1986.

Knafl KA, Grace HK (eds): Families Across the Life Cycle. Boston: Little, Brown, 1978.

Leininger M: Qualitative Research Methods in Nursing. New York: Grune & Stratton, 1985.

Miles MB, Huberrnan AM: Qualitative Data Analysis. Beverly Hills, CA: Sage, 1984.

Nunnally JC: Psychometric Theory. 2nd ed. New McGraw-Hill, 1978.

Osofsky JD, Danzger B: Relationships between neonatal characteristics and mother infant interaction. Devel Psychol 10: 124–130, 1974.

Pedhazur EJ, Schmelkin LP: Measurement, Design, and Analysis. An Integrated Approach. Hillsdale, NJ: Erlbaum, 1991.

Polit DF, Hungler BP: Nursing Research: Principles and Methods. 4th ed. Philadelphia: Lippincott, 1991.

Quint JC: The case for theories generated from empirical data. Nurs Res 16: 109–114,1967a.

Quint JC: The Nurse and the Dying Patient. New York: Macmillan, 1967b.

Reynolds PD: A Primer in Theory Construction. Indianapolis: Bobbs-Merrill, 1971.

Schatzman L, Strauss AL: Field Research: Strategies for a Natural Sociology. Englewood Cliffs, NJ: Prentice-Hall, 1973.

Sears RR: Attachment, dependency, and frustration. In Gerwitz (ed). Attachment and Dependency. New York: John Wiley, 1–27, 1972.

Smith ME: Struggling through a difficult time for unemployed persons. Nurs Sci Q 3:18–28,1990.

Stern PN: Grounded theory methodology: Its uses and processes. Image 12:20–23,1980.

Strauss A, Corbin J: Basics of Ouglitative Research: Grounded Theory Procedures and Techniques. Newberry Park, CA: Sage.1990.

Tabachnick BG, Fidell LS: Using Multivariate Statistics. 2nd ed. Philadelphia: Harper-Collins College, 1989.

Thoman EB: Infant development viewed in the mother-infant relationship. In: Quilligan EJ, Kretchmer N (eds). Fetal and Maternal Medicine. New York: John Wiley, 1980.

Weiterführende Literatur

Zu statistischen Fragen

Guilford JP, Fruchter B: Fundamental Statistics in Psychology and Education. 6th ed. New York: Mc-Graw-Hill, 1978.

Hays WL: Statistics. 5th ed. Fort Worth. Harcourt, Brace, Jovanovich College, 1993.

Huck SW, Corrnier WH, Bounds WG: Readings in Statistics and Research. New York: HarperCollins College, 1990.

Williams F: Reasoning with Statistics. 4th ed. Fort Worth: Harcourt, Brace, Jovanovich College, 1992.

Young RK, Veldman DJ Introductory Statistics for the Behavioral Sciences. 4th ed. New York: Holt, Rinehart & Winston,1981.

Zur Konstruktion von Thesen

Dubin R: Theory Building. New York: The Free Press, 1978.

Hage J: Techniques and Problem of Theory Construction in Sociology. New York: John Wiley, 1972.

Mullins NC: The Art of Theory: Construction and Use. New York: Harper & Row,1971.

Olson S: Ideas and Data: The Process and Practice of Social Research. Homewood, IL: Dorsey, 1976.

Pillemer DB, Light RJ: Synthesizing outcomes: How to use research evidence from many studies. Harvard Ed Rev 50: 176–195,1980.

Reynolds PD: A Primer in Theory Construction. Indianapolis: Bobbs-Merrill, 1971.

Zetterberg HL: On Theory and Verification in Sociology. Totowa, NJ: Bedminister Press, 1965.

8 Thesenübertragung

8.1 Definition und Beschreibung

Die Thesenübertragung ist eine Strategie, um unter Verwendung einer Analogie eine Gruppe von Thesen über ein Phänomen zu entwickeln. Eine Gruppe von Thesen (T1) auf einem Interessensgebiet (G1) wird dazu benutzt, um den Inhalt oder die Struktur einer zweiten Gruppe von Thesen (T2) für ein zweites Gebiet (G2) zu übertragen. Auf diese Weise wird eine Reihe von Thesen erzeugt, die einige inhaltliche wie strukturelle Merkmale mit der Gruppe der vorhandenen Thesen gemeinsam hat. Trotz ähnlicher Strukturen oder Terminologie sind beide Thesengruppen verschieden, weil sich jede auf ein anderes Interessensgebiet bezieht (Abb. 8-1). Die Thesenübertragung bezieht sich auf die frühen Arbeiten von Maccia und Maccia (1963) über eine Theorie der Erziehung, die auf Modellen basiert.

Die Grundlage der Thesenübertragung ist die Feststellung von Analogien oder Ähnlichkeiten zwischen Phänomenen auf zwei unterschiedlichen Gebieten. Die Ähnlichkeit oder Analogie zwischen Thesen auf zwei Gebieten kann sowohl substantieller wie formaler Natur sein. Bei einer *substantiellen Analogie* beruht die Ähnlichkeit auf dem Inhalt oder den Begriffen der beiden Gebiete. Bei *der formalen Analogie* ist es die logische Struktur, die die Begriffe auf einem Gebiet miteinander verbindet, die analog oder ähnlich zu der auf einem zweiten Gebiet ist. Auf den ersten Blick müssen sich beide Interessensgebiete nicht unbedingt ähnlich sein. Es ist nur erforderlich, daß es analoge Dimensionen zwischen Phänomenen auf den beiden Gebieten gibt. Gehen wir z. B. einmal davon aus, daß es in der Physik eine These gibt, die besagt, daß es zwischen zwei bewegten, nahe beieinander liegenden Objekten, sowohl Kräfte gibt, die eine Anziehung, als auch Kräfte, die eine Abstoßung zur Folge haben. Analog dazu könnte man annehmen, daß es bei zwei Personen, die sich physisch sehr nahe kommen, ebenfalls Kräfte gibt, die die Personen zueinander hinziehen, als auch Kräfte, die sie voneinander abstoßen. Obwohl es beträchtliche Unterschiede zwischen den Phänomenen auf beiden Gebieten gibt, besitzen die beiden Thesen eine strukturelle und inhaltliche Ähnlichkeit.

Abb. 8-1
Prozeß der
Thesenübertragung

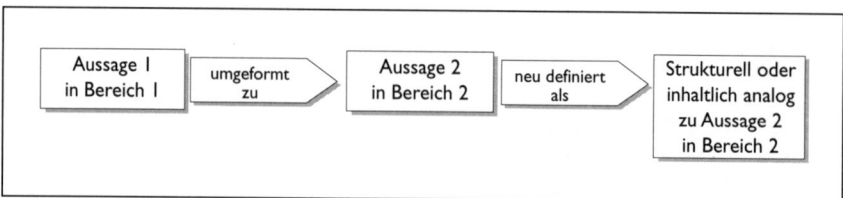

Die Verfahren der Übertragung von Inhalt und Struktur von Thesen sind für das Verständnis der Thesenübertragung entscheidend. Die Übertragung von *Inhalt* und *Struktur* einer neuen These von einer vorhandenen „Basisthese" umfaßt zwei in ihrer Logik unterschiedene Übertragungen. Eine geübte Theoretikerin mag zwar die inhaltlichen und die strukturellen Aspekte der Thesenübertragung gleichzeitig bewerkstelligen, wir werden sie indes voneinander trennen, um jeden Aspekt deutlicher darstellen zu können.

Die Übertragung des Inhalts einer neuen These ist verwandt mit der Begriffsübertragung (Kap. 5). Die Aufgabe einer Theoretikerin besteht hier darin, die Termini oder Begriffe, die in die neue These Eingang finden sollen, und die sie begleitenden Definitionen für das neue Gebiet zu spezifizieren. Die Übertragung der Struktur neuer Thesen bedeutet, die Art der Verbindungen zwischen den übertragenen neuen Termini oder Thesen zu spezifizieren. Die Verknüpfung kann eine unidirektionale kausale Beziehung sein, eine einfache positive Beziehung, eine negative Assoziation oder eine komplexere algebraische Beziehung (Kap. 6 und 7 für eine genauere Erörterung der Arten von Verknüpfungen innerhalb von Thesen).

Lassen Sie uns einen Blick auf das folgende Thesenbeispiel werfen, das verwendet werden soll, um davon eine These über die Interaktion innerhalb der Familie zu übertragen:

Wenn das Volumen eines Gases konstant gehalten wird, sind Temperatur und Druck positiv korreliert.

Die Übertragung von Inhalten konzentriert sich darauf, eine auf die Familie bezogene Terminologie parallel zu den chemischen Schlüsselbegriffen oder -termini dieser These zu spezifizieren. Gas, Volumen, Temperatur und Druck. Die Begriffe „Familie", „Maß an Interaktion", „Maß an feindseligen Bemerkungen" und „Maß an verärgerten Reaktionen" könnten analog der chemischen Terminologie definiert werden.

Bezogen auf die Übertragung der Struktur einer neue These, können inhaltliche Termini, die sich auf Eigenschaften der Phänomene beziehen, wie z. B. Druck, eliminiert und durch stellvertretende Symbole wie A, B oder C ersetzt werden. In diesem Sinn würde unsere anfängliche These wie folgt umformuliert werden:

Wenn A von einem B konstant gehalten wird, dann sind C und D positiv miteinander korreliert.

Diese inhaltsunabhängige These stellt nur das Skelett oder die Struktur der Beziehungen zwischen unseren unspezifizierten Ausdrücken oder Begriffen dar: A, B, C und D. So formuliert ist unsere These logisch sinnvoll, hat aber keine Bedeutung in bezug auf reale Phänomene. Solange A bis D nicht durch Termini definiert sind, die eine Bedeutung in der Realität haben, ist die These nicht empirisch interpretierbar. Um Bedeutung der Symbole A bis D zu spezifizieren, wollen wir sie durch Termini substituieren, die zuvor für die Interaktion von Familien entwickelt wurden:

Wenn das Maß an Interaktion in Familien konstant gehalten wird, dann sind das Maß an feindseligen Äußerungen und das Maß an verärgerten Reaktionen positiv miteinander korreliert.

Mit diesem letzten Schritt wurde die Übertragung einer These über „familiäre Interaktion" abgeschlossen. Aber nicht jede Thesenübertragung impliziert die Übertragung sowohl der inhaltlichen als auch der strukturellen Aspekte. Hat eine Theoretikerin bereits relevante Begriffe zusammengestellt, um ein Phänomen zu beschreiben, und fehlt ihr nur noch eine einsichtige Art und Weise, um sie miteinander in Beziehung zu bringen, dann ist nur noch der strukturelle Aspekt einer Thesenübertragung erforderlich.

Gebietsübergreifende strukturelle und inhaltliche Parallelen von Thesen basieren auf Analogien, die die Theoretikerin als implizit vorhanden zwischen zwei Interessengebieten entdeckt. Der Erfolg einer Thesenübertragung hängt deshalb zum großen Teil von der (geschulten) Intuition des Theoretikers ab, ein Gebiet zu wählen, das fruchtbare Parallelen zum Interessensgebiet des Theoretikers enthält. Es gibt keine festen Regeln für die Wahl aktueller und fruchtbarer „Quellgebiete", um von denen aus eine Thesenübertragung zu beginnen. Dabei ist das „Sensorium" des Theoretikers oder ihre Wahrnehmungsfähigkeit für die Phänomene auf ihrem Interessensgebiet ein wesentlicher Bestandteil. Das Studium der Literatur sowohl auf eng benachbarten Gebieten als auch auf entfernteren kann ebenfalls dazu verhelfen, eine Reihe von anderen Gebieten auszumachen, von denen aus eine Thesenübertragung ihren Anfang nehmen könnte. Der wahre heuristische Wert eines solchen Quellgebiets kann allerdings erst dann beurteilt werden, wenn die Theoretikerin tatsächlich versucht, Thesen von einem Quellgebiet zu übertragen.

8.2   Zweck und Nutzen

Zweck der Thesenübertragung ist es, eine oder mehrere Thesen über ein Phänomen zu formulieren, über das noch kein zureichendes Verständnis vorhanden ist. Eine Thesenübertragung ist besonders geeignet in Situationen, in denen (1) keine ausreichende Datenbasis oder grundlegende Literatur existiert oder (2) in denen das bisherige Denken sich überholt hat und neue Perspektiven vonnöten sind. Die Thesenübertragung ist besonders dann relevant, wenn die Theoretikerin nicht ein einheitliches theoretisches Modell eines Phänomens erarbeiten will, sondern lediglich klären möchte, wie sich einzelne Dimensionen eines Phänomens aufeinander beziehen. Nehmen wir an, ein Theoretikerin möchte z. B. klären, welcher Zusammenhang zwischen der Unterstützung durch die Pflegekraft und der Schmerzbewältigung von Frauen während invasiver gynäkologischer Eingriffe besteht. Nehmen wir weiter an, daß die Theoretikerin zwar Literatur zur Vorbereitung von Patientinnen vor den Untersuchungen findet, aber keine über die Unterstützung der Frauen während der gynäkologischen Untersuchungen. Da die Theoretikerin besonders an Behandlungen interessiert ist, für die wenig oder gar keine Vorbereitung möglich ist, so wie dies in der Notaufnahme der Fall ist, beschränkt sich ihr Interesse auf die Unterstützung, die während der Behandlung möglich ist. In diesem Kontext kann sich die Theoretikerin zu recht dafür entscheiden, die theoretischen Überlegungen auf eine oder zwei Thesen über das in Frage stehende Phänomen zu begrenzen, in dem sie die „Unterstützung von Krankenschwestern während invasiver gynäkologischer Eingriffe" als Ausgangspunkt nimmt.

Nehmen wir zusätzlich an, daß das, was die Theoretikerin an Literatur über die „Unterstützung von Krankenschwestern während invasiver gynäkologischer Eingriffe" findet, auf die Maxime hinausläuft: „Unterstützen Sie die Patientin". Es zeigt sich also, daß neue Wege des Nachdenkens über die „Unterstützung durch Krankenschwestern" erforderlich sind. Eine vollständige Theorie scheint jedoch nicht erforderlich zu sein. Eine Thesenübertragung dürfte der vernünftigste und schnellste Weg sein, um eine oder mehrere Thesen über die „Unterstützung von Krankenschwestern während eindringlicher gynäkologischen Untersuchungen" zu entwickeln. Mit diesem Fallbeispiel werden wir im nächsten Abschnitt fortfahren.

8.3   Verfahrensweisen und Thesenübertragung

Die Thesenübertragung kann in mehrere Schritte zerlegt werden. Bei der tatsächlichen Durchführung kann die Theoretikerin sehr wohl verschiedene Arbeitsschritte gleichzeitig durchlaufen oder gelegentlich einen Schritt wiederholen, um das Endresultat zu verbessern. Die Schritte bilden daher eher Orientierungspunkte für die Theoriebildung als eine strenge Abfolge mit fest vorgegebenen Schritten. Dies sollte man im Gedächtnis behalten, wenn wir im folgenden die einzelnen Schritte der Thesenübertragung auflisten:

1. Machen Sie sich gründlich vertraut mit der vorhandenen Literatur zu dem Sie interessierenden Gegenstand. Dies bedeutet nicht, sie einfach nur zur Kenntnis zu nehmen, sondern auch, eine kritische Überprüfung der Brauchbarkeit von Thesen zu dem Sie interessierenden Gegenstand. Dieser Schritt sollte auch die Notwendigkeit bestätigen, die Strategie der Thesenübertragung zu verwenden: das Bedürfnis nach einer neuen Perspektive sollte offenkundig geworden sein.

2. Durchsuchen Sie andere Gebiete, um den Sie interessierenden Gegenstand auf neue Weise zu sehen. Lesen Sie Veröffentlichungen aus anderen Gebieten, aus solchen, die Ähnlichkeiten mit dem Sie interessierenden Gegenstand und Gebiet aufweisen, und aus solchen, die sich davon unterscheiden. Achten Sie vor allem auf die Gesichtspunkte in der Literatur, in denen die zentralen relationalen Thesen des jeweiligen Gebietes zum Ausdruck kommen.

3. Wählen Sie ein Quellgebiet, das für die Übertragung verwendet werden soll und bestimmen Sie sorgfältig die inhaltlichen und strukturellen Merkmale der Ausgangsthesen, die für die Übertragungen verwendet werden sollen. Vergessen Sie nicht, die inhaltliche Eignung und die strukturelle Eignung der Thesen des Quellgebiets jeweils für sich zu betrachten. Da eine Übertragung kein mechanischer Prozeß ist, hat die Theoretikerin die Freiheit, Thesen des Quellgebiets zu modifizieren, um ihre Eignung für den Prozeß der Übertragung zu erhöhen. Deshalb können Thesen aus dem Quellgebiet umformuliert werden, um sie zu verdeutlichen und um die Struktur der Beziehungen zwischen den Begriffen schärfer hervorzuheben.

4. Bilden Sie neue Thesen über den sie interessierenden Gegenstand ausgehend von den Inhalten und Strukturen der Thesen des Quellgebietes. Vereinfacht gesagt besteht dieser Schritt darin, die Thesen aus dem Quellgebiet in Termini des Gegenstandes des neuen Gebiets zu reformulieren, d. h. in denen des Gegenstands des Interesses des Theoretikers.

5. Redefinieren Sie jeden neuen Begriff oder jeden neuen Terminus in den übertragenen Thesen, um sie dem spezifischen Gehalt des interessierenden Gegenstands anzupassen. Wenn die Thesenübertragung nur dazu diente, eine Struktur zu liefern um die bereits vorhanden Begriffe auf dem Interessensgebiet zueinander in Beziehung zu bringen, dann ist das meiste dieses Schrittes bereits geschafft. Aber selbst dann ist es klug, die Angemessenheit der Definitionen von Ausdrücken noch einmal zu überprüfen, wenn sie in die Struktur der neuen Thesen versetzt werden. Möglicherweise ist eine Anpassung von Bedeutungen erforderlich.

Um die einzelnen Schritte in der Praxis zu demonstrieren, wenden wir uns wieder dem hypothetischen Fall einer Pflegetheoretikerin zu, die sich für die Unterstützung bei invasiven gynäkologischen Eingriffen interessiert. Zum Zweck dieser Veranschaulichung wollen wir davon ausgehen, daß noch keine Forschungen durchgeführt worden sind, um den Einfluß der Unterstützung durch Krankenschwestern auf das Bewältigungsverhalten von Patientinnen während solcher Behandlungen zu untersuchen. Die Theoretikerin kam also zu dem Ergebnis, daß eine Thesenübertragung für den in Frage stehenden Gegenstand tatsächlich erforderlich sei. Da die Theoretikerin bereits die beiden Begriffe „Unterstützung durch Krankenschwestern" und „Bewältigung(sverhalten) von Patientinen" als zu untersuchende Begriffe festgelegt hatte, war eine Thesenübertragung nur für die strukturelle Verknüpfung erforderlich. Auf der Suche nach Analogien für die Betrachtung der Interaktion zwischen Krankenschwester und Patientin während solcher Behandlungen stieß die Theoretikerin auf Literatur über die inverse U-Funktion. In der psychologischen Literatur werden die Beziehungen von unabhängige Variablen, wie z. B. Angst, zu Resultaten, wie z. B. Leistung, in Form einer gekrümmten oder inversen U-Form dargestellt. Dies bedeutet, daß sowohl ein hohes wie ein niedriges Angstniveau mit geringer Leistung einhergeht, während ein mittleres Angstniveau mit einer hohen Leistung verbunden ist. Die inverse U-Funktion hat sich auf neuen Gebieten wie dem der Interaktion zwischen Müttern und Risikoneugeborenen als nützlich erwiesen (Field, 1980). Die Pflegetheoretikerin entschied sich deshalb dafür, die inverse U-Funktion als „Ausgangsperspektive" für eine These über das Verhältnis zwischen der Unterstützung durch Krankenschwestern und dem Bewältigungsverhalten von Patientinnen zu wählen. Unter Anwendung der inversen U-Funktion auf die in Frage stehenden Begriffe wurde die folgende These übertragen:

Die Unterstützung durch eine Krankenschwester verhält sich zur Schmerzbewältigung einer Patientin bei eindringlichen gynäkologischen Untersuchungen wie die inverse U-Funktion: große wie geringe Unterstützung durch die Krankenschwester gehen mit schlechter Schmerzbewältigung der Patientinnen einher, während eine moderate Unterstützung mit hohen Werten des Bewältigungsverhaltens der Patientinnen verbunden ist.

Die inverse U-Funktion der Beziehung zwischen der Unterstützung durch Krankenschwestern und dem Bewältigungsverhalten von Patientinnen ist in der Abbildung 8-2 dargestellt.

Um den Prozeß der Thesenübertragung abzuschließen, definierte dann die Theoretikerin die inhaltlichen Schlüsseltermini der übertragenen These. „Unterstützung durch Krankenschwestern" wurde definiert als die Äußerung von Sätzen, die für die Durchführung der Behandlung nicht wesentlich sind, wie z. B. „Entspannen Sie Ihre Stirn", „Zählen Sie bis zehn" oder „Atmen Sie tief". Das „Bewältigungsverhalten der Patientin" wurde definiert als das Ausbleiben von Streßsymptomen wie sich winden, mit den Zähnen knirschen oder die Fäuste ballen. Auch wenn die Begriffe der „Unterstützung durch Krankenschwestern" und „Bewältigungsverhalten der Patientin" von der Theoretikerin (vorläufig) bestimmt worden waren, bevor sie die Thesenübertragung begonnen hat, gehörten die (abschließenden) Definitionen an diese Stelle, um ein vollständiges Bild von der Thesenübertragung zu vermitteln.

Bei unserer Veranschaulichung am Beispiel der „Unterstützung durch Krankenschwestern" verwendete die Theoretikerin die Thesenübertragung nur in struktureller Hinsicht. Weil die Begriffe bereits inhaltlich bestimmt waren, war nur eine Struktur für ihre Beziehungen aufeinander notwendig. Dazu diente die inverse U-Funktion. Übertragen Theoretikerinnen sowohl den Inhalt als auch die Struktur einer neue These, dann ähnelt der Prozeß der Übertragung mehr dem Beispiel von den „Mustern familiärer Interaktion", das zuvor in diesem Kapitel vorgestellt worden war.

Die übertragene These über die „Unterstützung durch Krankenschwestern" sagt vorher, wie die Beziehung zwischen der „Unterstützung durch Krankenschwestern" und dem „Bewältigungsverhalten von Patientinnen" verläuft. Trifft dieser Verlauf zu, dann ist diese These für die Praxis sehr relevant. Die empirische Validität ist jedoch bei dieser wie bei jeder anderen übertragenen These nicht gewiß, bevor sie nicht (wirklich) getestet worden ist. Für die Praxis ist eine Überprüfung der Triftigkeit übertragener Thesen sehr wichtig. Es ist daher erforderlich zu überprüfen, ob eine

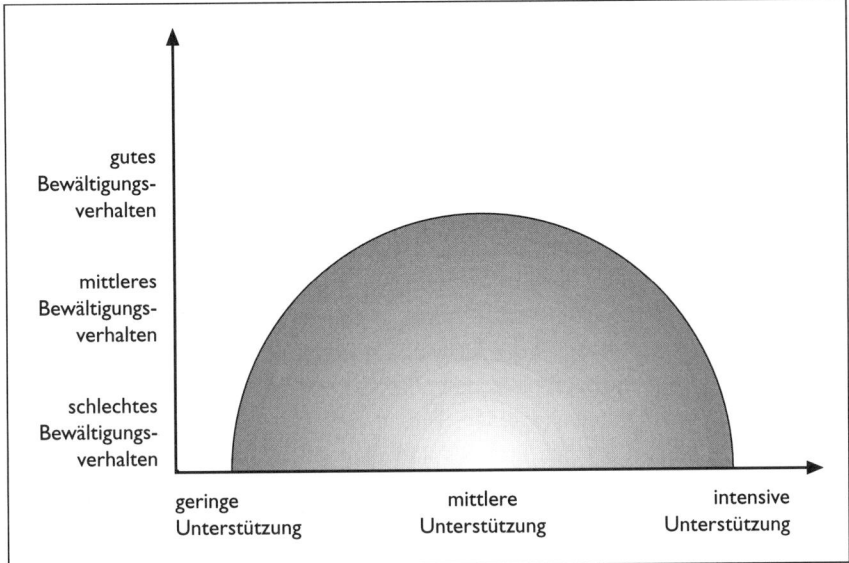

Abb. 8-2
Hypothetischer Verlauf der Beziehung zwischen der Unterstützung durch Krankenschwestern und dem Bewältigungs- verhalten von Patienten während invasiver gynäko- logischer Eingriffe

geringfügige, eine moderate und eine sehr intensive Unterstützung durch Kranken- schwestern sich tatsächlich gemäß einer inversen U-Funktion auf das Bewältigungs- verhalten von Patientinnen auswirkt. Eine ausführliche Erörterung der Überprüfung von Thesen würde allerdings den Rahmen dieses Kapitels sprengen, wir werden je- doch auf die Verbindungen zwischen der Thesenübertragung und einer Überprüfung für die Praxis eingehen (Kap. 12).

Weil eine Überprüfung von übertragenen Thesen notwendig ist, bevor man die Gewißheit haben kann, sie in der Praxis anwenden zu können, sind angemessene Methoden für die Überprüfung von Thesen erforderlich. Einige Methoden, die für die Überprüfung übertragener Thesen verwendet werden können, wie einzelfall- oder gruppenbezogene Versuchsanordnungen und „Ex-Post-Faktum-Designs" wur- den in Kapitel 7 dargestellt. Auch wenn diese Methoden unter dem Gesichtspunkt der Thesenbildung beschrieben wurden, so können sie doch für die Überprüfung von Thesen angepaßt werden. Für weiterführende Informationen kann der Leser die ent- sprechenden Nachschlagewerke zu Forschungsdesigns über die Verwendung dieser Designs zu Testzwecken heranziehen (Baltes et al, 1977; Barlow & Hersen, 1984; Polit & Hungler, 1991; Kerlinger, 1986; Campbell & Stanley, 1965; Cook & Camp- bell, 1979; Pedhuzar & Schmelkin, 1991).

Ein zusätzlicher Weg, um übertragene Thesen teilweise zu testen, besteht darin, vorliegende Forschungsberichte auf unterstützendes Beweismaterial hin zu durchsuchen. Vielleicht enthalten Studien, deren Thema nicht direkt die Auswirkungen der „Unterstützung von Krankenschwestern" waren, dennoch Informationen, die für die in Frage stehende These relevant sind. Vielleicht sind auch Forschungen auf eng verwandten Gebieten durchgeführt worden, wie z. B. über die Unterstützung von Krankenschwestern bei Gebärenden. Obwohl kein direkter Test der „Unterstützung-Bewältigungs-These" sprechen diese Daten doch für oder gegen deren Plausibilität. Schließlich, wenn sich herausstellt, daß allgemein anerkannte Theorien die inverse U-Funktion zwischen der „Unterstützung durch Krankenschwestern" und dem „Bewältigungsverhalten" erwarten lassen, dann wäre dies eine zusätzliche Unterstützung der These. Auch wenn keine der hier skizzierten Methoden ein Ersatz für einen tatsächlichen Test einer übertragenen These sein kann, so trägt doch jede dazu bei, eine vorläufige Einschätzung der Plausibilität der These zu geben.

Theoretikerinnen sollten nicht damit beginnen, die empirische Tragfähigkeit einer These zu evaluieren, bevor sie nicht die Thesenübertragung abgeschlossen haben. Eine verfrühte Evaluation der Plausibilität einer These kann den kreativen Prozeß eines Theoretikers abbrechen. Insbesondere in einem frühen Stadium der Übertragung, wenn der Theoretiker mit der Auswahl des Ausgangsthesen beschäftigt ist, sollten diese nicht zu streng beurteilt, sondern lediglich einfach überprüft und eher spielerisch mit ihnen umgegangen werden. Thesen, die auf den ersten Blick abwegig zu sein scheinen, können sich am Ende als sinnvoll erweisen. Wir erinnern an Maccia und Maccias (1963) Verwendung des physiologischen Vorgangs des Blinzelns als Bezugsrahmen für die Übertragung von Thesen über das Lernen von Studenten. So sehr die Beurteilung ihren Platz im Begründungszusammenhang hat, so sehr sollte sie im Kontext des Entdeckungszusammenhangs ferngehalten werden (Kap. 1).

8.4   Vorteile und Grenzen

Die Strategie der Thesenübertragung bietet dem Theoretiker zwei Vorteile. Die Thesenübertragung ist zum einen ein schnelles und ökonomisches Verfahren zur Bildung von Thesen über ein Phänomen. Anders als die Thesensynthese verlangt diese Strategie keine empirischen Daten als Ausgangspunkt. Ausgestattet mit nicht mehr als einer Vorstellung über den interessierenden Gegenstand, mit „Material" aus anderen Gebieten, auf das sie sich beziehen kann sowie mit einem gewissen Maß an Kreativität kann die Theoretikerin eine Thesenübertragung durchführen. Zum anderen ist die Strategie nicht auf eine Disziplin oder ein Phänomen beschränkt. Sie kann eingesetzt werden, welchen Gegenstand die Theoretikerin auch immer gewählt hat.

Die Thesenübertragung unterliegt allerdings einer schwerwiegenden Einschränkung. Sie ist eine Strategie allein für die Entdeckung, nicht für die Rechtfertigung. Die Übertragung neuer Thesen von anerkannten Thesen aus anderen Disziplinen sichert deshalb nicht unmittelbar auch die Tragfähigkeit der übertragenen Thesen. So sehr die Strategie der Übertragung die Bildung interessanter und neuer wissenschaftlicher Thesen erleichtert, so unentbehrlich bleibt eine unabhängige empirische Fundierung der übertragenen Thesen.

Diese Einschränkung gilt jedoch nicht nur für die Strategie der Übertragung. Sie betrifft die der Synthese ebenso wie die meisten Strategien der Analyse.

8.5 Verwendung der Ergebnisse der Thesenübertragung

Weil Thesen, die auf dem Weg der Übertragung generiert wurden, grundsätzlich ungetestet sind, besteht ihre zweckmäßigste Anwendung darin, solche Forschungen zu orientieren, die darauf abzielen, sie zu testen. Zwei Forschungsgebiete halten wir besonders geeignet, um übertragenen Thesen zu testen: (1) Die Ermittlung von Korrelationen, um das Verhältnis eines pflegepraktischen Phänomens zu seinen Voraussetzungen zu beurteilen, und (2) experimentelle Studien, um den Nutzen von Pflegeinterventionen für eine bessere Bewältigung pflegepraktischer Probleme zu testen. Veröffentlichungen über Forschungsmethoden, die dem Leser beim Testen von Thesen helfen könnten, wurden bereits früher in diesem Kapitel aufgeführt. Um zu einer vorläufigen Einschätzung der empirischen Tragfähigkeit einer übertragenen These zu gelangen, geben bereits vorhandene Forschungsergebnisse oft wertvolle Hinweise. Z. B. können Angaben über Korrelationen aus anderen Studien manchmal Informationen darüber liefern, ob die angenommenen Voraussetzungen pflegepraktischer Phänomene tatsächlich gegeben sind. Bei der Analyse von Tabellen in publizierten Forschungsarbeiten, kann man oft derartige provisorische Belege finden. Hat man Erfolg, so bestätigt das die Notwendigkeit von Forschungen, durch die die übertragenen Thesen direkt getestet werden.

Die Thesenübertragung kann auch eine hilfreiche Strategie im Unterricht sein. Bei Studentinnen, die damit beginnen, mit dem Forschungsprozeß vertraut zu werden, kann sie in Seminarübungen (classroom exercise) als Hilfsmittel verwendet werden, um Forschungshypothesen aufzustellen. Oft verstricken sich die Studenten in den Details ihres jeweiligen spezifischen Forschungsthemas. Die Thesenübertragung eröffnet einen Weg, Studenten in Gruppenarbeiten einzubinden, wodurch sie dazu angeregt werden, umfassender über die Phänomene nachzudenken, mit denen sich die Pflege beschäftigt.

8.6 Zusammenfassung

Die Thesenübertragung ist eine Strategie, der Analogien als Grundlage dienen, um neue Thesen über ein Phänomen aufzustellen. Die Theoretikerin wählt zunächst ein Quellgebiet als Basis für die Thesenbildung. Danach werden die Analogien auf dem zu beschreibenden Gebiet bestimmt. Diese erscheinen dann in den Inhalten oder Strukturen der übertragenen Thesen. Es gibt keine fixen Regeln, um ein fruchtbares Quellgebiet ausfindig zu machen.

Zu den Schritten der Übertragung gehören: sich mit der Literatur zu dem interessierenden Thema gründlich vertraut zu machen und sie kritisch zu beurteilen, die Suche nach einem Quellgebiet, die Identifizierung der inhaltlichen und strukturellen Elemente der Ausgangsthesen, die Bildung inhaltlicher und struktureller Analogien für zu übertragende Thesen und die Redefinition der neuen Begriffe im Rahmen des neuen Interessensgebiets.

Als Strategie ist die Thesenübertragung ökonomisch und rasch zu handhaben. Um ihre empirische Validität zu erweisen, müssen die übertragenen Thesen unabhängig vom Entdeckungszusammenhang getestet werden.

8.7   Übungen

Nachstehend haben wir einige Thesen aus verschiedenen Disziplinen aufgeführt. Bevor Sie versuchen, irgendwelche Übertragen vorzunehmen, sollten Sie die Phänomene bestimmen, für die Sie neue Thesen übertragen möchten. Wählen Sie eine oder mehrere der folgenden Thesen als Basisthesen (parent statement). Identifizieren Sie die inhaltlichen und strukturellen Aspekte dieser Basisthesen. Bilden Sie die inhaltlichen und strukturellen Analogien der zu übertragenden Thesen. Redefinieren Sie, falls erforderlich, jeden neuen Begriff in den übertragenen Thesen.

8.7.1   Thesen aus verschiedenen Disziplinen:

1. Die Haut ist die Basis für die grundlegendste und elementarste Form der Kommunikation, die Berührung (Barnett, 1972, S.108).
2. Das alles durchdringende Element des innerkörperlichen Milieus ist die Körperflüssigkeit, die die Zellen umgibt und die es den Lebewesen ermöglicht hat, ihren Urozean (ancestral ocean) zu verlassen (Snively & Beshear,1972, S. 3).
3. Je häufiger wir eine bestimmte Antwort auf einen bestimmten Stimulus gegeben haben, desto größer ist die Wahrscheinlichkeit, daß wir diese Antwort wieder auf diesen Stimulus geben (Hill, 1963, S.37).
4. Organismen überleben, weil sie angepaßt sind, und sie sind angepaßt, weil sie überleben (Bumett & Eisner, 1964, S. V).
5. Neutrale Ereignisse, die eine etablierte negative Verstärkung begleiten oder ihr vorangehen, werden ebenfalls zu einer negativen Verstärkung (Skinner, 1953, S. 173).
6. Durch die Aufrechterhaltung der Konstanz des inneren Milieus schützen sich Warmblüter vor dem Einfluß der Wechselfälle der äußeren Umgebung (Cannon, 1963, S. 178).
7. Das Blinzeln hat die Funktion, das Augen vor Berührungen zu schützen und es der Retina und der Augenmuskulatur zu ermöglichen, sich auszuruhen (Maccia & Maccia, 1963,S.34).

Von zwei dieser Thesen wollen wir Übertragungen vorführen. Wir beginnen mit These 7, von der Maccia und Maccia (1961) folgende These über Erziehungsprozesse übertragen haben:

Ablenkung hat die Funktion, *vor mentalem Streß zu schützen* und sich von *mentalen Anstrengungen auszuruhen* (S. 34).

Die kursiv geschriebenen Wörter stehen jeweils für inhaltliche Übertragungen, während die nicht-kursiv geschriebenen Wörter die strukturellen Formen bezeichnen, innerhalb deren die für den Inhalt stehenden Begriffe lokalisiert sind.

Bei unserer eigenen Übung zur Übertragung, wählten wir die sechste These. Wir wollten die Beziehungen von Personen zu anderen beschreiben, zu denen sozialer Kontakt hergestellt wurde. Die Struktur der sechsten These definierten wir wie folgt:

Wird A konstant gehalten, bleiben alle Bs frei vom Einfluß von C.

Die inhaltlichen Termini A bis C legten wir wie folgt fest: A ist das Selbstverständnis, Bs sind Personen, C soziale Stressoren. Fügte man die inhaltlich bestimmten Termini in die strukturelle Form ein, ist damit folgende neue These übertragen:

Wird das *Selbstverständnis (self-concept)* aufrechterhalten, sind *Personen* frei vom Einfluß *sozialer Stressoren.*

Wenn Sie sich ebenfalls für diese These entscheiden, könnten Ihre Begriffe inhaltlich ganz verschieden sein von denjenigen, die wir verwendet haben.

Vergleichen Sie die von Ihnen übertragenen Thesen mit diesen Beispielen. Auch wenn es keine richtigen oder falschen Übertragungen gibt, sollten Sie doch in der Lage sein, die inhaltlichen und strukturellen Aspekte Ihrer Übertragungen zu identifizieren und zu erkennen, ob sie Parallelen zu den hier gegebenen Beispielen aufweisen. Erscheinen Ihnen Ihre übertragenen Thesen insgesamt plausibel, versuchen sie Literatur zu finden, die ihre Thesen unterstützt. Wenn Sie mögen, können Sie einen Plan ausarbeiten, um ihre Thesen empirisch zu testen.

Literatur

Baltes PB, Reese HW, Nesselroade JR: Chapter 23. Developmental research on learning: Singlesubject designs. In: Life-Span Developmental Psychology: Introduction to Research Methods. Monterey, CA: Brooks/Cole, 1977.

Barlow DH, Hersen M: Single-Case Experimental Designs. 2nd ed. New York: Pergamon, 1984.

Barnett K: A theoretical construct of the concepts of touch as they relate to nursing. Nurs Res 21:102–110, 1972.

Burnett AI, Eisner T: Animal Adaptation. New York: Holt, Rinehart & Winston, 1964.

Campbell DT, Stanley JC: Experimental and quasi experimental designs for research in teaching. In: Gage NL, (ed). Handbook of Research on Teaching. Chicago: Kand McNally, 1965.

Cannon WB: The Wisdom of the Body. New York: Norton, 1963.

Cook TD, Campbell DT: Quasi-Experimentation: Design and Analysis Issues for Field Settings. Boston: Houghton Mifflin, 1979. Field TM: Interactions of high-risk infants: Quantitative and qualitative differences. In: Sawin DB, Hawkins RC, Walker LO, Penticuff JH (eds). Exceptional Infant. Vol. 4. Psychosocial Risks in Infant-Environment Transactions. New York: Brunner/ Mazel, 1980,120 143.

Hill WF: Learning: A Survey of Psychological Interpretations. San Francisco: Chandler, 1963.

Kerlinger FN: Foundations of Behavioral Research. 3rd ed. New York: Holt, Rinehart & Winston, 1986.
Maccia ES, Maccia GS: The way of educational theorizing through models. In Maccia ES, Maccia GS, Jewett RE, (eds). Construction of Educational Theory Models. Washington, DC: Office of Education, US Department of Health, Education, and Welfare, Cooperative Research Project No.1632,1963,30–45.
Pedhazur EJ, Schmelkin EP: Measurement, Design and Analysis. An Integrated Approach. Hillsdale, NJ: Erlbaum, 1991.
Polit DF, Hungler RP: Nursing Research: Principals and Methods. 4th ed. Philadelphia: Lippincott,1991.
Skinner BF: Science and Human Behavior. New York: Free Press, 1953.
Snively WO, Beshear DR: Textbook of Pathophysiology. Philadelphia. Lippincott. 1972.

Weiterführende Literatur

Maccia ES, Maccia GS, Jewett RE (eds): Construction of Educational Theory Models. Washington, DC: Office of Education, US Department of Health, Education, and Welfare, Cooperative Research Project No. 1632, 1963.
Maccia ES, Maccia GS: Development of Educational Theory Derived from Three Educational Theory Models. Washington, DC: Office of Education, US Department of Health, Education, and Welfare, Project No. 5-0638, 1966.

Teil IV
Theoriebildung

Einführung in die Theoriebildung

Theoriebildung ist eine äußerst komplexe Ebene wissenschaftlichen Denkens, die hohe Ansprüche an die Theoretiker stellt, weil sie zur gleichen Zeit mit Begriffen, Thesen, Verknüpfungen (linkages) und Definitionen operieren müssen. Theoriebildung ist in der Pflege besonders vonnöten, vor allem auf der Ebene der Theorien mittlerer Reichweite, um die Kluft zwischen den metaparadigmatischen Begriffen und der Praxis zu überbrücken. Die Strategien der folgenden drei Kapitel sollen dem Theoretiker dazu verhelfen, Theoriebildung auf einem angemessenen Niveau zu betreiben.

Theoriebildung ist erforderlich, wenn eine von mehreren Situationen gegeben ist. Die erste Situation, die Theoriebildung erfordert, ist eine, in der es zwar Begriffe oder sogar relationale Thesen über das Interessensgebiet des Theoretikers gibt, aber nicht die Art und Weise sie miteinander zu verbinden. In diesem Fall könnten die Theorieübertragung (Kap. 11) oder die der Theoriesynthese (Kap. 10) die geeignetsten Strategien sein.

Die zweite Situation, in der Theoriebildung erforderlich wäre, ist eine, in der es bereits eine Theorie über den Untersuchungsgegenstand gibt. Die Strategie der Theorieanalyse (Kap. 9) bietet dem Theoretiker ein Verfahren, um eine Theorie zu überprüfen und ihre Stärken und Schwächen zu bestimmen. Sind erst einmal die Stärken und Schwächen einer Theorie bekannt, kann sie weiterentwickelt oder getestet werden.

Die dritte Situation, in der Theoriebildung erforderlich sein kann, ist die, in der es zwar eine umfangreiche Literatursammlung gibt, die aber unergiebig geblieben ist in Hinblick darauf, überprüfbare Thesen aufzustellen oder aber die in ihr enthaltenen Daten sind veraltet oder nicht mehr auf dem neusten Stand der Wissenschaft. In diesem Fall könnte jede der drei Strategien hilfreich sein. Die Theorieanalyse könnte Defizite und Widersprüchlichkeiten der gegenwärtigen Theorien aufzeigen. Die Theoriesynthese könnte einen Weg eröffnen, Begriffe und Thesen auf eine neue Art und Weise zu verknüpfen, die zu unbekannten Einsichten verhilft und zu neuen Hypothesen führt. Und die Theorieübertragung könnte helfen, Begriffe und/oder neue Strukturen für diese Begriffe zu gewinnen, mit denen sich eine interessante vereinheitlichende Idee für die in Frage stehenden Phänomene aufstellen läßt.

Das Fragen nach der Ebene der Theoriebildung, nach der Art der für das Thema vorhandenen Literatur und nach der Ergiebigkeit dieser Literatur, kann Ihnen helfen zu entscheiden, welche Strategie für Sie den größten Nutzen bringen wird. Die Theoriebildung ist einerseits eine der größten Herausforderungen für Wissenschaftler, sie ist aber auch eine der kreativsten und eine, die am meisten Freude macht.

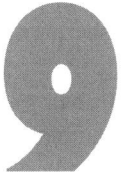

Theorieanalyse

9.1   Definition und Beschreibung

Eine Theorie ist ein Menge von in Wechselbeziehung zueinander stehenden relationalen Thesen, die nützlich sind für die Beschreibung, Erklärung, Vorhersage und Steuerung von Phänomenen (Hempel, 1965; Reynolds, 1971; Chinn & Jacobs, 1987; Hardy, 1974). Sie wird normalerweise erstellt, weil sie eine neue, vereinheitlichende Vorstellung von einem Phänomen zum Ausdruck bringt, die bislang unbeantwortete Fragen beantwortet und neue Einblicke in die Natur des Phänomens ermöglicht. Eine Theorie versucht mit einfachen Mitteln ein genaues Modell oder Beispiel von der „wirklichen Welt" bzw. von der Welt, wie wir sie erfahren, zu geben.

Theorieanalyse ist die systematische Untersuchung einer Theorie auf ihre Bedeutung, ihre logische Stimmigkeit, ihren Nutzen, ihre Allgemeingültigkeit, Einfachheit und Überprüfbarkeit. Es ist klar, daß eine Theorie die vorgibt, etwas zu erklären oder vorherzusagen, dem Leser eine genaue Vorstellung davon vermitteln sollte, was das Phänomen jeweils ist und was es tut, welche Ereignisse es beeinflussen und wie es auf andere Phänomene wirkt.

Wie bei allen Analysestrategien, wird auch die Theorie in Elemente aufgeteilt. Diese Elemente werden sowohl einzeln untersucht als auch in ihren Beziehungen zueinander. Darüber hinaus wird aber auch die Struktur der Theorie als Ganzes z. B. auf ihre Validität und ihre Annäherung an die „wirkliche Welt" geprüft.

9.2 Zweck und Nutzen

Die Strategie der Theorieanalyse verfolgt grundsätzlich zwei Zwecke: Die Bestimmung der Stärken und die Bestimmung der Schwächen einer Theorie. Auch wenn normalerweise bei einem Analytiker einer dieser beiden Zwecke im Zentrum steht, so müssen doch beide Seiten, die Stärken wie die Schwächen, überprüft werden. Darüber hinaus leistet die Theorieanalyse gute Dienste, um die Notwendigkeit eines Ausbaus oder einer Verdeutlichung (refinement) der Theorie zu erkennen.

Die Theorieanalyse ist nützlich, weil sie ein objektives und systematisches Verfahren für die Überprüfung einer Theorie darstellt, das zu neuartigen, bisher nicht erkannten Einsichten und Formulierungen führen kann. Dies würde dann auch die Wissensbasis einer Disziplin erweitern. Es war Popper, der 1965 darauf hingewiesen hat, daß die Wissenschaft an neuartigen Ideen und interessanten Theorien deshalb interessiert ist, weil es gerade die besondere Neuartigkeit und das besondere Interesse sind, die dem Wissenschaftler den Impuls verleihen, sie empirisch zu testen. Theorieanalyse ist demnach eine Methode, um zu bestimmen, „was" getestet werden sollte, wobei sie oft auch angibt, „wie" dies geschehen sollte.

Der Analytiker wird vermutlich nur dann an der Durchführung einer Theorieanalyse interessiert sein, wenn zumindest die Möglichkeit besteht, daß die Theorie in der Ausbildung, in der Praxis der Pflege oder in der Wissenschaft von Nutzen sein könnte. Ist dieses Potential nicht vorhanden, dann verschwendet der Analytiker seine Zeit bei einer fruchtlosen Unternehmung. Nach unserer Erfahrung besteht der Hauptzweck für die Durchführung einer Theorieanalyse eher darin, die Stärken einer Theorie zu entdecken, die sie dazu geeignet machen, Praxis anzuleiten, als darin, sie in der Ausbildung oder in der pflegerischen Praxis bloß anzuwenden. Andererseits zielt eine Theorieanalyse zum Zwecke der Forschung normalerweise auf die Schwachstellen in der Theorie oder auf die noch nicht bestimmten Verknüpfungen zwischen den Begriffen. Der Grund dafür ist, daß die Analyse die Beweise liefert, die der Forscher braucht, um die Durchführung einer Studie zu neuen oder unklaren Beziehungen innerhalb der Theorie zu rechtfertigen.

Die Theorieanalyse als ein systematisches und objektives Verfahren macht es möglich, den Inhalt und die Struktur einer Theorie zu prüfen, ohne dabei den Inhalt oder die Struktur selbst beurteilen zu müssen. Können wir unsere Wertvorstellungen aus der Analyse heraushalten, wird es möglich, eine Theorie klarer zu erkennen und die Werte des Urhebers einer Theorie deutlicher hervortreten zu lassen. Das Hauptziel der Analyse ist das Verstehen. Um etwas wirklich verstehen zu können, muß man die eigenen Wertvorstellungen und Neigungen außen vor lassen und den Gegenstand der Analyse objektiv betrachten. Die Evaluation ist dagegen hauptsächlich auf Entscheidungen und/oder auf ein Handeln gerichtet. An dieser Stelle werden aber die eigenen Wertvorstellungen und Neigungen wichtig. Deshalb sollte die Evaluation einer Theorie erst dann vorgenommen werden, nachdem eine gründliche Analyse gemacht worden ist. Am Ende der Analyse kann und sollte der Analytiker den potentiellen Beitrag der Theorie zum wissenschaftlichen Wissen einschätzen. Die Evaluation geht über die bloße Analyse hinaus, indem sie Urteile über den Wert eines theoretischen Werks fällt, die als Grundlage dienen um Entscheidungen zu fällen oder zu handeln (Fawcett, 1980).

9.3 Vorgehensweisen der Theorieanalyse

Die Schritte bei der Theorieanalyse sind: (1) die Herkunft der Theorie zu bestimmen, (2) die Bedeutung der Theorie zu prüfen, (3) ihre logische Stimmigkeit der Theorie zu analysieren, (4) ihre Nützlichkeit zu ermitteln, (5) den Grad der Allgemeingültigkeit und die Einfachheit der Theorie festzustellen und (6) ihre Überprüfbarkeit zu bestimmen. Diese Schritte wurden hergeleitet aus Arbeiten von Popper (1961, 1965), Reynolds (1971), Hardy (1974), Fawcett (1980, 1989) sowie Chinn und Jacobs (1987). Alle Schritte werden zunächst kurz definiert und dann jeweils individuell im Detail erörtert.

Die *Ursprünge* einer Theorie beziehen sich auf die ursprüngliche Formulierung dieser Theorie. Der Analytiker wird daran interessiert sein, was ihre Formulierung veranlaßt hat, ob sie induktiver oder deduktiver Gestalt ist und ob es empirische Belege gibt, um die Theorie zu stützen oder zu widerlegen.

Die *Bedeutung* (Hardy, 1974) einer Theorie ergibt sich aus den Begriffen einer Theorie und daraus, wie diese aufeinander bezogen sind. Grundsätzlich reflektiert sich die Bedeutung in der Sprache der Theorie. Von daher beinhaltet die Untersuchung der Bedeutung, die Untersuchung der Sprache, die der Theoretiker verwendet hat.

Die *logische Stimmigkeit* einer Theorie (Hardy, 1974) bestimmt sich durch die logische Struktur der Begriffe und Thesen unabhängig von Ihren Bedeutungen. Der Analytiker sucht einmal nach logischen Unstimmigkeiten aller Art in der Struktur der Theorie. Darüber hinaus wird auch die Genauigkeit der Prognosen, die anhand der Theorie aufgestellt werden können, untersucht.

Bei der *Nützlichkeit* einer Theorie geht es darum, ob die Theorie in ihrer Disziplin auf praktikable Weise zu einem besseren Verstehen und zu vorhersehbaren Ergebnissen beiträgt. Eine Theorie, die einer Pflegenden realistische Anleitungen bietet, so daß die Intervention A zuverlässig zum Patientenverhalten B führt, ist z. B. nützlicher als eine Theorie, die dies nicht tut.

Die *Generalisierbarkeit* oder *Übertragbarkeit* bezieht sich auf den Umfang an Verallgemeinerungen, die mittels der Theorie möglich werden. Je größer die Vielfalt der Fälle auf die die Theorie angewendet werden kann, desto generalisierbarer ist sie.

Bei der *Einfachheit* geht es darum, ob eine Theorie möglichst einfach und kurz formuliert werden kann und dabei trotzdem vollständig ist, um ein in Frage stehendes Phänomen zu erklären. Viele mathematische Theorien sind z. B. einfach, weil sie ihre Erklärung in wenigen Gleichungen ausdrücken können. Sozialwissenschaftliche Theorien hingegen sind selten einfach, weil die menschlichen Phänomenen, mit denen sie sich beschäftigen, derart komplex sind, daß sie sich einer mathematischen Beschreibung entziehen.

Bei der *Überprüfbarkeit* geht es um die Frage, ob eine Theorie durch empirische Daten verifiziert werden kann. Wenn sich von einer Theorie keine Hypothesen ableiten lassen, die durch Forschungen empirisch getestet werden können, dann ist die Theorie nicht überprüfbar.

Wir werden jetzt zum Anfang zurückkehren und jeden einzelnen Schritt noch einmal gründlicher und systematischer erörtern. Denken Sie daran, daß jeder dieser Schritte bei der Theorieanalyse wichtig ist. Wir sind überzeugt, daß eine vollständige Theorieanalyse alle diese Schritte berücksichtigen muß. Einige Autorinnen sind allerdings anderer Meinung. So glauben Fawcett und Downs, daß die letzten vier Schritte – Nützlichkeit, Generalisierbarkeit, Einfachheit und Überprüfbarkeit – die eigentlichen Schritte zur Evaluation von Theorien sind. Wenn sie jedoch die Analyse beenden und dabei sind, die Theorie zu evaluieren, könnte sich herausstellen, daß Sie auf bestimmte Schritte mehr Gewicht gelegt haben als auf andere. Wenn eine Theorie z. B. schlecht definierte und inkonsistent verwendete Begriffe besitzt, kann sie nicht getestet werden, weder einfach noch brauchbar sein. Der Wert den Sie einer Theorie beilegen, wird im wesentlichen darauf beruhen, was sich aus der Analyse ergibt, bis zu einem gewissen Grad reflektiert er auch Ihre persönlichen Empfindungen und Neigungen. Damit muß man stets rechnen, denn kein Wissenschaftler ist jemals völlig objektiv.

9.3.1 Ursprung

Um eine Theorie zu analysieren, muß der Analytiker die Theorie zuerst sorgfältig studieren, die Hauptideen oder -begriffe erkennen und die relationalen Thesen herausarbeiten. Außerdem sollte sich der Analytiker mit der gesamten Forschung beschäftigen, die aus dieser Theorie hervorgegangen ist. Sind es zu viele Forschungsberichte, ist auch eine aussagekräftige Stichprobe zulässig. Bestimmen Sie nach der Lektüre, inwieweit die Thesen der Theorie durch die Forschungen bestätigt und inwieweit sie widerlegt werden. Um das zu tun, werfen sie einen Blick auf die Hypothesen der Forschungsberichte. Sind sie als „Null-Hypothesen" formuliert – behaupten sie also, daß es keine Beziehung zwischen den Variablen gibt –, und werden diese Hypothesen zurückgewiesen, so bestätigt das die Theorie (Kerlinger, 1986). Wird hingegen bestätigt, daß es keine Beziehung gibt, so widerlegt das die Theorie. Dies klingt verwirrend, aber es ergibt sich einfach aus der Weise wie die Mathematik verfährt. Eine Null-Hypothese zurückzuweisen ist das gleiche wie eine doppelte Verneinung in der englischen Grammatik: zwei „nein" ergeben ein „ja". Sind die Hypothesen jedoch nicht als Null-Hypothesen formuliert, sondern drücken sie tatsächlich eine bestimmte Beziehung aus, dann ist mit der Zurückweisung einer Hypothese auch die Theorie widerlegt, wie umgekehrt die Anerkennung der Hypothese auch eine Bestätigung der Theorie bedeutet.

Versuchen Sie herauszufinden, was die Theoriebildung veranlaßt hat. Manchmal können Sie dies vom Theoretiker selbst erfahren. Andernfalls bleibt Ihnen nichts anderes übrig, dies aus dem Kontext der Diskussion zu erschließen. Der Ursprung einer Theorie und der Zweck, für den sie entwickelt wurde, sind für die Analytikerin oft sehr hilfreich, um zu verstehen, wie die Theorie erstellt wurde und warum. Finden Sie außerdem heraus, ob die Theorie deduktiv (von einem allgemeinen Gesetz ausgehend) oder induktiv (von empirischen Daten ausgehend) entwickelt wurde. Wurde die Theorie von einer anderen Theorie oder von anderen Hypothesen ausgehend entwickelt, dann kann sie als deduktiven Ursprungs betrachtet werden. Ist die Theorie hingegen aus der Beobachtung von Beziehungen zwischen Daten oder in der Feldforschung oder in der klinischen Praxis hervorgegangen, dann kann sie ihrem Ursprung nach als induktiv betrachtet werden. Diese Unterscheidung zwischen induktiv und deduktiv wird später wichtig werden, wenn Sie versuchen, die logische Stimmigkeit der Theorie zu beurteilen. Schließlich ist oft hilfreich, alle einer Theorie zugrundeliegenden Annahmen zu erkennen. Diese Annahmen, die der Theoriebildung zugrunde liegen, können für die Interpretation wichtig sein. Auch bei der Beurteilung der Nützlichkeit sollten sie herangezogen werden. Erst wenn diese vorbereitenden Arbeiten abgeschlossen sind, können Sie mit der formalen Theorieanalyse beginnen.

9.3.2 Bedeutung

Um die Bedeutung einer Theorie zu analysieren, muß man zunächst die Sprache der Theorie prüfen. Dazu muß man die in ihr enthaltenen Begriffe und Thesen unter die Lupe nehmen. Die weiteren Schritte sind, die Begriffe identifizieren, ihre Definitionen und ihre Verwendung zu untersuchen, dann die Thesen zu identifizieren sowie die Beziehungen zwischen den Begriffen zu analysieren, so wie diese in den Thesen zum Ausdruck kommen.

Identifizierung der Begriffe. Um die Begriffe zu identifizieren, sucht man nach den Hauptgedanken einer Theorie. Alle relevanten Termini, die diese Gedanken reflektieren, sollten klar formuliert und verständlich sein. Oft ist es schwierig bei einem umfangreichen verbal artikulierten Modell, die Hauptbegriffe herauszufinden. Der wahrscheinlich beste Weg ist, mit Bleistift und Papier zu lesen. Taucht ein neuer Terminus auf, wird er festgehalten, falls möglich einschließlich seiner Definitionen. Auf diese Weise spart man längerfristig Zeit und weiß ganz genau wo Definitionen fehlen.

Wenn alle Begriffe identifiziert worden sind, besteht der nächste Arbeitsschritt darin zu bestimmen, um welche Art von Begriffen es sich handelt, d. h. zu bestimmen ob sie elementar, konkret oder abstrakt sind. Wie der Leser sich vielleicht noch aus den Kapiteln 2 und 3 erinnert, sind elementare Termini solche Bezeichnungen für Begriffe, deren Bedeutung aus der allgemeinen Erfahrung der Disziplin entspringt und die nur mit Hilfe von Beispielen definiert werden können (Wilson, 1969). Konkrete Begriffe sind räumlich und zeitlich begrenzt und direkt meßbar. Abstrakte Begriffe sind schließlich solche, die räumlich und zeitlich nicht begrenzt sind und auch nicht direkt gemessen werden können. Klassifiziert man die Begriffe auf dieser Art und Weise, dann erhält man Hinweise auf den Grad der Konkretion oder der Abstraktion einer Theorie insgesamt.

Definitionen und Verwendung prüfen
Als nächstes muß man die Definitionen und Verwendungen der Begriffe prüfen. Wir unterscheiden hier vier Formen der Definition: theoretische Definition, operationale Definition, deskriptive Definition und keine Definition.

Eine theoretische Definition verwendet andere theoretische Termini, um einen Begriff zu definieren. Diese Definitionen ordnen einen Begriff in den Kontext einer Theorie ein, geben aber keine operationalen Regeln an, um den Begriff zu klassifizieren oder zu messen. Sie sind normalerweise ziemlich abstrakt und benutzen untergeordnete Begriffe, um übergeordnete zu definieren. Das wichtigste Kriterium bleibt jedoch die fehlende Meßbarkeit des definierten Begriffs.

Operationale Definitionen enthalten ein Verfahren, um zu bestimmen, ob ein Phänomen ein Beispiel für einen Begriff ist oder nicht und ebenso ein Verfahren nach dem der fragliche Begriff gemessen werden kann. Operationale Definitionen sind zwar nützlich zum Zwecke der Forschung, engen aber den Begriff oft künstlich ein. Das heißt, während eine theoretische Definition dem Theoretiker einen Weg weist, die Bedeutungsfülle des Begriffs innerhalb der Theorie auszudrücken, so stellt eine operationale Definition in dieser Hinsicht ein schwerwiegendes Handicap dar. Es ist deshalb für die Analytikerin sinnvoll, wenn die entscheidenden theoretischen Begriffe auf beide Weisen formuliert werden. Es ist außerdem sehr wichtig, sicher zu sein, daß die operationalen Definitionen den theoretischen Definitionen genau entsprechen.

Die übrigen beiden Definitionsweisen sind für den Analytiker weniger brauchbar. Eine einfache deskriptive Definition, eine, die die Attribute des Begriffs aufzählt wie ein Wörterbuch, sagt weder etwas über den Kontext aus, in dem der Begriff verwendet wird, noch benennt er irgendwelche Testoperationen. Obwohl sie dem Analytiker nur geringe Informationen bietet, ist sie aber immer noch besser als die letzte Möglichkeit, überhaupt keine Definitionen zu geben. Wenn nur beschränkte Definitionen zur Verfügung stehen, kann es für den Analytiker schwierig sein, zu einer wirklich objektiven Analyse zu kommen, und ebenso schwierig wird es für ihn sein, die Theorie für einen beabsichtigten Zweck zu verwenden. Enthält eine Theorie nur deskriptive Definitionen oder überhaupt keine, dann hat man es gewöhnlich mit einem sehr frühen Stadium der Theoriebildung zu tun. Sich damit zu beschäftigen, kann dennoch von Nutzen sein, weil der Analytiker wohldurchdachte Vorschläge machen kann, in welche Richtung die weitere Theoriebildung gehen sollte.

Betrachtet man die Verwendung der Begriffe, sollte sich das Hauptinteresse auf eine angemessene Verwendungsweise richten; d. h. darauf ob der Theoretiker die Begriffe in der Theorie durchgängig konsequent, so wie sie definiert sind, verwendet oder nicht. Das ist besonders wichtig für diejenigen, die diese Theorie verwenden wollen. Wenn nämlich ein Theoretiker einen Begriff auf eine bestimmte Weise definiert und dann im Verlauf der Theoriebildung dessen Bedeutung subtil – oder auch weniger subtil – verändert, werden alle Formulierungen, die von diesem Begriff Gebrauch machen, suspekt bleiben, solange die Mehrdeutigkeit nicht geklärt ist. Andernfalls könnte sich bei dem Versuch, aufgrund einer These vom Beginn einer theoretischen Darstellung bestimmte Ergebnisse vorherzusagen, herausstellen, daß eine spätere These im Widerspruch zu diesen Ergebnissen steht.

Dies bedeutet nicht, daß zusätzliche Forschungen zu einer Theorie nicht zu Veränderungen führen können, sowohl bei der Definition von Begriffen oder gar bei ganzen Passagen der Theorie selbst. Es ist sogar davon auszugehen, daß Verbesserungen erforderlich sind. Wenn allerdings solche Veränderungen wirklich notwendig sind, dann können die anfänglichen Studien, die noch die ursprünglichen Begriffe verwenden, nicht mehr als Bestätigung der Theorie dienen. Sie müssen möglicherweise wiederholt werden. Ebensowenig können auch die anfänglichen relationalen Thesen, die die Begriffe verwenden, als valide gelten, solange sie nicht unter Verwendung der redefinierten Begriffe noch einmal getestet worden sind.

Identifizierung der Thesen. Der dritte Schritt bei der Analyse der Bedeutung einer Theorie ist die Identifizierung der Thesen einer Theorie. Die entscheidenden Definitionen der Theorie sollten bereits auf der vorangegangenen Stufe identifiziert und analysiert worden sein. Deshalb werden wir uns hier auf die relationalen Thesen beschränken.

Relationale Thesen sind Thesen, die zum Ausdruck bringen, auf welche Weise sich die Begriffe aufeinander beziehen. Sie zu identifizieren ist nicht immer einfach, vor allem bei umfangreichen verbal dargestellten Theorien. Hat man es mit Forschungsberichten zu tun, kann man in der Darstellung der Ergebnisse nach den zentralen relationalen Thesen suchen. In anderen Fällen kann es zweckmäßig sein, in dem Abschnitt über die Hypothesen zu beginnen und sich dann zur Datenanalyse vorzuarbeiten, um die Relationen zu finden. Da die zentralen Begriffe bereits in den vorangegangenen Schritten hätten identifiziert sein sollen, kann man sie sozusagen als Wegweiser bei der Suche nach den Beziehungen zwischen ihnen benutzen. Suchen Sie zuerst nach den explizit formulierten Thesen. Gehen Sie dann zurück und suchen Sie nach allen impliziten oder vom Autor bloß angedeuteten Beziehungen oder nach solchen, die er zwar demonstriert hat, von denen aber in den Tabellen oder im Kapitel zur Datenanalyse nichts zu finden ist.

Untersucht der Analytiker eine Darstellung, die nicht die Gestalt von Forschungsberichten hat, also z. B. einen deskriptiven Zeitschriftenartikel oder das Kapitel eines Buches, dann ist oft am besten, auf jeden Begriff zu achten, so wie er erscheint und dann alle weiteren Begriffe zu suchen, die sich auf der Seite unmittelbar in seiner Nähe befinden. Lesen Sie sorgfältig, um herauszufinden, ob ausdrücklich von einer Verbindung zwischen Begriffen gesprochen wird. Falls nicht, lesen Sie so lange weiter, bis Sie eine finden. Oft enthalten die letzten paar Abschnitte oder die Zusammenfassung des Artikels oder des Kapitels Hinweise auf Beziehungen, auch wenn es sich gezeigt hat, daß Zusammenfassungen meist nur die wesentlichsten Beziehungen enthalten. Sich nur auf Zusammenfassungen zu stützen, läßt den möglichen Reichtum einer Theorie im Dunkeln und fördert damit nicht die Analyse.

Untersuchung der Beziehungen

Die Beziehungen zwischen den Begriffen zu untersuchen, so wie sie in den Thesen zum Ausdruck kommen, bedeutet zu bestimmen, um welche Typen von Beziehungen es sich handelt, innerhalb welcher Grenzen sie gelten und ob die Thesen konsistent verwendet werden. Darüber hinaus ist zu beurteilen, ob jede These die entsprechende empirische Validität besitzt. Im Rahmen der Theorieanalyse geht es bei der Frage nach der Art der Beziehungen darum, ob sie kausal, assoziativ oder linear sind (für ausführliche Darstellung der Methode der Thesenanalyse sei der Leser auf Kap. 6 verwiesen).

Wie wir in Kapitel 6 bereits festgestellt haben, sind kausale Beziehungen derart, daß ein Begriff immer als unmittelbares Resultat eines anderen Begriffs auftritt. Ist diese Beziehung in irgendeiner Hinsicht nur wahrscheinlich, dann ist es keine wahre kausale Beziehung (Hardy, 1974).

Assoziative Beziehungen sind solche, die eine positive, eine negative oder eine nicht-bekannte Beziehung zwischen zwei Begriffen beinhalten, d. h. es gibt einen wahrscheinlichen, aber keinen ursächlichen Zusammenhang.

Eine positive Assoziation (+) zeigt an, daß beide Begriffe gleichsinnig variieren, d. h. wenn der entsprechende Wert des einen Begriffs hoch ist, ist es auch der des anderen. Eine negative Assoziation (-) bedeutet: wenn der entsprechende Wert des einen Begriffs zunimmt, nimmt der des anderen ab. Treten beide Begriffe zur selben Zeit zusammen auf, ohne daß etwas über die Art der Beziehungen zwischen zwei Begriffen bekannt ist, dann wird diese Relation durch ein Fragezeichen (?) gekennzeichnet.

Bei den meisten relationalen Thesen wird eine Linearität unterstellt, bis etwas anderes nachgewiesen wird. Es ist die am einfachsten zu bestimmende und zu testende Beziehung. Es gibt jedoch noch andere Formen relationaler Verknüpfungen, die entweder durch Deduktion oder durch eine Datenanalyse bestimmen werden können, wie z. B. Kurvilinearität (curvilinearity) nicht-lineare oder exponentielle Kurven (Hage, 1972).

Linearität bedeutet, daß eine Veränderung bei einer Variablen oder einem Begriff unmittelbar eine arithmetische Veränderung bei dem anderen Begriff oder der anderen Variablen hervorruft. Berechnet man den Korrelationskoeffizienten, wird sich eine strenge Korrelation zeigen und die zugehörigen Punkte werden auf einer Geraden liegen.

Die beiden anderen grundlegenden Relationsformen finden sich ebenfalls ziemlich häufig in Theorien. In der Analyse am schwierigsten zu bestimmen ist die kurvilineare Verknüpfung. Diese Funktion ist dadurch gekennzeichnet, daß bis zu einem bestimmten Punkt mit der einen Variablen auch die andere Variable zunimmt, danach aber nimmt die zweite Variable wieder ab. Das klassische Beispiel für Kurvilinearität ist die Glockenkurve; ein weiteres Beispiel haben wir im Kapitel 8 in Gestalt der umgekehrten U-Kurve behandelt. Kurvilinearität kann entweder aus formalisierten theoretischen und relationalen Thesen abgeleitet werden oder durch eine mit Hilfe der Statistik durchgeführten Datenanalyse erkannt werden. Oft ist es nützlich, wenn es geringe, aber signifikante Korrelation unter den Daten gibt, diese einer nicht-linearen Analysestrategie zu unterziehen, um zu sehen, ob nicht vielleicht eine nichtlineare Beziehung vorliegt.

Eine andere Form der Relation ist die Verknüpfung gemäß einer Potenzfunktion. Die entsprechende Potenzfunktionskurve zeigt eine Verknüpfung zwischen Begriffen, bei der die Werte beständig zunehmen. Das heißt, nimmt der Wert eines Begriffs um einen bestimmten Betrag zu oder ab, so zeigt sich bei dem Wert für den zweiten Begriff eine beschleunigte Veränderung in positiver oder negativer Richtung. Potenzfunktionskurven werden oft auch Exponentialkurven genannt, weil die Änderungen der Werte für den zweiten Begriff oft mathematisch mit Hilfe einer Exponentialfunktion ausgedrückt werden. Viele Theorien, die „input" und „output" vergleichen, greifen auch auf Potenzfunktionskurven zurück, so z. B. die Theorien der Lern- und der Entwicklungspsychologie. Die meisten Potenzfunktionskurven stellen lange Zeiträume (20 Jahre und länger) dar, weil sie geringfügige Abweichungen sowie individuelle Unterschiede berücksichtigen müssen.

Der nächste Schritt bei der Prüfung der Beziehungen besteht darin, die Grenzen zu bestimmen, innerhalb deren sich die Theorie bewegt. Diese bestimmen sich durch den aktuellen Inhalt der Theorie. Einige Theorien haben einen sehr engen Radius und ihre Grenzen oder ihr Geltungsbereich sind deshalb sehr genau abgesteckt. Tatsächlich ist bei einer Theorie mit eng gezogenen Grenzen genau festgelegt, wie weit die Theorie reicht, um spezifische Phänomene zu erklären, an welchem Punkt ihr Geltungsbereich beginnt und wo er endet. Eine Theorie hätte z. B. nur einen eingeschränkten Geltungsbereich, wenn sie sich nur auf eine bestimmte Art präoperativer Unterweisung für Erwachsene vor einer Magenoperation in einem amerikanischen Krankenhaus bezöge.

Theorien mittlerer Reichweite haben einen größeren Geltungsbereich und sind abstrakter als Theorien mit eng gezogenen Grenzen. Auch wenn ihr Inhalt sehr spezifisch sein mag, kann sie doch auf eine größere Gruppe von Fällen angewendet werden als eine eng gefaßte Theorie. Dies gilt z. B. für eine Theorie, die von mehreren voraussagbaren Wirkungen bei der Anwendung von zwei präoperativen Unterweisungsstrategien auf erwachsene chirurgische Patienten spricht.

Eine Theorie mit einem großen Geltungsbereich ist hoch abstrakt, sie ist inhaltlich weit gefaßt und auf eine große Anzahl von Fällen anwendbar. Erweitern wir unsere Analogie von der präoperativen Unterweisung ein bißchen, dann würde sich eine Theorie mit einem großen Geltungsbereich auf die Auswirkungen jeglicher präoperativer Unterweisungsstrategien auf alle präoperativen Patienten unabhängig vom kulturellen Hintergrund und ohne Rücksicht auf Alter und Diagnose beziehen.

Im nächsten Schritt der Untersuchung der Beziehungen geht es darum zu prüfen, ob der Gebrauch der Thesen konsistent ist. Dies betrifft sowohl die relationalen Thesen als auch die existenzbehauptenden Thesen und Definitionen. Die Theoretikerin sollte die Thesen zu jeder Zeit genau auf die gleiche Weise verwenden. Geschieht dies nicht, wird die Theorie unglaubwürdig und ungeeignet für eine systematische Verwendung.

Der letzte Schritt bei der Untersuchung der Beziehungen betrifft die Bewertung der empirischen Belege für die Thesen. Gibt es überhaupt welche? Wenn nicht, besitzt die Theorie eine geringere Validität als eine, für die es Belege gibt. Gibt es Forschungen oder empirische Belege, die die Thesen stützen, muß der Analytiker die Tragfähigkeit (credibility) dieser Belege prüfen. Ein kleiner Katalog von Fragen (Kerlinger, 1986) soll genügen, um der Analytikerin eine allgemeine Vorstellung von der Validität der Forschungsergebnisse zu verschaffen:

1. Entsprechen die Forschungshypothesen genau den theoretischen Begriffen?
2. Sind die Auswahlkriterien und die Größe der Stichprobe angemessen?
3. Ist die Methodologie stimmig und für die vorgeschlagene Hypothese geeignet?
4. Ist die Datenanalyse genau und angemessen?

5. Werden die Forschungsergebnisse genau wiedergegeben?

6. Sind die Schlußfolgerungen gerechtfertigt?

7. Lassen sich die Ergebnisse der Studie reproduzieren?

Sind die Antworten auf diese Fragen zufriedenstellend, reichen die empirischen Belege aus. Jedoch, so gut auch eine solide Studie als Bestätigung für eine These ist, vier oder sogar zehn Studien sind noch weitaus besser. Die empirische Tragfähigkeit einer These muß sowohl quantitativ wie auch qualitativ überprüft werden.

9.3.3   Logische Stimmigkeit

Die logische Stimmigkeit einer Theorie zu bestimmen, kann sehr kompliziert werden, wenn man zu einer Sprachphilosophie tendiert, die auf der formalen Logik basiert. Da dies ein grundsätzlich Strategiebuch ist, werden wir nicht so weit gehen wie die genannten Sprachphilosophen. Wir werden uns vielmehr auf wenige Überlegungen beschränken: (1) Gibt es ein System, das es der Theorie ermöglicht, Vorhersagen zu machen, unabhängig von deren Inhalt? (2) Können Wissenschaftler der Disziplin, in der die Theorie entwickelt wurde, mit diesen Vorhersagen übereinstimmen? (3) Ergibt der aktuelle Inhalt einen Sinn? (4) Gibt es offenkundige logische Fehler?

Inhaltsunabhängige Vorhersagen

In drei Kapiteln dieses Buches (Kap. 6, 8 und 10) haben wir Buchstaben und/oder Pfeile kombiniert mit Vorzeichen benutzt, um symbolisch darzustellen, wie Begriffe zueinander in Beziehung stehen. Genau das gleiche System läßt sich verwenden, um Vorhersagen einer Theorie zu bestimmen, die unabhängig vom Inhalt sind. Dies geschieht in der Weise, daß man den Begriffen Bezeichnungen ohne Bedeutung wie A, B oder C zuweist und dann die sich aus diesen Beziehungen ergebenden Vorhersagen formelhaft darstellt. Dieser Schritt ist wichtig, wenn man die logische Struktur einer Theorien untersucht. Ist die Struktur nicht logisch, kann es sich bei den prognostizierten Beziehungen um Trugschlüsse handeln. Dies soll nicht heißen, daß der Inhalt selbst unwichtig ist – im Moment wird nur von ihm abgesehen. Der Inhalt wird analysiert, wenn es um die Bedeutung geht und bei der Frage 3 dieses Abschnitts. Wenn die zu analysierende Theorie nicht auf diese Weise überprüft werden kann, bleibt sie in Hinblick auf die logische Stimmigkeit unzureichend. Eine solche formelhafte Darstellung, kann auch den Effekt haben, unklare und nicht untersuchte Beziehungen zwischen den Begriffen deutlich zu machen, was wiederum für die weitere Theoriebildung oder Forschung nützlich sein kann.

Oft ist es hilfreich, tatsächlich eine Art Matrix zu erstellen, die alle spezifizierten und unspezifizierten Beziehungen der Theorie zusammenstellt. Lassen Sie uns in dieser Weise eine Theorie über die Hörgenauigkeit einer Schleiereule untersuchen (Knudsen, 1981). Nachstehend finden sich mehrere relationale Thesen aus dieser Theorie und eine Matrix, um die formale Struktur anzuzeigen:

1. Die Treffsicherheit einer Eule sinkt in dem Maß, in dem der Winkel zwischen der Geräuschquelle und der Kopfstellung zunimmt.
2. Die Fähigkeit einer Eule, eine Geräuschquelle zu lokalisieren, ist abhängig von dem Vorhandensein hoher Frequenzen im Geräusch.
3. Der Grad der Schallverstärkung, hervorgerufen durch den Federkranz des Gesichts, variiert mit der Schallfrequenz.
4. Die Treffsicherheit einer Eule nimmt stark zu, wenn sich die Frequenz des Geräuschs erhöht.

Jede dieser Feststellungen kann schematisch wie folgt geschrieben werden:

1. Treffsicherheit (TS) $\xrightarrow{}$ Winkel zwischen der Geräuschquelle und der Kopfstellung (WQK)

2. Lokalisierung der Quelle (LQ) $\xrightarrow{+}$ Hohe Schallfrequenzen (HF)

3. Grad der Verstärkung (GV) $\xrightarrow{+}$ Schallfrequenzen (SF)

4. Treffsicherheit (TS) $\xrightarrow{+}$ Schallfrequenzen (SF)

Sind sie einmal formuliert und die Buchstaben zugewiesen, läßt sich ein Diagramm wie in Abbildung 9-1 erstellen. Die Beziehungen, wie sie in der Theorie spezifiziert wurden, sind als durchgezogene Linien wiedergegeben. Die impliziten Beziehungen wurden mit einer gestrichelten Linie symbolisiert. Alle anderen Beziehungen sind unbekannt.

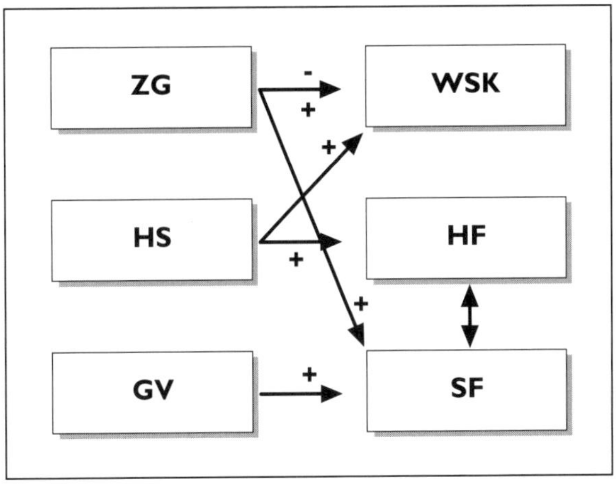

Eine andere Art der Darstellung ist in der Abbildung 9-2 wiedergegeben. Diese ähnelt einer Korrelationsmatrix, in der alle Variablen sowohl waagerecht als auch senkrecht aufgelistet werden und das Symbol für die Art der Beziehung im zugeordneten Feld steht. Abgeleitete Beziehungen sind eingeklammert. Wie man sieht, ist eine derartige Matrix leichter zu erfassen und die nur abgeleiteten Beziehungen treten deutlicher hervor als dies in Abbildung 9-1 der Fall war. Jede von ihnen ist akzeptabel, sofern sie ihnen hilft, sich über die Struktur der Beziehungen klar zu werden. Wenn Ihnen aber beide nicht helfen oder sie eher konfus machen, empfehlen wir Ihnen als zusätzliche Hilfe oder zur Wiederholung das Kapitel 6 über Thesenanalyse.

Abb. 9-1
Darstellung der Thesen 1 bis 4 aus dem Text in Form eines Diagramms

Einverständnis der Wissenschaftler. Über die systematische, schematische Darstellbarkeit hinaus, muß eine Theorie auch genau genug in ihrer Darstellung sein, damit ein Einverständnis zwischen den Wissenschaftlern über mögliche Prognosen

Abb. 9-2
Darstellung der
gleichen Thesen wie
in Abb. 9-1 als Matrix

	ZG	HS	GV	WSK	HF	SF
ZG	+	?	?	-	(-)	+
HS		+	?	(+)	+	(+)
GV			+	?	(+)	+
WSK				+	?	?
HF					+	(+)
SF						+

erzielt werden kann. Wird dieses Einverständnis nicht erreicht, ist die Theorie im wissenschaftlichen Sinn nicht nützlich. Ist eine Theorie aber im wissenschaftlichen Sinn nicht nützlich, kann sie auch der Wissensbasis nicht hinzugefügt werden (außer natürlich zu der Wissensbasis, von der man weiß, daß die „Dinge" noch nicht funktionieren).

Bedeutsamkeit

Die Unmöglichkeit, hinsichtlich der Prognosen Einigkeit zu erzielen, mag teilweise aus dem Umstand resultieren, daß mitunter der Inhalt einer Theorie einfach unklar ist und keinen Sinn zu machen oder unserem Wissen kein neues Element hinzuzufügen scheint. Damit wird nicht behauptet, daß die Theorie wertlos ist, obwohl sie sicher weniger wertvoll ist als eine, die es tut. Es ist allerdings festzuhalten, daß eine Theorie für den einen Wissenschaftler von großer Bedeutung sein kann aber ohne Bedeutung für einen anderen, der einen anders gearteten Hintergrund hat. So kann z. B. eine Theorie, die für eine Krankenschwester auf einer Geburtsstation von großer Bedeutung ist, für eine auf einer kardiologischen Station wenig Bedeutung haben. Wenn aber alle Wissenschaftler mit ähnlichen und theorierelevanten Hintergründen sagen, eine Theorie würde keinen Sinn machen, dann trifft das wahrscheinlich zu. Damit eine Theorie Sinn macht, muß sie zu neuen Einsichten oder zu einem besseren Verständnis eines Phänomens führen. Ist dies nicht der Fall, sollte der Theoretiker vielleicht mehr Zeit darauf verwenden, das, was die Theorie zeigen soll, zu vereinfachen oder klarer zu definieren, um das Kriterium der Bedeutsamkeit zu erfüllen.

Logische Fehlschlüsse

Im letzten Schritt der Beschäftigung mit der logischen Stimmigkeit geht es darum, nach logischen Fehlern zu suchen. Hier wird jetzt der induktive oder deduktive Ursprung der Theorie wichtig. Bei einer deduktiven Theorie gilt: wenn alle Prämissen wahr sind, sind auch die Schlüsse oder die Schlußfolgerungen aus diesen Prämissen wahr. Deshalb muß die Analytikerin vor allem bestimmen, ob die Prämissen einer Theorie wahr sind oder nicht. Dies schließt normalerweise eine kurze Überprüfung der Literatur und eine Auswertung aller unterstützenden Belege ein, um die „Wahrheit" der Prämisse zu bestimmen. Die „Wahrheit" stützt sich daher in diesem Fall auf die Validität der Forschungsergebnisse, auf der die ursprünglichen Prämissen basieren. Sind diese Prämissen korrekt, werden es auch die Schlußfolgerungen sein.

Bei einer induktiven Theorie ist die Aufgabe nicht ganz so einfach. Eine induktive Schlußfolgerung basiert normalerweise auf Daten und kann falsch sein. Auch können die Prämissen, von denen die Schlußfolgerung ausgeht, falsch sein. Bei einer induktiven Theorie können drei Probleme auftreten: (1) Die Prämissen sind richtig, aber der Schluß ist nicht richtig; (2) die Prämissen sind nicht richtig, aber die Schlußfolgerung ist richtig; (3) sowohl die Prämissen als auch der Schluß sind nicht richtig.

Auch hier muß der Analytiker zur Literatur zurückkehren und zu den Belegen, die die Prämissen stützen oder widerlegen. In diesem Fall werden aber alle Belege logisch nicht zwingend sein, da es sich um eine induktive Theorie handelt. Der Analytiker wird sich einfach auf die Vorstellung von der „Präponderanz der Belege" stützen müssen, um die relative Wahrheit der Prämissen zu bestimmen. Wenn die Belege, die die Prämissen stützen, überzeugend sind, kann man zum Zwecke der Analyse von deren „Wahrheit" ausgehen.

Die Richtigkeit einer Schlußfolgerung bei einer induktiven Theorie zu bestimmen ist schwieriger, weil die Wahrheit der Prämissen nicht die Wahrheit der Schlußfolgerung garantiert. Alles, was der Analytiker hier tun kann, ist die Forschungsarbeiten zu überprüfen, die die Validität der Schlußfolgerung stützen, und zu bestimmen, ob die Schlußfolgerung auf dem Hintergrund bestimmter Prämissen wie der vorhandenen Forschungsergebnisse Sinn macht. Macht die Schlußfolgerung Sinn, sind die Forschungen valide und erfüllen sie alle Kriterien für „gute" Forschungsstudien, dann ist der Analytiker berechtigt anzunehmen, daß die Schlußfolgerung richtig ist. Ergibt indes die Schlußfolgerung keinen Sinn, oder sind die Forschungsergebnisse unzureichend, lassen sich keine Thesen über die Schlußfolgerung machen. Wir wissen einfach nicht, ob die Schlußfolgerung richtig oder falsch ist.

Eine induktive Theorie ist nie logisch zwingend, so daß stets Zweifel darüber bleiben, ob die Theorie wahr ist. Dieser Zweifel hindert uns aber nicht daran, „wohlgesicherte" Theorien zu verwenden. Er dient nur dazu, uns daran zu erinnern, daß es eine bessere Erklärung geben kann, die nur noch nicht entdeckt worden ist.

Die Untersuchung der Bedeutsamkeit und der logischen Stimmigkeit sind die langwierigsten Prozesse der Theorieanalyse. Obwohl die letzten vier Schritte weniger Rigorosität und Zeitaufwand erfordern, so sind sie dennoch ein wichtiger Teil einer gründlichen Analyse.

9.3.4   Nützlichkeit

Bei der Nützlichkeit einer Theorie geht es darum, wie hilfreich die Theorie für einen Wissenschaftler ist, ein Verständnis für ein in Frage stehendes Phänomen zu entwickeln (Reynolds, 1971). Eröffnet eine Theorie neue Einsichten, ermöglicht sie dem Wissenschaftler einen neuen oder anderen Zugang zum Untersuchungsgegenstand oder führt sie zu zuverlässigeren Vorhersagen, handelt es sich um eine nützliche Theorie (Berthold, 1968). Eine solche Theorie erweitert unsere Wissensbasis erheblich. Tut sie nichts dergleichen, dann handelt es sich nicht um eine nützliche Theorie.

Um die Nützlichkeit einer Theorie zu bestimmen, sollte der Analytiker auf drei Punkte achten: (1) Wie viele Forschungsarbeiten hat die Theorie hervorgebracht?

(Reynolds, 1971). (2) Für welches spezielle pflegepraktische Problem ist die Theorie relevant? (Barnum 1989) (3) Besitzt die Theorie das Potential, die Pflegepraxis, die Ausbildung, das Management oder die Forschung zu beeinflussen? (Meleis, 1990). An dieser Stelle der Analyse wird der Inhalt wichtig, denn man kann keine dieser Frage beantworten, ohne auf den Inhalt einzugehen. Bezieht sich die Theorie auf Inhalte, die bereits in das Gebiet der Wissenschaft fallen, dann sollte sie ein neues Licht auf ein Phänomen werfen oder Informationen bieten, die zu einem besseren Verständnis, zu neuen Vorhersagen führen oder zu einer besseren Kontrolle, wie sie zuvor nicht möglich war. Bezieht sich aber die Theorie auf Inhalte, mit dem sich die Wissenschaft bislang nicht beschäftigt hat, dann sollten sie in dem entsprechenden Wissensbereich etwas wirklich Neues darstellen. Diese Theorie sollte, falls sie nützlich ist, eine bedeutsame Anzahl von Forschungsarbeiten nach sich ziehen. Sie sollte auch relevant, zumindest potentiell relevant, für spezifische pflegepraktische Handlungsfelder sein. Sie sollte generell in der Lage sein – zumindest potentiell –, wirksam zu werden in der Pflegepraxis, in der Ausbildung, im Management und in der Forschung (Meleis, 1990).

9.3.5   Generalisierbarkeit

Das Kriterium der Generalisierbarkeit oder Übertragbarkeit (Lincoln & Guba, 1985) bezieht sich darauf, in welchem Ausmaß eine Theorie verwendet werden kann, um Phänomene zu erklären oder vorherzusagen. Die Generalisierbarkeit kann bestimmt werden, indem man die Theorie auf ihre Grenzen hin untersucht und indem man beurteilt, inwieweit die Theorie durch Forschungsarbeiten unterstützt wird. Wir haben zuvor in diesem Kapitel darauf hingewiesen, daß die Grenzen einer Theorie inhaltsbezogen sind und davon abhängen, wie weit ihr inhaltlicher Horizont reicht. Je weiter der Horizont einer Theorie, um so generalisierbarer ist sie. Je umfassender sie angewendet werden kann, desto generalisierbarer ist sie.

Feministische Theoretikerinnen ebenso wie Vertreterinnen der kritischen Theorie der Gesellschaft verwenden allerdings etwas andere Kriterien, um die Übertragbarkeit einer Theorie zu beurteilen. Für eine detailliertere Erörterung dieser Theorien, und wie sie zu beurteilen sind, empfehlen wir Lincoln und Guba (1985) oder Hall und Stevens (1991).

Für die Bestimmung der Generalisierbarkeit sind auch die Forschungsergebnisse, die die Theorie unterstützen, wichtig. Wenn die durch Forschung gewonnenen Belege verläßlich sind, das heißt, auf einer adäquaten Stichprobengröße beruhen, valide und reproduzierbar sind, wird die Theorie verallgemeinerbarer sein, als eine, für die es nur geringe Unterstützung gibt oder bei der die Unterstützung auf Forschungen von schlechter Qualität beruht. Der Analytiker muß also gewisse Fertigkeiten für die Beurteilung von Forschungen besitzen, um die Adäquatheit der Unterstützung von Theorien bestimmen zu können. Es ist nicht unsere Absicht, diese Fertigkeiten hier auszubilden, auch wenn sich in Kapitel 6 einige allgemeine Fragen finden, die gestellt werden können. Ferner enthält das Literaturverzeichnis am Ende dieses Kapitels mehrere Titel, die für Leser mit einem Bedarf an zusätzlicher Hilfestellung nützlich sein könnten.

9.3.6 Einfachheit

Einfachheit bezieht sich darauf, wie einfach oder komplex eine Theorie ein Phänomen erklärt. Eine einfache Theorie ist eine, die in ihrer Einfachheit elegant ist, obwohl sie inhaltlich weit sein kann. Das vielleicht beste Beispiel für Einfachheit ist die Formel $E = mc^2$ aus der Relativitätstheorie von Einstein. Diese außergewöhnliche These der Theorie, die einen großen Anwendungsbereich hat und doch in ihrer Darstellung ganz einfach ist, hat die Physik revolutioniert. Genau das ist Einfachheit – ein komplexes Phänomen einfach und kurz zu erklären, ohne dabei den Inhalt, die Struktur oder die Vollständigkeit der Theorie zu opfern.

Nicht alle Theoriebildung gelangt bis zu diesem Punkt. Die meisten Theorien, vor allem in den Verhaltenswissenschaften lassen sich nicht auf eine derartige mathematische Formel reduzieren. Die Analytikerin muß daher eine Theorie genau untersuchen, um herauszufinden, ob ihre Formulierungen so klar und so kurz sind, wie sie sein könnten. Die Behauptungen oder relationalen Thesen sollten präzise sein und sich nicht überschneiden. Gibt es mehrere Thesen, ist zu überlegen, ob nicht einige von ihnen auf eine oder zwei umfassendere, allgemeinere relationale Thesen reduziert werden könnten.

Suchen Sie außerdem nach einem Modell oder Diagramm für die theoretischen Beziehungen. Viele Theoretiker entwickeln Modelle, als Hilfsmittel, die dazu dienen sollen, sich selbst und anderen die Relationen der Begriffe zu veranschaulichen. Gibt es ein derartiges Modell, dann sollte es das in der Theorie verbal Dargestellte genau wiedergeben. Außerdem müßte es tatsächlich dazu beitragen, die Theorie verständlicher zu machen. Hilft es nicht, das verbal Dargestellte zu verdeutlichen, ist es kein nützliches Modell und trägt nicht dazu bei, die Einfachheit der Theorie zu erhöhen.

9.3.7 Überprüfbarkeit

Unter Wissenschaftsphilosophen gibt es eine Diskussion, ob das Kriterium der Überprüfbarkeit für eine Theorie entscheidend ist oder nicht (Hempel, 1965; Popper, 1965; Reynolds, 1971). Die Debatte scheint sich darum zu drehen, ob eine Theorie, die ihrer Natur nach nicht überprüfbar ist, aber beträchtlich zu unserem Verständnis beiträgt, eine legitime Theorie ist oder nicht. Wir wollen uns an dieser Auseinandersetzung nicht beteiligen. Wir meinen aber, daß selbst eine Theorie, die ihrer Natur nach als Ganzes nicht überprüfbar ist, zu überprüfbaren Hypothesen und zu relationalen Thesen kommen kann, die die Theorie insgesamt stützen können.

Wir befürworten die Idee, daß eine Theorie, um wahrhaft valide zu sein zumindest prinzipiell überprüfbar sein muß. Dies bedeutet, daß von ihr Hypothesen abgeleitet und Forschungen durchgeführt werden können, und daß sie durch empirische Belege bestätigt oder modifiziert wird. Eine Theorie, die starke empirische Beweise hat, die sie stützen, ist eine stärkere Theorie, als eine, die es nicht tut. Kann sich eine Theorie auf fundierte empirische Forschungsresultate stützen, dann ist sie besser als eine, bei der das nicht der Fall ist. Eine Theorie, die keine Hypothesen hervorbringen kann, ist für Wissenschaftler nicht nützlich und erweitert auch nicht unsere Wissensbasis.

9.4   # Vorteile und Grenzen

Wie bei allen Analysestrategien besteht der Hauptvorteil der Theorieanalyse als Strategie darin, Einblick zu gewinnen in die Beziehungen zwischen den Begriffen und in die Verknüpfung der Beziehungen untereinander. Diese Analysestrategie ermöglicht es außerdem dem Theoretiker sowohl die Stärken als auch die Schwächen der Theorie herauszufinden. Dem Theoretiker steht es dann frei zu entscheiden, ob diese Theorie nützlich für die Praxis und/oder die Forschung ist oder ob die Theorie vor ihrer Verwendung zusätzliche Tests und eine weitere Validierung benötigt. Werden durch die Analyse noch nicht getestete Verknüpfungen entdeckt, wird dies zum Anstoß für die Theoretikerin, diese Verknüpfungen zu testen. Dies festigt die Theorie ebenso sehr, wie es unsere Wissensbasis erweitert. Der Hauptnachteil der Theorieanalyse besteht darin, daß sie nur Teile der Theorie und deren Beziehung zum Ganzen untersucht. Sie kann nur aufzeigen, was fehlt, kann aber keine neuen Informationen hervorbringen. Außerdem erfordert die Theorieanalyse eine kritische Bewertung der unterstützenden Belege. Sind aber die entscheidenden Fertigkeiten des Analytikers zur Beurteilung von Forschungen begrenzt, können wichtige Informationen bezüglich der Fundiertheit der Theorie nicht beachtet oder falsch interpretiert werden. Dies führt zu einer unvollständigen Analyse und zu unbefriedigenden Resultaten.

Die Theorieanalyse kann entscheidende Informationen für die weitere Theorieentwicklung zutage fördern; sie ist eine sehr brauchbare Strategie, um Felder aufzuzeigen, an denen noch weiter gearbeitet werden muß.

9.5   # Verwendung der Ergebnisse der Theorieanalyse

Wir haben die Verwendung der Theorieanalyse beschrieben, um so durch eine systematische Untersuchung der Struktur und des Inhalts einer Theorie, neue Erkenntnisse über ein Phänomen zu gewinnen und/oder die Bestimmung ihrer Stärken und Schwächen zu ermöglichen. Was aber geschieht, wenn die Theorieanalyse abgeschlossen ist? Ihre Ergebnisse können verwendet werden, um in der Ausbildung, für die Praxis, in der Forschung und für die Theoriebildung von Nutzen zu sein.

In der Ausbildung kann diese Strategie sehr wirksam in Lehrveranstaltungen eingesetzt werden. Wir haben sie erfolgreich verwendet, um Studenten zu lehren, wie man sich kritisch mit Theorien auseinandersetzen kann. Weist man einer Gruppe von Studenten eine Theorie zu, um eine Analyse zu erstellen und diese dann den Kommilitoninnen vorzustellen, führt das oft zu gehaltvollen Gesprächen und Auseinandersetzungen unter den Studentinnen. Eine andere Weise, die Ergebnisse einer Theorieanalyse zu nutzen, betrifft die Vorbereitung eines begrifflichen Gerüstes für studentische Hausarbeiten. Studenten betrachten die Theorieanalyse als einen ausgezeichneten Weg, um Lücken und Widersprüche in ihrem Wissen von einen Phänomen festzustellen, an dem sie interessiert sind. Eine dritte Form, die Ergebnisse einer Theorieanalyse zu nutzen, ist noch die Weiterentwicklung des Fachgebiets. Wie wir im Kapitel über die Thesenanalyse hervorgehoben haben, können Diskussionen des Fachgebiets über die Ergebnisse einer Theorieanalyse zu einem einzelnen Untersuchungsgegenstand mitunter zu konstruktiven Gedanken führen, die beim Entwerfen von Curricula oder bei der Entwicklung von Forschungsvorhaben des Fachgebiets von Nutzen sein können.

In der Praxis können die Ergebnisse von Theorieanalysen den Pflegenden helfen, die Solidität einer Theorie zu erkennen, die in die Praxis übernommen werden soll. Durch das Wissen, welche theoretischen Beziehungen empirisch fundiert sind, erhält man außerdem Kriterien für die Wahl angemessener Pflegeinterventionen und Hinweise auf ihre Wirksamkeit.

Die Theorieanalyse ist besonders in der Forschung von Nutzen, weil sie nicht nur eine genaue Vorstellung von der Form und Struktur der Theorie vermittelt, sondern zusätzlich auch die Bedeutung des Inhaltes, die Widersprüchlichkeiten und noch vorhandenen Lücken aufzeigt. Die „fehlenden Glieder" oder die Widersprüchlichkeiten sind eine fruchtbare Quelle für neue Forschungsvorhaben. Außerdem verweisen sie auf Hypothesen, die als nächstes überprüft werden sollten.

In der Theoriebildung werden die Ergebnisse der Theorieanalyse in der gleichen Weise verwendet wie in der Forschung, aber aus einem andern Blickwinkel. In der Theoriebildung sind nämlich die Widersprüchlichkeiten, die Lücken und die „fehlenden Verbindungsglieder" Anreize für den Theoretiker weiter zu arbeiten. Außerdem liefern die Ergebnisse Anhaltspunkte, aus denen offensichtlich wird, welche Schritte als nächstes zu unternehmen sind, um die Theorie zu klären und zu vervollständigen.

9.6 Zusammenfassung

Theorieanalyse ist ein Verfahren, bei dem eine Theorie systematisch auf ihren Ursprung, ihre Bedeutung, logische Stimmigkeit, Nützlichkeit, Generalisierbarkeit, Einfachheit und Überprüfbarkeit hin untersucht wird. Jeder dieser sieben Schritte steht in einer Theorieanalyse für sich und doch ist jeder auf die anderen bezogen. Dieses paradoxe Verhältnis ergibt sich aus der Theorieanalyse selbst. Eine gründliche Analyse verlangt, daß man jeden einzelnen Schritt berücksichtigt und ihm die volle Aufmerksamkeit schenkt. Und dennoch sind die Ergebnisse der einzelnen Schritte abhängig von den Ergebnissen der anderen.

Wenn etwa Begriffe undefiniert bleiben und Thesen nur faktisch definiert sind, dann wirkt sich das auch auf die logische Stimmigkeit, die Nützlichkeit, Generalisierbarkeit, Einfachheit und Überprüfbarkeit einer Theorie aus. Wenn zwar die Bedeutung angemessen berücksichtigt wird, aber die logische Struktur fehlerhaft bleibt oder ganz fehlt, dann hat das auch erhebliche Auswirkungen auf die Nützlichkeit, Generalisierbarkeit, Einfachheit und Überprüfbarkeit. Wenn eine Theorie nicht überprüfbar ist und auch keine allgemeinen Hypothesen hervorbringt, dann ist sie auch nicht nützlich, übertragbar, einfach oder besonders bedeutsam. So ist jeder Schritt unabhängig und doch auch von allen anderen abhängig. Es ist diese wechselseitige Abhängigkeit, die die Theorieanalyse für die Theoriebildung so nützlich macht. Die Strategie der Analyse stellt damit ein Schema zur Verfügung, um die Stärken und Schwächen einer Theorie zu bestimmen, bevor sie als Wegweiser in der Praxis oder in der Forschung eingesetzt wird. Dank der Theorieanalyse kommen Verknüpfungen ans Licht, die bisher noch nicht untersucht worden sind. Das könnte wiederum zu weiteren Tests führen, so daß auf diese Weise die Theorie entweder zusätzlich gestützt wird oder aber daß deutlich wird, wo noch Änderungen erforderlich sind.

Die Schwäche der Theorieanalyse besteht darin, daß sie keine Informationen zutage fördern kann, die außerhalb der Grenzen der jeweiligen Theorie liegen. Außerdem verlangt die Theorieanalyse, wie alle Analysestrategien, Disziplin und sie ist zeitaufwendig.

Die Theorieanalyse führt oft zu neuen Erkenntnissen über die jeweilige Theorie und erweitert damit unsere Wissensbasis. Schließlich ist die Theorieanalyse ein Weg, die Theoriebildung weiterzubringen, indem sie aufzeigt, an welchen Punkten zusätzliche Arbeit vonnöten ist. Dabei ist es sinnvoll, sich daran zu erinnern, daß der ständige Vergleich mit einem Ideal die Gefahr birgt, eine Entwicklung zu ersticken (Zetterberg 1965). Am besten ist es, die jeweils zu analysierende Theorie mit ähnlichen Theorien auf der gleichen Stufe der Entwicklung zu vergleichen und danach zu fragen, inwieweit die Theorie die Kriterien im Vergleich zu ähnlichen Theorien erfüllt? Da die meisten Theorien in Entstehungszusammenhang entwickelt werden, ist es günstiger zu ermutigen als scharf zu kritisieren.

9.7   Übungen

Lesen Sie „A theory of mastery" von J. B. Younger, abgedruckt in der Zeitschrift Advances in Nursing Science 14 (1): S. 76–89, 1991. Es ist eine relativ neue Theorie, die im wesentlichen auf eine mittlere Reichweite abzielt. Sie ist daher für eine Übung gut geeignet.

Führen Sie eine Theorieanalyse durch. Wenn Sie Ihre Analyse beendet haben, dann vergleichen Sie sie mit der im folgenden skizzierten. Bedenken Sie, daß Ihre Analyse wahrscheinlich umfassender sein wird, als die hier von uns gegebene. Unsere Absicht war es nur, Ihnen Hinweise auf die hauptsächlichen Stärken und Schwächen dieser Theorie zu geben. Unser Beispiel liefert jeweils nur eine Probe, um die einzelnen Schritte zu demonstrieren. Denken Sie daran, daß sich die Analyse von Person zu Person ein wenig unterscheiden kann. Sie können aber gleichermaßen valide sein.

9.7.1   Ursprung

Younger entwickelte die Theorie des „Meisterns (von Streßsituationen)" (mastery) als einen Versuch zu erklären, „wie Personen, die Krankheit oder andere die Gesundheit belastenden Umstände erleiden und dabei in einen Zustand von Streß geraten, aus diesem nicht demoralisiert und verwundbarer, sondern gesünder und möglicherweise sogar stärker wieder herauskommen" (S. 77). Darüber hinaus ist es, wie die Autorin anführt, ein weiterer Zweck, die theoretische Basis für ein neues Forschungsinstrumentarium zu erläutern, das sie gerade entwickelt. Ihre Theorie scheint eine deduktive Synthese auf der Grundlage verschiedener philosophischer und empirischer Arbeiten anderer zu sein, aber Younger sagt nicht ausdrücklich, daß es ein deduktives System ist.

9.7.2 Bedeutung

Die Hauptbegriffe, die Younger auch als Elemente ihrer Theorie der „Meisterschaft" bezeichnet, lauten:

- „Gewißheit"
- „Verändern"
- „Annehmen"
- „Wachsen"

Zusätzlich zu diesen vier Hauptbegriffen erwähnt Younger mehrere verwandte Begriffe: Coping, „Sich anpassen", Wirken, Flexibilität, Zähigkeit und Kontrolle. In jedem einzelnen Fall versucht sie zu bestimmen, inwiefern sich die verwandten Begriffe von den Elementen der Lebensbewältigung unterscheiden.

Nicht als Elemente der Theorie oder als verwandte Konzepte bestimmt, aber im Abschnitt über die Definition der Lebensbewältigung erörtert, werden Begriffe wie Lebensqualität, Verbundenheit mit anderen, Streß, Selbstheilung, Selbstpflege, Hypervigilanz, Wiederholungszwang, Schlafstörungen, Furchtsamkeit, Passivität und Entfremdung. Diese Begriffe werden in der Erörterung der Voraussetzungen und Folgen des „Meisterns" bzw. des Mißlingens eingeführt.

Die Hauptbegriffe – „Gewißheit", „Verändern", „Annehmen", „Wachsen" und „Meistern" – sind sorgfältig definiert. Bei der Erörterung gewinnt man den Eindruck, daß alle vier Elemente einer Begriffsanalyse unterzogen wurden. Infolgedessen gibt es für die fünf genannten Begriffe ausgezeichnete deskriptive und theoretische Definitionen, die im ganzen Artikel konsistent verwendet werden. Operationale Definitionen fehlen. Jedoch scheint es, daß diese in Kürze zu erwarten sein werden, da es ein Zweck des Artikels gewesen ist, die theoretischen Grundlagen für ein neues Forschungsinstrumentarium vorzustellen.

Die relationalen Thesen sind in dieser Arbeit schwieriger zu entdecken als die Begriffe. Jeder Begriff in der Theorie ist beschrieben als ein Prozeß, der abgeschlossen sein muß, bevor von „Meistern" gesprochen werden kann. Im folgenden haben wir Thesen über die Beziehungen zwischen den Begriffen aufgeführt, soweit sie bei Younger expliziert werden:

a. Ein Mindestmaß an „Gewißheit" ist für das „Verändern" und „Annehmen" notwendig.

b. „Annehmen" und „Verändern" sind für das „Wachsen" notwendig.

c. „Verändern", „Annehmen" und „Wachsen" wirken positiv auf die „Gewißheit" zurück.

d. „Verändern" ist eine notwendige Voraussetzung für „Wachsen".

e. „Verändern" und „Annehmen" stehen in einem dynamischen Verhältnis zueinander.

f. Qualifiziertes „Annehmen" ist eine notwendige Voraussetzung für das „Wachsen".

g. Streß setzt den Prozeß des „Meisterns" in Gang.

h. Das „Meistern" beeinflußt die Lebensqualität und das Wohlbefinden.

Jede These bringt eine positive Beziehung zum Ausdruck. Die Grenzen sind hinlänglich weit gesteckt. Die Theorie ist abstrakt, aber doch so eingegrenzt, daß sie als eine „Theorie mittlerer Reichweite" betrachtet werden kann.

Die Thesen werden alle erst gegen Ende des Artikels aufgestellt und, sobald sie einmal formuliert sind, nicht wieder verwendet. Deshalb kann kein Urteil darüber gefällt werden, in welchem Ausmaß die Autorin sie konsistent verwendet. Um das zu beurteilen muß man auf spätere Arbeiten warten.

Es gibt für keine der Thesen empirische Belege. Zu ihrer Rechtfertigung wird zwar philosophisches und historisches Hintergrundwissen angegeben, aber die Verwendung dieser neuen Theorie ist bisher noch nicht überprüft worden.

9.7.3   Logische Stimmigkeit

1. Es ist möglich, Vorhersagen unabhängig vom Inhalt zu machen. Die nachstehende Matrix (Abb. 9-3) zeigt, welche Vorhersagen ausdrücklich genannt werden und welche im Text nur implizit enthalten sind. Nur die Hauptbegriffe sind hier berücksichtigt, obwohl es noch mehrere andere relevante Begriffe im Bericht gibt.

- Gewißheit (GH)   - Streß (SS)
- Verändern (VÄ)   - Lebensqualität (LQ)
- Annehmen (AN)   - Wohlbefinden (WB)
- Wachsen (WA)

Offensichtlich gibt es viele implizite, aber nicht explizierte Beziehungen in dieser Theorie. Einige der impliziten Beziehungen werden durch Forschungen anderer auf dem gleichen Gebiet (empirisch) bestätigt, auf die aber der Artikel von Younger nicht verweist.

2. Die Theorie ist ziemlich neu, von daher ist das Einverständnis anderer Wissenschaftler zwar wahrscheinlich, es ist aber bis jetzt noch nicht bestätigt durch die Verwendung der Theorie in anderen Arbeiten. Es scheint jedoch realistisch, daß es zu einem solchen Einverständnis kommt.

Auch wenn die Theorie noch nicht getestet wurde, ist sie doch fähig getestet zu werden. Deshalb ist dieses Kriterium nur prinzipiell aber noch nicht wirklich erfüllt.

3. Die Theorie ist von Bedeutung, da sie auf mehreren wohlbegründeten philoso-phischen und wissenschaftlichen Traditionen aufbaut. Sie fasziniert durch ihre Einfachheit. Sie ist jedoch ein wenig redundant im Verhältnis zu anderen ähnlichen Theorien. In der Tat kommt sie z. B. verschiedenen Theorien über das Selbstmanagement sehr nahe.

4. Es gibt keine logischen Trugschlüsse, obwohl es eini-ge logische Beziehungen gibt, die bisher nicht spezifi-ziert worden und in der Theorie nur implizit enthal-ten sind.

Abb. 9-3
Matrix der Hauptbegriffe des „Meisterns"

	GH	VÄ	AN	WA	SS	LQ	WB
GH	+	+	+	(+)	(-)	(+)	(+)
VÄ		+	+	+	(-)	(-)	(-)
AN			+	+	(-)	(+)	(+)
WA				+	(-)	(+)	(+)
SS					+	(-)	(-)
LQ						+	(+)
WB							+

9.7.4 Nützlichkeit

Die Theorie hat das Potential, um nützlich zu sein. Auch wenn Ähnlichkeiten mit den Theorien über Coping und über das Selbstmanagement bestehen, richtet sie sich doch besonders auf die Bedrohung der Gesundheit als primärer Stressor. Schon aus diesem Grund dürfte sie sich in For-schung und Praxis der Pflege als nützlich erweisen.

9.7.5 Generalisierbarkeit oder Übertragbarkeit

Die Theorie hat einen ziemlich weiten Geltungsbereich, ist aber bisher durch For-schungen weder überprüft noch bestätigt worden. Sie wäre sicher anwendbar bei denjenigen, die unter Streß, insbesondere gesundheitsgefährdendem Streß stehen. Potentiell ist ihr Erklärungsvermögen sicher ausgezeichnet.

9.7.6 Einfachheit

Die Theorie ist relativ neu und deshalb wahrscheinlich zu einfach. Wir sind der An-sicht, daß es bei neuen Theorien eine natürliche Entwicklung oder Fortentwicklung in der Weise gibt, daß sie oft klein und einfach beginnen, dann aber in der Phase der Rechtfertigung beträchtlich zunehmen und dann im Laufe der Zeit wieder zu einer kleineren und einfacheren Gestalt zurückgeführt werden. Diese Theorie ist noch sehr neu. Sie wird vermutlich noch wesentliche Veränderungen und Überarbeitun-gen erfahren, bevor sie als angemessen formuliert gelten kann.

9.7.7 Überprüfbarkeit

Ist ein geeignetes, zuverlässiges und gültiges Instrumentarium gegeben, um die Be-griffe, so wie sie in dieser Theorie definiert sind, zu testen, so ist die Theorie über-prüfbar. Da die Begriffe sehr sorgfältig definiert sind, sollte auch jedes Instrumenta-rium, mit dem sie getestet werden sollen, sorgfältig überprüft werden, um sicher zu sein, daß es auch die bestimmenden Attribute jedes einzelnen Begriffs wiedergibt.

Literatur

Barnum B: Nursing Theory: Analysis, Application, and Evaluation. 3rd ed. Philadelphia: Lippin-
   cott,1989.
Berthold FS: Symposium on theory development in nursing. Nurs Res 17(3): 196–197,1968.
Chinn P, Jacoby M: Theory and Nursing: A Systematic Approach. 2nd ed. St. Louis: Mosby, 1987.
Fawcett J: A framework for analysis and evaluation of conceptual models of nursing. Nurs Educ 5(6):
   10–14, 1980. Fawcett J, Downs F: The Relationship of Theory and Research. 2nd ed. Philadelphia:
   FA Davis, 1992.
Hage J: Techniques and Problems of Theory Construction in Sociology. New York: John Wiley, 1972.
Hall JM, Stevens, PE: Rigor in feminist research. Adv Nurs Sci 13(3): 16–29, 1991.
Hardy M: Theories: Components, development, evaluation. Nurs Res 23(2): 100–106,1974.
Hempel CG: Aspects of Scientific Explanation. New York: The Free Press, 1965.
Hempel CG: Philosophy of Natural Science. Englewood Cliffs, NJ: Prentice-Hall, 1966.
Kerlinger F: Foundations of Behavioral Research. 3rd ed. New York: Holt, Rinehart & Winston, 1986.
Knudson EL: The hearing of the barn owl. Sci Amer 245(6): 113–125,1981.
Lincoln YS, Guba EQ: Naturalistic Inquiry. Beverly Hills, CA: Sage, 1985.
Meleis A: Theoretical Nursing: Development and Progress. Philadelphia: Lippincott, 1990.
Popper KR: Conjectures and Refutations: The Growth of Scientific Knowledge. New York: Harper &
   Row, 1965.
Popper KR: The Logic of Scientific Discovery. New York: Science Editions, 1961.
Reynolds PD: A Primer in Theory Construction. Indianapolis: Bobbs-Merrill,1971.
Wilson J: Thinking with Concepts. New York: Cambridge University Press, 1969.
Younger JB: A theory of mastery. Ad v Nurs Sci 14(1): 76–89, 1991.
Zetterberg HL: On Theory and Verification in Sociology. Totowa, NJ: Bedminster Press, 1965.

Weiterführende Literatur

Aldous J: Strategies for developing family theory. J Marriage Family 32:250–257, 1970.
Blalock HM: Theory Construction: From Verbal to Mathematzcal Formulations. Englewood Cliffs, NJ:
   Prentice-Hall, 1969.
Copi I: Introduction to Logic. 7th ed. New York: Macmillan, 1986.
Hanson NR: Patterns of Discovery. London: Cambridge University Press, 1958.
Kaplan A: The Conduct of Inquiry. New York: Chandler Publishing Company, 1964.

10 Theoriesynthese

10.1 Definition und Beschreibung

Die Theoriesynthese ist eine Strategie, die auf Theoriebildung, d. h. auf die Entwicklung eines Systems aufeinander bezogener Vorstellungen auf empirischer Grundlage ausgerichtet ist. Bei dieser Strategie werden alle verfügbaren Informationen über ein Phänomen in einen Zusammenhang gebracht. Der Theoretiker verbindet Begriffe und Thesen zu einem Netzwerk oder zu einem geordneten Ganzen, einer einheitlichen Theorie.

Die Theoriesynthese bietet eine differenziertere Darstellung eines Phänomens als die Begriffs- oder die Thesensynthese. Und dies aus mehreren Gründen: Im Unterschied zu Begriffen, die für die Realität nur einzelne „Bezeichnungen" liefern, zeigen Theorien auch die Verbindungen zwischen den Begriffen. Darüber hinaus umfassen Theorien mehr Aspekte eines Phänomens und vereinen sie zugleich fundierter als Thesen. Während eine These nur zwei oder drei Begriffe miteinander verknüpfen kann (Abb. 10-1a), vermag eine Theorie eine Vielzahl von Begriffen miteinander zu verbinden und darüber hinaus komplexe direkte wie indirekte Verknüpfungen zwischen ihnen darzustellen (Abb. 10-1b). Theorien haben noch weitere Vorteile. Eine gut konstruierte Theorie geht über das vorhandene Wissen hinaus, indem sie einen Weg zu neuen und überraschenden Entdeckungen aufzeigt (Causey, 1969; Hempel, 1966, S. 70–84).

Synthetisierte Theorien lassen sich auf mehrfache Weise darstellen. Werden die Beziehungen innerhalb der Thesen und zwischen ihnen in grafischer Form dargestellt, dann bildet dies ein Modell des Phänomens (zur Terminologie der Theoriebildung vgl. Kap. 2). Die Ausdrücke Theorie und theoretisches Modell werden wir in diesem Kapitel synonym verwenden, weil es oft gerade zu Beginn der Theoriebildung sinnvoll ist, diese sowohl grafisch (Modell) als auch verbal (Theorie) darzustellen. In der Phase der Entwicklung einer Theorie springen Theoretiker oft zwischen einer Darstellung in Form von Sätzen und einer Darstellung mittels visueller Elemente, wie Diagramme hin und her. Im letzten Stadium der Theorieentwicklung und ihrer Vervollständigung können Theorien auch in mathematischer Form dargestellt werden (Blalock, 1969). In diesem Buch, in dem es um eine Einführung in die Theoriebildung geht, wollen wir uns auf die verbale und grafische Darstellung einer Theorie beschränken.

Abb. 10-1a und 10-1b
Beispiele für die
Komplexität von
Verbindungen in einer
These und einer Theorie

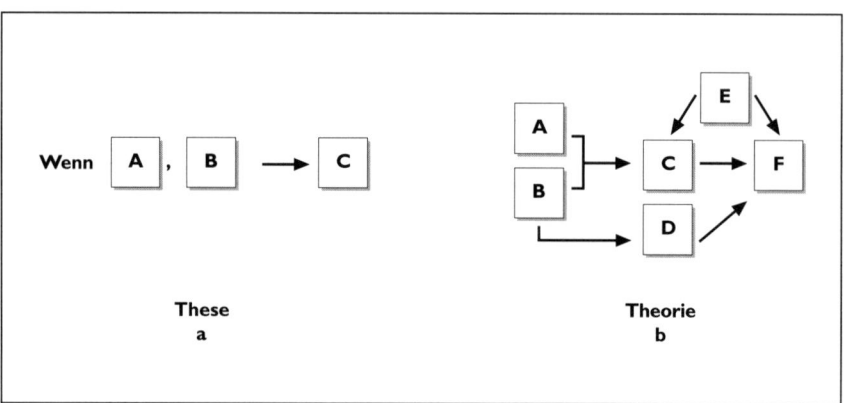

Die Theoriesynthese stützt sich wie andere Synthesestrategien auf eine empirische Basis. Bei der Theoriesynthese kann der Theoretiker während der Theorieentwicklung Informationen aus verschiedenen Quellen miteinander verbinden: Feldbeobachtungen, Datenbanken, veröffentlichte Forschungsergebnisse. Bei der Verwendung von Feldbeobachtungen und statistischen Daten in der Theoriesynthese ist es hilfreich, diese zuerst in Thesenform zu übersetzen (Kap. 7). Weil ein Theoretiker bei der Theoriesynthese Daten aus einer Vielzahl von Quellen verwenden kann, können wir nicht für jede Quelle eine jeweils spezifische Methode darlegen. Wir werden vielmehr den Zugang zu den einzelnen Datenquellen im Rahmen einer generellen Strategie für die Theoriesynthese behandeln. Der Theoretiker kann dann Belege aus jeder Quelle für die Konstruktion eines bestimmten (theoretischen) Modells verwenden. Bei der Theoriesynthese ist die Herkunft der Daten weniger wichtig, verglichen mit der hohen Bedeutung der empirischen Belege für das durch das Modell repräsentierte Phänomen.

Wie andere Synthesestrategien, so ist auch die Theoriesynthese hinsichtlich ihrer Generalisierbarkeit oder äußeren Validität abhängig von der Quantität und Qualität der empirischen Belege, auf denen sie beruht. Theoretische Modelle, die sich nur von einer begrenzten Zahl von Daten herleiten, sind im allgemeinen stärker in ihrem Radius eingeschränkt und weniger generalisierbar als solche, die auf zahlreichen und unterschiedlichen Quellen basieren. Synthesestrategien sind allerdings stärker in der Wirklichkeit „verankert" als andere Strategien wie z. B. die Übertragung, weil sie tatsächlich auf wirklichen Daten beruhen. Synthetisierte Theorien müssen, ebenso wie synthetisierte Thesen, getestet werden oder verlangen eine Kreuzprobe, um als empirisch valide bestätigt zu werden.

Das Verständnis statistischer Begriffe ist ein wertvolles Hilfsmittel für die Theoriesynthese. Kenntnisse der Statistik ermöglichen es einem Theoretiker, statistische Daten, zu denen er oder sie Zugang hat, direkt für die Theoriebildung zu nutzen. Zudem sind Theoretiker, die mit der Statistik vertraut sind, besser in der Lage, die Genauigkeit von Thesen, die auf statistischen Befunden anderer basieren, kritisch zu beurteilen. Auch wenn Kenntnisse der Statistik nicht unbedingt notwendig sind, um eine Theoriesynthese durchführen zu können, tun Theoretiker ohne derartige Kenntnisse gut daran, sich beraten zu lassen, wenn sie auf statistisches Material bei der Theoriesynthese stoßen.

Wir werden in diesem Kapitel die Verwendung der Statistik auf Grundkenntnisse beschränken. Leser, die sich schnell ein Urteil über ihr Wissen von den Grundkenntnissen der Statistik verschaffen möchten, können dies anhand eines Tests tun, der sich am Ende von Kapitel 7 befindet. Dort werden sie auch Literaturangaben zu den Grundkenntnissen der Statistik finden. Für den stärker interessierten Leser haben wir am Ende dieses Kapitels eine kurze Liste mit Statistikbüchern für Fortgeschrittene zusammengestellt. Leser mit fortgeschrittenen Kenntnissen der Statistik werden ohne Zweifel erkennen, in welchem Maße statistische Verfahren, etwa die Berechnung der partiellen Korrelation, der mehrfachen Regression oder auch Faktorenanalysen zu einer größeren Genauigkeit der Modellbildung beitragen können.

Weil es wahrscheinlich am leichtesten zu verstehen ist, wie die Theoriesynthese funktioniert, wenn man das Verfahren demonstriert, greifen wir auf das folgende Beispiel zurück. Wir stützen uns dabei auf eine Literaturstudie von Stehle (1981) zum Thema Streß in der Intensivpflege. Das Beispiel dient der Illustration und zielt nicht darauf ab, ein umfassendes „Streß-Modell" vorzustellen. Leser, die an diesem Thema besonders interessiert sind, seien auf die Originalarbeit von Stehle verwiesen, um nähere Details über die Durchführung der Studie und ihre Schlußfolgerungen zu erfahren. Wir haben jeden Befund über Faktoren die sich auf Streß bei Krankenschwestern beziehen, mit Buchstaben in alphabetischer Reihenfolge bezeichnet. Diese Buchstaben haben wir in das Modell übernommen, das wir auf der Grundlage von Stehles Literaturstudie konstruiert haben (Abb. 10-2), so daß jeder Leser die Transformation von der verbalen zur grafischen Darstellung der Ergebnisse verfolgen kann.

Untersuchungen zum Thema Streß auf Intensivstationen kommen zu dem Ergebnis, daß (häufiger) Personalwechsel (A), emotionsgeladene interpersonale Situationen (B), komplizierte Apparate (C), große Nähe zu den Patienten (D), große Verantwortung (E), Konflikte mit der Verwaltung (F) und eine „Krisen-Atmosphäre" (G) mit „Streß bei Pflegenden auf Intensivstationen" einhergehen. Der wichtigste Abwehrmechanismus der Pflegenden, um mit dem Streß fertig zu werden, ist seine Leugnung (H). Somatische Symptome wie Tachykardie bei Pflegenden auf Intensivstationen lassen sich ebenfalls als Reaktionen auf Streß verstehen (I). Trotz unklarer und quantitativ beschränkter Ergebnisse über die Beziehung zwischen Pflegepersonen und Streß auf Intensivstationen (J) scheint es im Augenblick so zu sein, daß der Streß eher durch Umweltfaktoren (A bis G) als durch intrapersonalen Faktoren (J) bedingt ist. Auch wenn Stehle von widersprüchlichen Resultaten berichtet, scheint es doch einige Belege dafür zu geben, daß ein Zusammenhang zwischen „Streß auf Intensivstationen" und „häufigem Personalwechsel" besteht (K). Nachdem wir eine Reihe von Beziehungen identifiziert haben, die für das Problem „Streß bei Pflegenden auf Intensivstationen" relevant sind, haben wir ein Modell entworfen, um die Relationen als ein aufeinander bezogenes Netzwerk von Gedanken darzustellen (Abb. 10-2). Stehles Faktorenliste haben wir um einen zusätzlichen Faktor erweitert, weil wir ihn für wichtig halten, obwohl er nicht direkt auf Untersuchungen zu Pflegenden auf Intensivstationen beruht: „Soziale Unterstützung", durch die vielleicht die Wirkung von Streß gemildert werden kann (L). Obwohl an dieser Erweiterung durch (L) Kritik geübt wurde, z. B. von Heller (1979), wird diese These doch von einem großen Teil der Forschungsliteratur unterstützt (Cobb, 1976; Cohen & Syme, 1985) und macht sie damit für uns relevant.

Abb. 10-2

Streßfaktoren bei Pflegenden auf Intensivstationen (nach Stehle 1981)

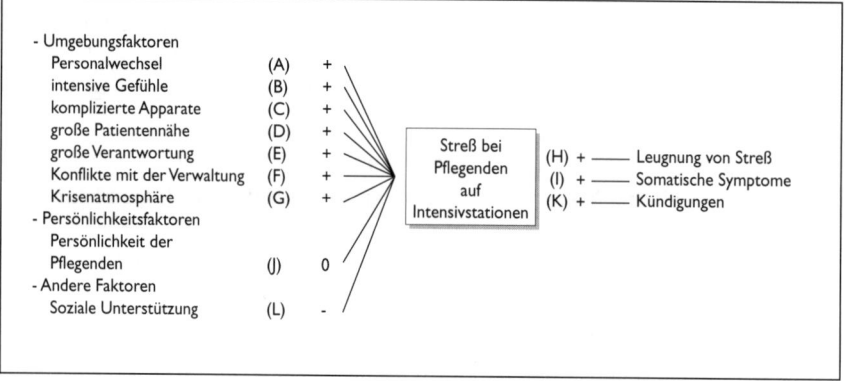

+ = positive Beziehung
0 = neutrale Beziehung
− = negative (inverse) Beziehung

Bei der Gestaltung der Abbildung 10-2 wurden die Symbole +, − und 0 verwendet, um die entsprechenden Faktoren als positiv, negativ oder neutral in bezug auf „Streß bei Pflegenden auf Intensivstationen" zu kennzeichnen. Während in Stehles Literaturstudie das Problem der Kausalität sowie die Richtung des Einflusses bei den Faktoren, die mit „Streß bei Pflegenden auf Intensivstationen" zusammenhängen, nicht direkt behandelt werden, interpretierten wir die Beziehungen in unserer Illustration als unidirectional und kausal indem wir das Minuszeichen verwenden (vgl. die Erörterung von Gerichtetheit und Kausalität in Kap. 7).

Weitere Forschungen und Literaturrecherchen sind nötig, um zu entscheiden, ob unsere Annahmen über die Kausalität und die Gerichtetheit zutreffen. Eine wichtige Beschränkung der Arbeit von Stehle und unseres Modells besteht darin, daß die Beziehungen zwischen den Stressoren nicht thematisiert wurden: In welcher Beziehung stehen der (häufige) Personalwechsel sowie die hohe emotionale Belastung neben ihrem jeweils einzelnen Bezug auf den Streß der Pflegenden zusätzlich noch zueinander? Auch wurden mögliche Beziehungen zwischen den Wirkungen oder den Ergebnissen von Streß nicht betrachtet. Sind die Wirkungen des Streß wie somatische Symptome oder die Fluktuation aufeinander bezogen? Sorgfältige Literaturrecherchen wie weitere Untersuchungen sind erforderlich, um diese Fragen zu dem zur Diskussion gestellten Modell über Streß bei Pflegenden beantworten zu können.

In unserem Beispiel „Streß bei Pflegenden auf Intensivstationen" basierte unser synthetisiertes Modell auf Berichten über Forschungsergebnisse. Wir hätten die Faktoren aber auch aus anderen Quellen gewinnen können. Und wenn z. B. unsere Veranschaulichung keine direkten statistischen Daten enthält, so muß dies nicht immer der Fall sein. Hätten wir Zugriff zu einer Datenbank über Pflegende auf Intensivstationen gehabt, so hätten wir möglicherweise weitere, für das von uns entwickelte Modell relevante Informationen gewinnen können. Angenommen, wir hätten ihn gehabt und hätten gefunden, daß Streß und bestimmte Veränderungen der Lebensweise der Pflegenden in den vorangegangen sechs Monaten korrelieren ($r = 0.50$), dann hätten wir „Veränderungen der Lebensweise" als einen Faktor hinzugefügt, der zu „Streß bei Pflegenden auf Intensivstationen" führen kann. Die in die Form von Thesen gebrachten statistischen Informationen über Beziehungen würden auf die gleiche Art und Weise Eingang in ein theoretisches Modell finden wie die aus der Literatur zusammengetragenen.

10.2 Zweck und Nutzen

Der allgemeine Zweck einer Theoriesynthese besteht darin, ein Phänomen durch eine Gruppe aufeinander bezogener Begriffe und Thesen darzustellen. Zu den weiteren besonderen Zwecken der Theoriesynthese gehören: (1) Faktoren darstellen, die einem besonderen Ereignis vorangehen oder es beeinflussen, wie z. B. die Faktoren, die jemand veranlassen, seine Berufstätigkeit nach einer Herzattacke wieder aufzunehmen; (2) Wirkungen darzustellen, die nach einem Ereignis auftreten, wie z. B. die Veränderungen im gesundheitlichen Verhalten nach einer Patientenanleitung; oder (3) einfach für sich stehende wissenschaftliche Informationen in einen theoretisch organisierten Zusammenhang zu bringen. Die Verwendung der Theoriesynthese für diesen dritten Zweck bedeutet, die relationalen Thesen zu einem System zusammenzufassen und Faktoren oder Variablen, die einander ähneln, unter größere übergreifende Begriffe zu vereinen. Bei der Durchführung einer Theoriesynthese zu diesem letzten Zweck geht es weniger darum, die einzelnen Beziehungen eines Phänomens vorzustellen, als darum, die Form und Qualität der Theorie allgemein zu verbessern, in der sie ausgedrückt wird. Im Unterschied dazu richtet sich der zuerst genannte Zweck vor allem darauf, bestimmte pflegepraktische Ereignisse vorherzusehen oder wenn möglich zu kontrollieren. Der zweite ist ähnlich nützlich, zur Vorhersage und Kontrolle von Wirkungen, die sich als erwünschte oder unerwünschte Folgen pflegepraktischer Phänomene ergeben. Die unterschiedlichen Zwecke der Theoriesynthese sind alle gleichermaßen wichtig. Der spezifische Zweck, um dessentwillen ein Theoretiker eine Theoriesynthese durchführt, hängt ab von seinen Interessen und dem zu erwartenden Nutzen der synthetisierten Theorie ab.

Eine weitere Überlegung bei der Darstellung des Zwecks der Theoriesynthese betrifft die Natur der vorhandenen Belege. Wenn nur sehr wenige Informationen über die Wirkung eines Ereignisses vorhanden sind, aber sehr viel bekannt ist über die Voraussetzungen oder Determinanten dieses Ereignisses, hat ein Theoretiker einfach mehr Information zur Verfügung, wenn die Voraussetzungen in den Mittelpunkt der Theoriesynthese gestellt werden. Im allgemeinen müssen gesicherte Forschungsergebnisse (research evidence) über Beziehung zwischen mindestens drei Faktoren vorliegen, damit eine Theoriesynthese möglich ist. Ist dies nicht der Fall, sollte der Theoretiker eine andere Strategie, zum Beispiel eine Thesensynthese oder Theorieübertragung ins Auge fassen. Je reichhaltiger das Datenmaterial ist, das dem Theoretiker zur Verfügung steht, desto größer kann die Präzision und Komplexität der synthetisierten Theorie sein.

Theoriesynthese ist in einem breiten Spektrum von sowohl wissenschaftlichen als auch praktischen Situationen anwendbar. Theoriesynthese kann verwendet werden, um eine kompakte, hochinformative grafische Präsentation von Forschungsbefunden über einen Untersuchungsgegenstand (Abb. 10-2) zu erstellen. Literaturübersichten über vielfältige und komplexe Beziehungen können durch eine Theoriesynthese weniger ermüdend und informativer gestaltet werden. Besonders wenn eine grafische Darstellung einer synthetisierten Theorie erstellt wird, können komplexe Beziehungen wirksamer vermittelt werden als durch traditionelle, geschriebene Übersichten. Diese Verwendung der Theoriesynthese ist besonders relevant in der Ausbildung bei komplexen Inhalten über pflegepraktische Themen, bei der Anwendung von Forschungsergebnissen für die Entwicklung von pflegepraktischen Interventionen und bei der Entwicklung eines theoretischen Bezugsrahmens für Forschungsprojekte.

Weil zu einer Theoriesynthese gehört, daß ein Theoretiker die für einen Untersuchungsgegenstand relevanten Beziehungen zwischen den Faktoren systematisch untersucht, wird es durch diese Methode möglich, Bereiche aufzudecken, bei denen Bedarf an weiterer Forschung besteht. Indem der Theoretiker die Beziehungen zwischen Variablen systematisch erfaßt, werden „über-erforschte" und „unter-erforschte" Bereiche augenfällig, wird die Gerichtetheit der Beziehungen festgestellt, wird bestimmt, ob die Beziehungen positiv, negativ oder neutral sind und die Qualität und der Umfang der empirischen Belege, die die Beziehungen stützen, festgestellt. Diese

Informationen können hilfreich sein, um Probleme ausfindig zu machen, die näher untersucht werden müssen. [Vgl. Schwirian (1981), als ein Beispiel für eine auf diese Weise verwendete Theoriesynthese.]

10.3 Verfahrensweise der Theoriesynthese

Obwohl die Theoriesynthese für verschiedene Zwecke verwendet werden kann, gibt es eine Gruppe von Vorgehensweisen unabhängig von einem bestimmten Zweck. Auch wenn wir die Vorgehensweise als eine Reihe aufeinanderfolgender Schritte darstellen werden, so ist weder ihre Abfolge absolut noch wird der Theoretiker jedem Schritt gleichviel Zeit widmen.

1. Am Anfang der Theoriesynthese muß der Theoretiker einen Untersuchungsgegenstand umreißen. Er tut dies, indem er (a) einen zentralen Begriff oder eine Variable bestimmt, so wie dies Stehle mit ihrem Begriff „Streß bei Pflegenden auf Intensivstationen" getan hat; oder (b) indem er sich für einen Bezugsrahmen (framework) aus mehreren zentralen Begriffen entscheidet. Im ersten Fall geht der Theoretiker von diesem zentralen Begriff aus, z. B. „Streß bei Pflegenden", und dann zu anderen, damit verbundenen Begriffen oder Variablen über. Im zweiten Fall befaßt sich der Theoretiker mit dem Bezugsrahmen aus den zentralen Begriffen und deren Verbindungen zueinander. So bildet z. B. das Verhältnis unterschiedlicher Einstellungen und Verhaltensweisen von Lehrern zu den unterschiedlicher Einstellungen und Verhaltensweisen von Studenten den Bezugsrahmen der zentralen Begriffe, von dem ausgehend eine Theoriesynthese begonnen werden kann.

2. Ganz gleich, ob man von einem zentralen Begriff oder einem Bezugsrahmen von Begriffen ausgeht, zunächst muß eine sorgfältigen Literaturrecherche durchgeführt werden. Während dieser Recherche sollten Notizen zu alle Variablen gemacht werden, die in Beziehung zum zentralen Begriff oder zu dem Bezugsrahmen stehen. Die identifizierten Beziehungen sind dabei systematisch aufzuzeichnen und, falls möglich, ist festzuhalten, ob sie bi- oder unidirektional, positiv, neutral oder negativ und schließlich ob die unterstützenden Belege schwach, mehrdeutig oder fundiert sind. Die Suche nach relevanten Beziehungen in der Forschungsliteratur kann erleichtert werden, indem man nach bereits vorhandenen gründlichen und umfassenden Besprechungen sucht. Gibt es keine aktuellen Artikel über die zentralen Begriffe, ist eine gründliche Durchsicht der Literatur selbst erforderlich. Thesen über Beziehungen finden sich in Forschungsbeiträgen und -berichten nicht immer an einer und derselben Stelle. Man findet sie im Abstract, in der Literaturübersicht, bei den Hypothesen oder den Resultaten oder auch in der (abschließenden) Diskussion einer Studie. In einem strukturierten Abstract werden die „Schlüsselbeziehungen" (key relationships) jedoch als Schlußfolgerungen dargestellt. Wenn die Ergebnisse einer Studie nicht in Form von Thesen zusammengefaßt werden, muß der Theoretiker u. U. eine These aus dem Hypothesenkapitel bis zum Ergebniskapitel verfolgen, um herauszufinden, ob sie tatsächlichen von den Befunden der Studie unterstützt wird.

Der zweite Schritt kann auch ausgedehnt werden, um andere als literarische Quellen für Thesen und Begriffe einzubeziehen, zum Beispiel statistische Daten und direkt vom Theoretiker gemachte Feldbeobachtungen. Wie wir schon zuvor in diesem Kapitel darauf hingewiesen haben, sind unmittelbare statistische Daten zunächst in relationale Thesen zu übersetzen, um sie dann so behandeln zu können wie alle anderen Thesen in der Theoriesynthese. Will der Theoretiker Feldbeobachtungen verwenden, müssen diese ausgehend von seinen Erinnerungen und seinen Notizen vor Ort in die Form von Thesen über Beziehungen gebracht werden. Die aus den Feldbeobachtungen gewonnenen Thesen und Begriffe können dann auf die gleiche Weise wie alle anderen empirisch fundierten Thesen in das theoretische Modell eingebunden werden.

3. Hat der Theoretiker eine annähernd repräsentative Liste von relationalen Thesen zusammengetragen, die alle zu einem oder mehreren zentralen Begriffen gehören, dann können diese mit Bezug auf das allgemeine Schema der Beziehungen zwischen den Variablen organisiert werden. Diagramme sind besonders nützlich, um die Beziehungen zwischen den Begriffen zum Ausdruck zu bringen, sie bilden das wichtigste Hilfsmittel, das der Theoretiker bei diesem Schritt zur Organisation des Materials verwenden kann. Die Leser werden sich daran erinnern, daß die Veranschaulichung zum „Streß bei Pflegenden auf Intensivstationen" die Variablen in solche einteilte, die Streß auszulösen scheinen und in solche, die Auswirkungen des Streß zu sein scheinen (Abb. 10-2). Bei jedem Untersuchungsgegenstand muß der Theoretiker bestimmen, was eine vernünftige Basis ist für die Organisation der Thesen ist.

Zetterberg (1965) führte die Termini „Verzeichnis der Determinanten" und „Verzeichnis der Resultate" ein, um damit Bezug zu nehmen auf das Katalogisieren der Voraussetzungen und der Wirkungen bei zentralen Begriffen oder Variablen. Strukturell sind sich beide Verzeichnisse sehr ähnlich. Sie unterscheiden sich nur insofern, ob der zentrale Begriff als Ergebnis bestimmter Variablen betrachtet wird oder als eine Determinante von ihnen (Abb. 10-3). Diese Zuordnung von Thesen in Verzeichnisse der Determinanten und der Resultate ist oft nützlich, wenn der Theoretiker es nur mit einem zentralen Begriff oder einer zentralen Variablen zu tun hat.

Abb. 10-3
Verzeichnisse von Determinanten und Resultaten

Blalock (1969) empfahl, Gruppen von Variablen in theoretische „Blocks" zusammenzufassen. Bei diesem Ansatz werden Variable, die näher miteinander verwandt sind, in „Blocks" zusammengefügt und ihr Verhältnis zueinander definiert. Jeder dieser „Blocks" von Variablen wird dann in Beziehung gesetzt zu weiter entfernten Variablen in anderen „Blocks" (Abb. 10-4). Die Vereinigung von Variablen und Beziehungen zu theoretischen „Blocks" ist besonders dann von Bedeutung, wenn der Theoretiker ein „Megamodell" entwickeln möchte, das aus mehreren „Minimo-

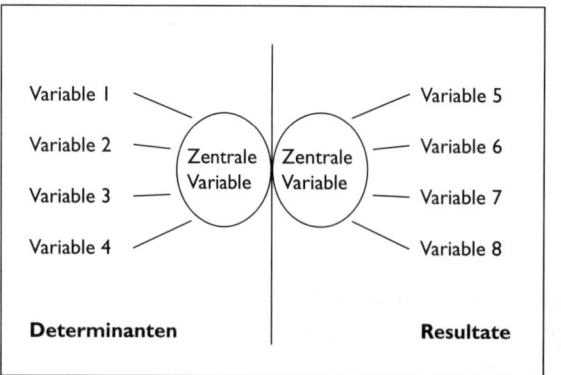

Variable 1
Variable 2
Variable 3
Variable 4

Zentrale Variable Zentrale Variable

Variable 5
Variable 6
Variable 7
Variable 8

Determinanten   **Resultate**

dellen" besteht. Die Abbildung 10-5 stellt eine Anwendung von Blalocks Methode der „Blockbildung" auf die Pflege dar. Schwirian (1981) stellte eine große Zahl von Forschungsergebnissen zum Thema „Qualität der Pflege" zusammen. Die einzelnen Variablen wurden dann sieben theoretischen Blocks zugeordnet: „Akademische Laufbahn", „Demographische Entwicklung", „Persönlichkeitsmerkmale", „Arbeitsbedingungen", „Familiäre Herkunft", „Merkmale der Krankenpflegeschule" und „Laufbahn der Pflegeperson". Danach wurden die Beziehungen der Variablen sowohl innerhalb der Blöcke als auch zwischen diesen spezifiziert.

Ein anderer Ansatz, der dazu verwendet werden kann, um Variable zusammenzufassen, ist der, mehrere sehr ähnliche Variable in einen umfassenderen summarischen Begriff zusammenfallen zu lassen. So können z. B. „Lächeln", „Küssen" und „Streicheln" miteinander verschmolzen werden zum summarischen Begriff „Liebevolles Verhalten". In vergleichbarer Weise können „Wiederaufnahme der Arbeit", „Normalisierung des Blutzuckers" das „Fehlen von Zucker im Urin" unter den Begriff „Adaption an eine chronische Krankheit" gebracht werden. Voneinander getrennte Variable unter eine summierende Variable zu bringen, kann eine Theorie verständlicher machen, weil dadurch unnötige Komplexität reduziert wird. Durch diese Methode ist es auch möglich, eine Theorie „einfacher" (parsimonious) zu machen. Für die Entwicklung summativer Begriffe kann vielleicht das Kapitel 4 über die Begriffssynthese von Nutzen sein.

Diese drei Schritte stellen die grundlegenden Operationen der Theoriesynthese dar. Wie wir schon angemerkt hatten, ist die Abfolge ihrer Schritte nicht unabänderlich. Sie kann nach Bedarf verändert oder erweitert werden. So kann z. B. die Durchführung einer Literaturrecherche (Schritt 2) notwendig sein, um Theoretikern zu helfen, die zentralen Begriffe, die für sie von besonderem Interesse sind (Schritt 1), zu klären. Schritt 3 ließe sich ausgestalten durch eine grafische Anordnung der Begriffe und relationalen Thesen und durch eine weitere Zuweisung von Symbolen, um deutlich zu machen, in welchem Maß sie von Forschungen gestützt werden (*** für überzeugende Belege, * für schwache Belege, ? für widersprüchliche Daten).

Um die Schritte der Theoriesynthese zu veranschaulichen, wollen wir von dem von Caplan u. a. (1976) entwickelten Modells „Compliance von Hypertonie-Patienten" ausgehen.(Abb. 10-6). Caplan u. a. begannen mit der Konstruktion des Modells, indem sie die zentralen abhängigen Variablen näher bestimmten: „Compliance" sowie „Senkung des Blutdrucks". Sie fuhren dann fort, indem sie zurück gingen, um die Predictoren oder Determinanten dieser zentralen Variablen herauszufinden. Bei der Konstruktion ihres Modells drückten sie die Hoffnung aus, daß es „als heuristisches Hilfsmittel beim Nachdenken über die Determinanten der Compliance dienen könnte" (S. 22). Nachstehend finden sich einige Schlüsselthesen weitgehend paraphrasiert wegen der Kürze, die bei Caplan u. a. auf die Spitze getrieben wird.

Abb. 10-4

In theoretische Blocks zusammengefaßte Variablen und Thesen. Nachgedruckt mit Genehmigung von R.M. Blalock, Theory Construction from Verbal to Mathematical Formulations. Eglewood Cliffs, NJ: Prentice-Hall, 1969, S. 72.

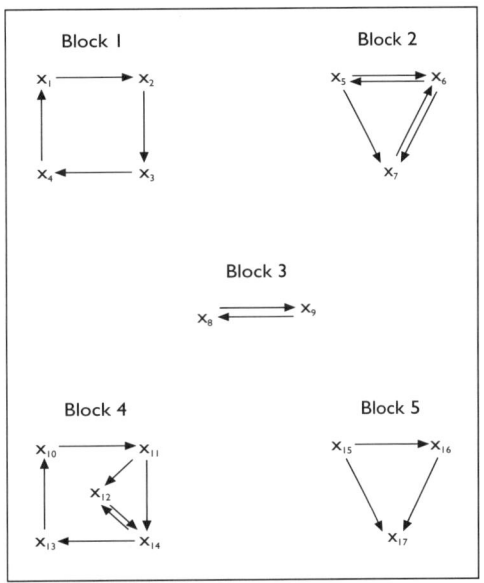

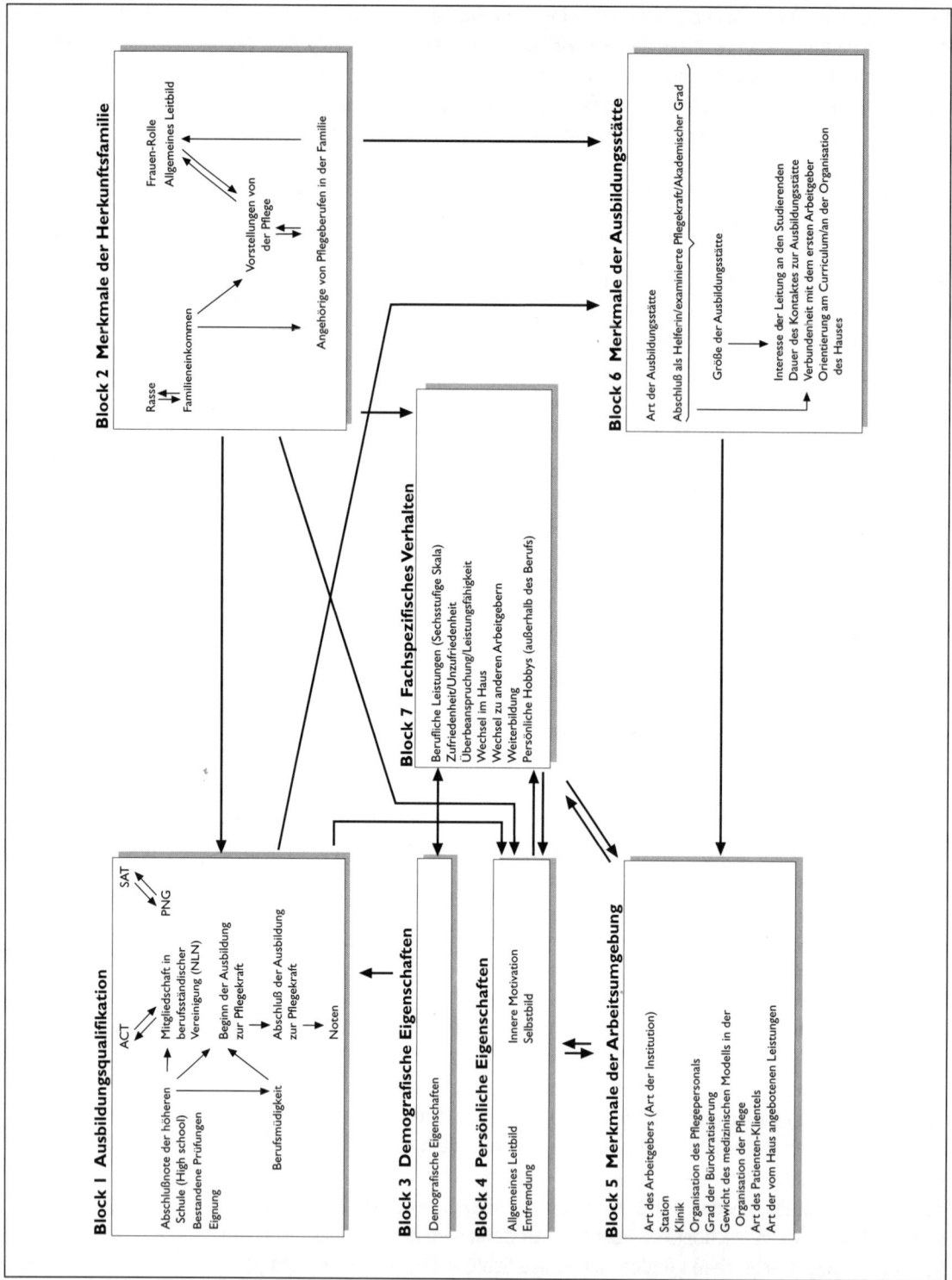

Abb. 10-5 In Blöcke gegliedertes Modell der Leistungshöhe von Pflegekräften

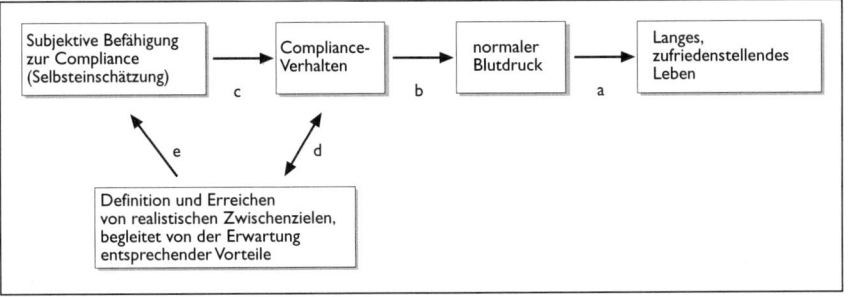

Abb. 10-6
Modell der wichtigsten
hypothetischen Einfluß-
faktoren der Compliance
und ihrer Wirkungen auf
den Blutdruck. Pfeile zwi-
schen den Kästen bedeu-
ten kausale Beziehungen.
Die Buchstaben unter den
Pfeilen beziehen sich auf
die im Text verwendeten
Buchstaben. (Aus: R.D.
Caplan, E.A.R. Robinson,
J.R. Pflege. French, J.R.
Caldwell, M. Shinn: Com-
pliance mit ärztlichen
Anweisungen: Pilot-Studien
über die Anweisungen von
Patienten und soziale
Unterstützung. Ann Arbor,
MI: Institute for Social
Research, Universität von
Michigan, 1976, S. 21.)

Medizinische Daten belegen den Zusammenhang zwischen der Aufrechterhaltung
des Blutdrucks innerhalb normaler Grenzen und dem Ziel der Langlebigkeit, wenn
nicht eines langen zufriedenstellenden Lebens (ZL). Compliance nach ärztlichen Anweisungen, was vor allem die Einnahme der Medikamente bedeutet, ist ein effektiver Weg, „hohen Blutdruck" in den Griff zu bekommen (HB). Um die Compliance zu
erreichen, ist es wichtig für dieses Ziel ganz bestimmte Teilziele zu setzen, ebenso ist
es „erforderlich, daß Belohnungen erwartet oder sogar ausdrücklich im voraus bestimmt werden, damit ein Patient beginnt, sich in Richtung des Ziels zu bemühen"
(S. 26), um zu dem gewünschten Maß an Compliance zu gelangen (MC). Darüber
hinaus hat das tatsächliche Compliance-Verhalten der Patienten die Funktion, „als
Feedback zu dienen, was ihnen hilft, auf der Basis des bisher Erreichten neue Ziele
zu setzen" (S. 30). Das bisher Erreichte vergrößert den Glauben an die eigene Kompetenz der Patienten für die Compliance (SK). Der Glaube an die eigene Kompetenz
der Patienten führt dann zu einem verbesserten Compliance-Verhalten (C).

Caplan und ihre Mitarbeiterinnen stellten diese relationalen Thesen in grafischer
Form dar (Abb. 10-6). So wie bei der Veranschaulichung des „Streß bei Pflegenden"
wurden auch hier Buchstaben verwendet, um die relationalen Thesen in ihrer verbalen Gestalt mit ihrer Übersetzung in grafischer Gestalt zu verbinden. Bemerkens-
wert in dem von Caplan und ihren Kolleginnen vorgestellten Modell ist vor allem
die bidirektionale Beziehung zwischen dem Compliance-Verhalten und der Setzung
und Realisierung der Ziele. Zwei anschließende Erweiterungen, die Caplan u. a. an
dieses Modell vorgenommen haben, konnten wir hier wegen des beschränkten Plat-
zes nicht berücksichtigen.

In einem anderen Beispiel einer synthetisierten Theorie stellte Hall (1990) ein
theoretisches Modell für die Überwindung des Alkoholismus bei lesbischen Frauen
vor. Ausgehend von teilnehmender Beobachtung, Interviews und pflegepraktischen
Kenntnissen formulierte sie synthetisierte Begriffe über fünf Spannungsfelder – d. h.
Felder jeweils bestimmt durch entgegengesetzte Qualitäten, die sich, dialektisch auf
die „Überwindung von Alkoholismus" beziehen. Dies sind (1) Selbstverständnis:
Einzigartigkeit/Gleichheit, (2) Affiliation: Annäherung/Einschüchterung, (3) Machtverhältnis: Autorität/Autonomie, (4) Ausrichtung: Bestimmtheit/Bestimmbarkeit,
(5) Ganzheit: Integration/Desintegration. Diese Begriffe wurden durch Thesen verbunden und in ein Modell für den Genesungsprozeß der lesbischen Frauen integriert.

Das Machtverhältnis wurde als zentrale Größe angesehen; es steht in Wechselwirkung zum „Selbstverständnis" und zum Spannungsfeld „Affiliation", beeinflußt die „Ausrichtung", die wiederum auf die Ganzheit einwirkt. Schließlich beeinflußt das Spannungsfeld „Ganzheit" die übrigen Spannungsfelder.

Die theoretischen Modelle des „Streß bei Pflegepersonen", „Leistungsfähigkeit von Krankenschwestern", „Compliance von Hypertonie-Patienten" und „Überwindung des Alkoholismus bei lesbischen Frauen" zeigen, daß synthetisierte Theorien eine Vielzahl von Formen annehmen kann. Diese Formen können oft von strukturellen „Blaupausen" wie Zetterbergs „Inventar der Determinanten und Resultate" und Blalocks „theoretische Blocks" geleitet sein. Auch wenn solche „Blaupausen" sehr hilfreich sein können, sollten sich Theoretiker nicht durch deren Eleganz blenden lassen. Einer Literatursammlung eine elegante „Blaupause" zugrunde zu legen, die dafür nicht geeignet ist, ist kontraproduktiv. Letztendlich müssen die Theoretiker selbst das angemessenste und sinnvollste Verfahren bestimmen, um Thesen und Begriffe in einem theoretischen Modell miteinander zu verbinden.

Bevor wir das Thema der Vorgehensweisen der Theoriesynthese verlassen, möchten wir darauf hinweisen, daß ein noch so gut entworfenes theoretisches Modell empirisch bestätigt werden muß. Eine Überprüfung von Modellen oder Theorien ist notwendig, um zu einer soliden empirischen Grundlage zu gelangen, wie dies von Theorien in einer wissenschaftlichen Disziplin und Profession verlangt wird. So können die Überprüfungen ergeben, daß ein Modell modifiziert werden muß. Wenn Teile eines Modells wiederholt bei strengen Tests nicht „funktionieren", d. h. nicht die erwarteten Beziehungen zeigen, haben Theoretiker verschiedene Möglichkeiten. Sie können entweder „nichtfunktionierende" Variablen entfernen, neue Variablen einführen oder das ganze Modell überdenken. Die Modelle „Streß auf Intensivstationen" oder „Compliance von Hypertonie-Patienten" z. B. müßten vielleicht beide nach einer Überprüfung überarbeitet werden. Ein neuer Begriff wie das der „Macht-Aufteilung" in der Pflegende-Klient-Beziehungen könnte zu den vorhandenen Modellen hinzugefügt werden, um die erklärenden und prognostischen Funktionen des Modells zu erweitern. Oder geschlechtsspezifische Begriffe könnten hinzugefügt werden, um getrennte Modelle für Männer und Frauen zu entwickeln (Barnett, Biener und Baruch, 1987). Und auch hier gilt: um die Leistung jeder Änderung eines Modells beurteilen zu können sind wieder Tests erforderlich.

10.4   Vorteile und Grenzen

Die Theoriesynthese ist eine wertvolle Strategie für die Integration großer Mengen diskreter Informationen über ein Thema. Durch die Verwendung sowohl verbaler als auch grafischer Verfahrensweisen können synthetisierte Theorien vielfältige und komplexe Beziehungen integrieren und wirkungsvoll darstellen. Die Theoriesynthese ist eine nützliche Strategie, um Forschungsresultate zusammenzufassen, die für die Ausbildung, die Forschung und für die Sphäre der Praxis von Bedeutung sind.

Sind Theoretiker nicht besonders gut mit statistischen Verfahren vertraut, können ihnen wichtige Unterscheidungen über strukturelle Beziehungen zwischen und unter den Begriffen in einer Theorie entgehen (Field, 1979). Zu diesen Unterscheidungen gehört u. a. die Klärung kausaler Verbindungen unter Gruppen von Variablen. Einige dieser Unterscheidungen lassen sich jedoch ausfindig machen, wenn Theoretiker bei ihren Theoriebildungsvorhaben kompetenten statistischen Rat suchen und sich danach richten.

Die Theoriesynthese verfährt implizit nach der Prämisse, daß Theoriebildung ein schrittweiser und kumulativer Prozeß sei. Dies mag zwar auf bestimmten Stufen der Wissenschaftsentwicklung zutreffen, kennzeichnet aber nicht die entscheidenden Fortschritte im wissenschaftlichen Denken, die erst durch eine radikale Neuorganisation oder Abweichungen vom akkumulierten Wissen entstanden sind.

10.5 Verwendung der Ergebnisse der Theoriesynthese

Die Resultate der Theoriesynthese können in der Forschung, der Ausbildung und der Praxis verwendet werden. In der Forschung decken die Ergebnisse der Theoriesynthese die begrifflichen Strukturen und Verknüpfungen des bereits vorhandenen Wissens über ein Phänomen auf. Dieses strukturierte Wissen kann dann verwendet werden, um sicherzustellen, daß bei der empirischen Überprüfung synthetisierter Theorien Indikatoren und Forschungsverfahren angemessen gehandhabt werden (Fawcett und Downs, 1992).

In der Ausbildung können synthetisierte Theorien nützlich sein beim Unterrichten komplexer Inhalte mit vielen verschiedenartigen Begriffen und deren Beziehungen zueinander. Wird dieser Stoff ebenso grafisch wie verbal dargestellt, fällt oft sowohl das Lehren als auch das Lernen leichter.

In der Praxis könnten Pflegende synthetisierte Theorien nützlich finden, um die Voraussetzungen und Folgen eines pflegepraktischen Phänomens zu untersuchen oder um Programme oder Dienste für Patienten zu planen. Auch die Entwicklung von Präventivmaßnahmen kann erleichtert werden, indem man die Voraussetzungen eines pflegepraktischen Problems untersucht. Der Versuch, das Auftreten unerwünschter pflegepraktischer Probleme zu verhindern, z. B. bei der Entlassung nach einer Operation, indem man heraus findet, wie ein potentieller früherer Umstand verändert werden könnte, könnte zu Vorschlägen führen, wie die gegenwärtige Praxis zu verbessern wäre. Dieser Ansatz ist auch auf pflegepraktische Probleme außerhalb des Kontextes „Krankenhaus" anwendbar, wie in der häuslichen Pflege oder in Sozialeinrichtungen der Kommunen.

10.6 # Zusammenfassung

Die Theoriesynthese als eine auf empirischen Belegen beruhende Strategie, befähigt den Theoretiker, eine große Vielfalt von Informationen aus der Forschung über einen Untersuchungsgegenstand zu organisieren und zu integrieren. Bei der Theoriesynthese werden Begriffsgruppen und für sich stehende Thesen in ein System wechselseitig voneinander abhängiger Thesen eingeordnet, das mit einer grafischen Darstellung einhergehen kann. Eine Theoriesynthese kann Informationen aus veröffentlichten Forschungsberichten enthalten, unmittelbar eigene statistische Daten oder Feldbeobachtungen. Weil eine Theoriesynthese für mehrere verwandte Zwecke verwendet werden kann, hängt die Entscheidung für einen bestimmten Zweck von dem Interessenschwerpunkt des Theoretikers, von der geplanten Verwendung der Theoriesynthese und von der Menge und der Art der vorhandenen Daten zu einem Thema ab.

Die Theoriesynthese umfaßt drei grundlegende Schritte: (1) die Bestimmung der zentralen Begriffe für die zu synthetisierende Theorie; (2) die Durchführung einer Literaturrecherche, um Faktoren zu ermitteln, die sich auf die zentralen Variablen oder Begriffe und auf die Beziehungen zwischen ihnen beziehen, und (3) die Organisation der Begriffe und Thesen über ein Phänomen zu einer integrierenden und effizienten Darstellung von ihm.

Mit Hilfe der Theoriesynthese kann eine große Menge von Informationen ökonomisch und wirksam organisiert werden. Eine gewisse Schwäche der Methode ist darin zu sehen, daß ihr Gebrauch vom Theoretiker große Kompetenz im Umgang mit statistischer Methoden verlangt und daß sie von problematischen Annahmen über die Natur des wissenschaftlichen Fortschritts ausgeht.

10.7 Übungen

Für eine praktische Übung haben wir eine Liste mit Thesen zusammengestellt, die sich auf den zentralen Begriff der „frühkindlichen Bindung" (attachment) beziehen. Wenn Sie die folgenden Thesen gelesen haben, machen Sie sich einen Plan, sie systematisch zu ordnen. Arrangieren Sie die Thesen entsprechend Ihrem Plan und entwerfen Sie ein Diagramm, das mit dem Plan übereinstimmt.

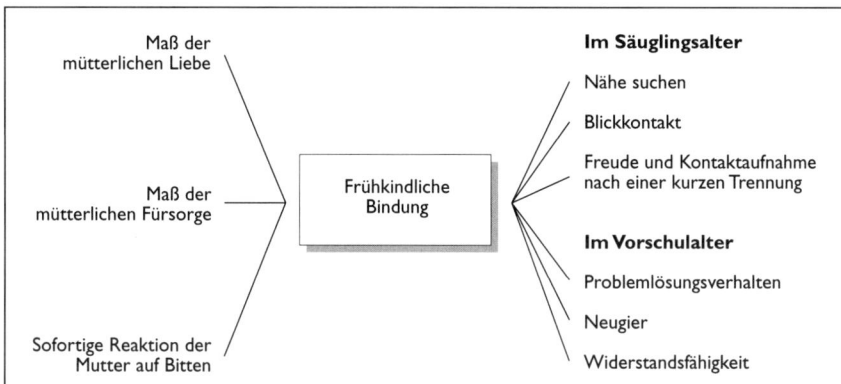

Abb. 10-7
Modell der Determinanten und Resultate „frühkindlicher Bindung"

10.7.1 Thesen über „frühkindliche Bindung"

1. Die „Bindung" (attachment) korreliert positiv mit dem Maß an Liebe und Fürsorge der Mutter und mit der Unmittelbarkeit ihrer Reaktion auf Weinen (supplication) (Sears, 1972).
2. „Bindung" wird unmittelbar bezeugt durch „Nähe suchen", „Blickkontakt" sowie durch „Freude und Kontaktaufnahme" nach kurzer Trennung (Ainsworth u. a., 1978).
3. Die Entwicklung der „Bindung" in der frühen Kindheit und das spätere Problemlösungsverhalten, die Neugier und die Ich-Stärke hängen zusammen (Matas u. a., 1978; Arend u. a., 1979).

Wenn Sie diese Übung abgeschlossen haben, vergleichen Sie Ihr theoretisches Modell mit Abbildung 10-7. Diese Abbildung zeigt ein Modell, das wir als angemessene Wiedergabe der Thesen 1 bis 3 betrachten. Auch wenn Ihr Modell nicht exakt dem unsrigen entspricht, so sollte es doch einige strukturelle Gemeinsamkeiten enthalten.

Literatur

Ainsworth MDS, Blehar MC, Waters E, Wall S: *Patterns of Attachment: A Psychological Study of the Strange Situation.* Hillsdale, NJ: Erlbaum, 1978.

Arend R, Gove FL, Stroufe LA: Continuity of individual adaptation from infancy to kindergarten: A predictive study of ego-resiliency and curiosity in preschoolers. *Child Dev* 50:950 959, 1979.

Barnett RC, Biener L, Baruch GK: *Gender and Stress.* New York: Free Press, 1987.

Blalock HM: *Theory Construction: From Verbal to Mathematical Formulations.* Englewood Cliffs, NJ: Prentice-Hall, 1969.

Caplan RD, Robinson EAR, French JRP, Caldwell JR, Shinn M: *Adhering to Medical Regimens: Pilot Experiments in Patient Education and Social Support.* Ann Arbor, MI: Institute for Social Research, University of Michigan, 1976.

Causey R: Scientific progress. *Tex Eng Sct Mag* 6(1): 22–29, 1969.

Cohen S, Syme SL: *Social Support and Health.* Orlando: Academic Press, 1985.

Cobb S: Social support as a moderator of life stress. *Psychosom Med* 38:300 314, 1976.

Fawcett J, Downs FS: *The Relationship of Theory and Research.* 2nd ed. Philadelphia: Davis, 1992.

Field M: Causal inferences in behavioral research. *Adv Nurs Sci* 2(1):81–93, 1979.

Hall JM: Alcoholism recovery in lesbian women: A theory in development. *Schol Inquiry Nurs Pract* 4:109–122, 1990.

Heller K: The effects of social support: Prevention and treatment implications. In: Goldstein AP, Kanfer FH (eds). *Maximizing Treatment Gains.* New York: Academic Press, 1979.

Hempel CG: *Philosophy of Natural science.* Englewood Cliffs, Prentice-Hall, 1966.

Kuhn TS: *The Structure of Scientific Revolutions.* Chicago: Univ of Chicago Press, 1962.

Matas L, Arend RA, Sroufe LA: Continuity of adaptation in the second year: The relationship between quality of attachment and later competence. *Child Dev* 49:547–556, 1978.

Schwirian PM: Toward an explanatory model of nursing performance. Nurs Res 30:247–253, 1981.

Sears RR: Attachment, dependency, and frustration. In Gewirtz JL (ed). *Attachment and Dependency.* New York: John Wiley, 1972.

StehleJL: Critical care nursing stress: The findings revisited. *Nurs Res* 30:182–186, 1981.

Zetterberg HL: *On Theory and Verification in Sociology.* Totowa, NJ: Bedminster Press, 1965.

Weiterführende Literatur

Statistik für Fortgeschrittene

Blalock HM: *Casual Models in Panel and Experimental Designs.* New York: Aldine 1985.

Glass GV, Hopkins KD: *Statistical Methods in Education and Psychology.* 2nd ed. Englewood Cliffs, NJ: Prentice-Hall, 1984.

Hays WL: *Statistics.* 5th ed. Forth Worth: Harcourt, Brace, Jovanovic College, 1993.

Hollander M, Wolfe DA: *Nonparametric Statistical Methods.* New York: John Wiley, 1973.

Kerlinger FN: *Foundations of Behavioral Research.* 3rd ed. New York: Holt, Rinehart & Winston, 1986.

Kerlinger FN, Pedhazur EJ: *Multiple Regression in Behavioral Research.* New York: Holt, Rinehart & Winston, 1973.

Tabachnick BG, Fidell LS: *Using Multivariate Statistics.* 2nd ed. Philadelphia: Harper-Collins College, 1989.

Theoriebildung

Die mit einem Stern (*) versehenen Titel arbeiten in erster Linie mit einen konzeptionellen Ansatz der Statistik.

*Achenbach TM: Multivariate statistics. In: *Research in Developmental Psychology: Concepts, Strategies, Methods.* New York: Free Press, 1978

Blalock HM: *Theory Construction: From Verbal to Mathematical Formulations.* Englewood Cliffs, NJ: Prentice-Hall, 1969.

Dubin R: *Theory Building.* New York: Free Press, 1978.

Hage J: *Techniques and Problems of Theory Construction in Sociology.* New York: John Wiley, 1972.

Lancaster W, Lancaster J: Models and model building in nursing. *Adv Nurs Sci* 3(3):31–42, 1981.

Mullins NC: *The Art of Theory: Construction and Use.* New York: Harper & Row, 1971.

Reynolds PD: *A Primer in Theory Construction.* Indianapolis: Bobbs-Merrill, 1971.

Stember ML: Model building as a strategy for theory development. In Chinn PL (ed). *Nursing Research Methodology.* Rockville, MD: Aspen, 1986.

Zetterberg HL: *On Theory and Verification in Sociology.* Totowa, NJ: Bedminster Press, 1965.

11 Theorieübertragung

11.1 Definition und Beschreibung

Als Theorieübertragung bezeichnet man das Verfahren, auf dem Wege der Analogie Erklärungen oder Vorhersagen über ein Phänomen auf einem Gebiet durch die Erklärungen oder Vorhersagen auf einem anderen Gebiet zu erhalten (Maccia, Maccia und Jewett, 1963). Eine Theorie (T_1) aus einem Gebiet (G_1) verhilft auf diese Weise einem Theoretiker zu neuen Einsichten, indem er einen bestimmten Gehalt oder strukturelle Charakteristika auf sein Interessengebiet (G_2) überträgt, um dort zu einer neuen Theorie (T_2) zu gelangen. Die Theorieübertragung ist eine einfache Methode, schnell eine Theorie für ein neues Gebiet zu entwickeln, denn alles, was dazu erforderlich ist, ist (1) die Fähigkeit analoge Dimensionen bei Phänomenen auf zwei verschiedenen Untersuchungsgebieten zu erkennen, und (2) die Fähigkeit, den Gehalt und/oder die Struktur eines Gebietes (G_1) zu redefinieren und auf das andere Gebiet (G_2) so zu übertragen, daß einigen Phänomenen auf dem Gebiet 2 spezifische Erkenntnisse hinzugefügt werden (Abb. 11-1).

Eine Theorieübertragung ist kein mechanisches Verfahren: Analogien zu erkennen, verlangt Vorstellungskraft und Kreativität. Theorieübertragung verlangt außerdem von dem Theoretiker, daß er in der Lage ist, die Begriffe und Thesen so zu redefinieren, daß sie auf dem neuen Gebiet Sinn machen. Da beide Gebiete offensichtlich unterschieden sind, müssen bestimmte Modifikationen vorgenommen werden, wenn eine Theorie von einem Gebiet auf ein anderes übertragen wird.

An dieser Stelle möchten wir auf zwei Unterscheidungen aufmerksam machen: auf den Unterschied zwischen einer Theorieübertragung und einer Thesenübertragung sowie die Unterscheidung zwischen dem „Ausborgen" oder Benutzen einer Theorie und der Theorieübertragung. Bei der Theorieübertragung wird eine ganze Gruppe von aufeinander bezogenen Begriffen oder eine ganze Struktur von einem Gebiet auf ein anders übertragen und so modifiziert, daß sie den Gegebenheiten des neuen Bereichs angemessen ist; bei der Thesenübertragung überträgt man dagegen nur eine einzige, individuelle These von einem Gebiet auf ein anderes. Das Ausmaß der Veränderungen ist also bei der Thesenübertragung geringer, obwohl die eigentlichen Schritte des Verfahrens ähnlich sind.

Eine Theorie auszuleihen oder zu benutzen ist eine Praxis, von der in der Pflege oft Gebrauch gemacht worden ist. Wenn man eine Theorie ausleiht oder bloß benutzt, wird die Theorie in einer Disziplin von einer anderen unverändert übernommen. Wir haben z. B. Theorien aus der Chemie, der Biologie und Psychologie seit Jahren in der Pflege gebraucht, ohne irgendwelche Veränderungen an der ursprünglichen Theorie vorzunehmen, was für ihre Anwendung in der Pflege notwendig gewesen wäre. Wollten wir jedoch eine neue Theorie für den Gebrauch in der Pflege aus den genannten Gebieten durch Übertragung gewinnen, dann müßten wir die Begriffe und/oder die Struktur dieser Theorien verändern, um sie unseren besonderen Bedürfnissen in der Pflege anzupassen. Gemäß dem Modell der Theorieübertragung können Theorien nicht unverändert von einem Gebiet auf ein anderes verschoben werden. Wahre Theorieübertragung verlangt, daß zumindest einige inhaltliche oder strukturelle Veränderungen vorgenommen werden.

Abb. 11-1
Der Prozeß der
Theorieübertragung

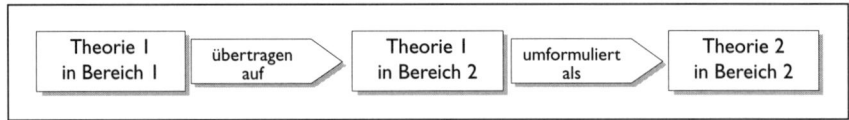

11.2   Zweck und Nutzen

Zweck der Theorieübertragung ist es, Mittel zur Erklärung und zur Vorhersage zu gewinnen für ein Phänomen, das gegenwärtig wenig verstanden wird oder für das es derzeit noch kein Mittel gibt, es zu studieren oder für das es überhaupt noch keine Theorie gibt. Die Theorieübertragung ist besonders dann von Nutzen, wenn keine Informationen vorliegen oder wenn neue Einsichten über ein Phänomen erforderlich sind, um Forschungen oder Untersuchungsvorhaben zu inspirieren. Die Theorieübertragung ist außerdem nützlich, wenn eine Theoretikerin über eine Gruppe von Begriffen verfügt, die irgendwie zueinander in Beziehung stehen, wo aber eine Struktur fehlt, diese Beziehungen darzustellen (für eine genauere Beschreibung der Strukturübertragung vgl. Kap. 8). In diesem Fall könnte die Theoretikerin danach suchen, ob nicht irgendein anderes Interessensgebiet eine Struktur enthält, die analog ist zu den Beziehungen der Begriffe, mit denen sie es zu tun hat. Die Theoretikerin gebraucht die Strategie der Übertragung angemessen, indem sie eine Struktur übernimmt und anpaßt, damit sie sich für die in Frage stehenden Begriffe eignet. So erweitert sich die Wissensbasis auf dem Gebiet des Theoretikers auf schnelle und signifikante Weise, wie es ohne die Strategie der Übertragung in absehbarer Zeit nicht möglich gewesen wäre. Als Beispiel sei Maslows hierarchische Struktur der Bedürfnisse genannt, die Nierenberg übertragen hat, um eine Theorie des Verhandelns zu entwickeln (1968, 1973).

Die Theorieübertragung erweist sich ebenfalls als sehr nützlich, wenn eine Theoretikerin zwar gewisse Vorstellungen von der fundamentalen Struktur eines Phänomens hat, aber noch nicht über angemessene Begriffe verfügt, um es zu beschreiben. Eine Theorie aus einem anderen Bereich könnte ihr vielleicht eine Gruppe analoger Begriffe liefern, mit deren Hilfe sie nach einer geringfügigen Modifikation das Phänomen beschreiben kann. Es sei noch einmal betont: dieses Verfahren erweitert rasch das Wissensgebäude auf dem eigenen Interessengebiet der Theoretiker. Ein Beispiel für diese Strategie gaben wir bereits im Kapitel 5, bei dem Roy und Roberts (1981) ihre Begriffe der fokalen, residualen und kontextualen Stimuli für die Patientenbeurteilung aus der psychophysischen Theorie von Helson übertragen haben.

Etliche Beispiele für Theorieübertragung fallen uns sofort ein, wenn wir an die Systemtheorie denken. Viele unserer Pflegemodelle sind in ihrer ursprünglichen Form unmittelbare Übertragungen aus der Systemtheorie gewesen – Roy und Roberts (1981), Neumann (1980) und andere enthalten signifikante Merkmale einer solchen Theorieübertragung.

11.3 Verfahrensweise der Theorieübertragung

Die Theorieübertragung kann als Reihe aufeinanderfolgender Schritte erörtert werden, obwohl in der Praxis die einzelnen Schritte nicht immer aufeinanderzufolgen scheinen. Oft wird die Theorieübertragung zu einem iterativer Prozeß, bei dem die Theoretikerin einige oder alle Schritte so lange wiederholt, bis eine zufriedenstellende Stufe der Theoriebildung erreicht ist.

Zu einer Theorieübertragung gehören folgende grundlegende Schritte:

1. Machen Sie sich gründlich vertraut mit der Literatur zu dem Sie interessierenden Thema. Dies bedeutet auch, daß der Theoretiker über den Stand der Theoriebildung auf seinem Gebiet Bescheid weiß und die wissenschaftliche Brauchbarkeit der entsprechenden Theorien evaluiert hat. Wenn keine der vorhandenen Theorien für den vorgesehenen Zweck geeignet scheint, dann kann mit der Theorieübertragung begonnen werden.

2. Lesen sie ausgiebig auf anderen Gebieten, um Ideen zu finden. Eine umfassende Lektüre macht den Theoretiker mit der Art und Weise vertraut, wie in anderen Disziplinen Theorien gebildet werden. Aber umfassend gelesen zu haben reicht nicht aus. Der Theoretiker muß lesen und zugleich seiner Phantasie und Kreativität freien Lauf lassen. Analogien werden eher zufällig als planmäßig entdeckt oder verdanken sich oft einem kreativen oder intuitiven Einfall.

3. Wählen Sie eine „Basistheorie" für Ihre Theorieübertragung aus. Als Basistheorie wird eine Theorie gewählt, wenn sie einen neuartigen und aufschlußreichen Weg der Erklärung oder der Vorhersage für ein Phänomen auf dem Interessengebiet des Theoretikers bietet. Nicht jede Theorie ist dazu geeignet. Viele Theorien werfen überhaupt kein Licht auf irgendeinen der interessierenden Begriffe, ebensowenig bieten sie eine brauchbare Struktur für die Begriffe und sind deshalb für den Theoretiker wertlos. Denken Sie auch daran, daß vielleicht nicht die Basistheorie als ganze benötigt wird, um die neue Theorie zu konstruieren. Nur die Teile werden benötigt, die analog und dadurch relevant sind.

4. Bestimmen Sie, welche Inhalte und/oder welche Strukturen der Basistheorie gebraucht werden. Vielleicht sind nur die Begriffe oder die Thesen analog, aber nicht die Struktur. Vielleicht eignet sich auch nur die Struktur hervorragend, aber nicht die Begriffe und die Thesen. Oder der Theoretiker benötigt beides, sowohl Begriffe und Thesen als auch die Struktur. Bei der Strategie der Übertragung steht es dem Theoretiker frei, das auszuwählen, was ihren jeweiligen Bedürfnissen am besten entspricht.

5. Entwickeln oder reformulieren Sie alle Begriffe oder Thesen, die aus der Basistheorie entlehnt wurden, in Begriffen die dem interessierenden Phänomen angemessen sind. Dies ist der schwierigste Teil der Theorieübertragung, aber auch der, der am meisten Spaß macht. Er erfordert Kreativität und Gedankenreichtum seitens des Theoretikers. Grundsätzlich geht es darum, daß die ihrem ursprünglichen Quellgebiet entliehenen Begriffe oder Strukturen so verändert werden, daß sie auf dem Zielgebiet des Theoretikers sinnvoll eingesetzt werden können. Oft sind nur geringfügige, gelegentlich jedoch auch wesentliche Veränderungen erforderlich, damit die „alte" Theorie in der neuen Umgebung Sinn macht.

Thesen
Cronkite und Moos (1980)

1. Die vor der Behandlung auftretenden Symptome wie Alkoholkonsum, Typus des Trinkers, Depressionen und Berufstauglichkeit stehen in Beziehung zum Behandlungsergebnis eines Alkoholkranken (S. 48).
2. „Belastende Lebensumstände beeinflussen einige Aspekte der Genesung negativ" (S. 49).
3. Die Verfassung der Familie „korreliert schwach mit der Genesung von der Alkoholsucht" (S. 49).

Übertragungen
Wewers und Lenz (1987)

1. Vor der Behandlung auftretende Symptome wie der Zigarettenkonsum und der Rauchertyp stehen in Relation zum Rückfall eines Rauchers (S. 48).
2. „Sowohl die sozialen Stressoren der Umgebung bei wichtigen Lebensereignissen als auch der innere Stressor der Sucht korrelieren mit der Wahrscheinlichkeit eines Rückfalls" (S. 49).

3. „Die langfristige Abstinenz vom Rauchen steht in Beziehung zu nichtrauchenden Familienmitgliedern wie zu der Fähigkeit, bereits früher einmal mit dem Rauchen aufgehört zu haben" (S. 49).

Wir stellen nun einige Beispiele für die Theorieübertragung kurz vor. Oft ist ein Beispiel einleuchtender als eine Erklärung allein es sein könnte. Wir beginnen mit der Theorie von Wewers und Lenz (1987) über die Rückfälle von ehemaligen Rauchern, die sie aus der Theorie von Cronkite und Moos über das Verhalten von Alkoholikern nach der Behandlung (1980) übertragen haben. Wewers und Lenz Übertragung bezog sich vor allem auf Inhalte, sie übertrugen aber auch eine vereinfachte Struktur. In der Tabelle werden drei Thesen von Cronkite und Moos den Übertragungen von Wewers und Lenz gegenübergestellt. An einigen Stellen haben wir die Wortwahl der Thesen angepaßt, um den Charakter der Übertragung deutlicher hervortreten zu lassen.

Da es bereits eine umfangreiche Literatur über das Thema Rauchen gab, übernahmen Wewers und Lenz Thesen in ihre Übertragung, um das Wissen speziell dem Rauchen anzupassen. Dies dürfte ein ausgezeichnetes Beispiel sein, wie man die Strategie der Theoriebildung flexibel nutzt.

Ein anderes Beispiel ist die Umformung einer Theorie über die Ungewißheit bei Kranken, wie sie von Mishel (1990) vorgenommen wurde. Die Autorin griff auf die Inhalte und die Struktur der Chaos-Theorie zurück, um mit ihrer Hilfe die Darstellung der Ergebnisse in ihrem Modell zu verbessern. Wir haben drei Thesen ausgewählt, um zu verdeutlichen, wie in diesem Fall die Übertragung funktionierte. Um die Analogien so klar und deutlich wie möglich zu machen, haben wir mitunter die Thesen umformuliert.

Thesen in der „Basistheorie"

1. „In einem System, das weit von einem Gleichgewichtszustand entfernt ist, ist der Ausgangszustand so empfindlich, daß bereits geringfügige Veränderungen ungeheure Wirkungen auslösen und sich das System in sehr unterschiedlicher Weise neu organisieren kann" (S. 259).
2. „Schwankungen innerhalb des Systems können so mächtig werden..., daß sie die vorhandene Organisation zerstören" (S. 259).
3. „...Autokatalytische Prozesse enden in einem Produkt, dessen Gegenwart zu einer weiteren Produktion seiner selbst führt ... sie produzieren damit Unordnung" (S. 259).

Mishels Übertragungen

1. „Andauernde Ungewißheit kann die vorhandenen kognitiven Strukturen zerstören, die den Ereignissen des täglichen Lebens ihre Bedeutung verleihen. Der Sinnverlust versetzt die Person in einen Zustand der Verwirrung und der Desorganisation" (S. 260).

2. „Wenn die Unsicherheitsfaktoren einer Erkrankung oder eines schlechten Gesundheitszustands sehr schnell vermehren, so daß sie einen Grenzwert überschreiten, dann kann die Stabilität der Persönlichkeitsstruktur nicht mehr länger als gesichert gelten" (S. 260).
3. Ungewißheit in bezug auf einen Bereich der Krankheit schaukelt sich oft selbst auf und führt zu Unsicherheiten bei anderen, mit der Krankheit verknüpften Ereignissen" (S. 260).

Im dritten Beispiel für den Gebrauch der Strategie der Theorieübertragung, verwendeten Maccia und Maccia beides, sowohl Begriffe als auch die Struktur einer Theorie über das Blinzeln, um sie in eine Theorie über Erziehung zu übertragen. In der folgenden Tabelle werden einige der ursprünglichen Prinzipien und deren Übertragungen, aus dem Werk von Maccia und Maccia (1963) aufgelistet:

„Basistheorie"

1. Die Augen sind entweder durch das Lid bedeckt oder sie sind es nicht.
2. Das Blinzeln hat die Funktion, die Augen vor einem Fremdkörper zu schützen sowie es der Retina und den Augenmuskeln zu ermöglichen auszuruhen.
3. Das Blinzeln kann unwillkürlich oder willkürlich erfolgen.
4. Das unwillkürliche Blinzeln kann durch die Fixierung eines Gegenstands oder durch Drogen beeinträchtigt sein.
5. Das willkürliche Blinzeln kann auftreten, wenn man nichts sehen möchte.

Maccia u. a.

1. Der Student ist entweder abgelenkt oder aufmerksam.
2. Ablenkung hat die Funktion den Studenten vor mentalem Streß zu schützen und sich von geistiger Anspannung zu erholen.
3. Die Ablenkung kann gewollt oder ungewollt sein.
4. Ungewollte Ablenkung kann durch Reizung der Aufmerksamkeit oder durch Drogen behindert werden.
5. Gewollte Ablenkung setzt ein, wenn das Lernen nicht erwünscht ist.

Wie man sieht, ist eine Theorieübertragung zwischen zwei weit auseinander liegenden Bereichen möglich. Kreativität und Intuition des Theoretikers sind es, die die Erkenntnis der Analogie möglich machen.

Nachdem wir drei Beispiele erörtert haben, in denen beides, sowohl Begriffe als auch Strukturen übertragen wurden, wollen wir uns jetzt mit einem Beispiel beschäftigen, in dem es nur um die Begriffe geht, und mit einem zweiten, in dem es nur auf die Struktur ankommt.

Das Beispiel für eine Theorieübertragung, bei der nur die Begriffe der Basistheorie nicht aber deren Struktur Verwendung fanden, ist die Theorie von Suchman, zur Vorhersage des Gesundheitsverhaltens. Er ging von den herkömmlichen epidemo-

logischen Begriffen des „Wirts“, des „Agens“ und der „Umgebung“ aus und gelang-
te durch Umformung zu den Begriffen „persönliche Bereitschaft“, „situationsbezo-
gene Faktoren“ und „Faktoren der sozialen Kontrolle“. Die Studien, mit denen
er die neuen Begriffe testete, ergaben, daß die Faktoren der „persönlichen Bereitschaft“ am besten die Übernahme von Maßnahmen zur Gesundheitsvorsorge vor-
hersagten. Die „situationsbezogenen Faktoren“ und die „Faktoren der sozialen
Kontrolle“ besaßen demgegenüber weitaus geringere prognostische Bedeutung
(Suchman, 1967).

Ein Beispiel für den Fall, in dem nur die Struktur, nicht aber die Begriffe für eine
neue Theorie übertragen wurde, stellt Lawrence Kohlbergs Theorie der morali-
schen Entwicklung dar, die auf der Struktur von Piagets Theorie der kognitiven
Entwicklung beruht. Beiden Theorien ist der Bezug auf die kognitive und moralische
Entwicklung des Kindes gemeinsam. Nachstehend haben wir der Struktur von
Piaget ihre Übertragung durch Kohlberg gegenübergestellt (Piaget, 1950; Piaget und
Inhelder, 1958; Kohlberg, 1964).

Kohlberg verwendete die Phasen-Struktur von Piagets „Stufen der kognitiven Entwicklung“ und modifiziert sie, um seine Begriffe gemäß den Stufen der moralischen
Entwicklung anzuordnen. Dieses Verfahren half ihm, die Gerichtetheit der moralischen Entwicklung einprägsamer darzustellen und verkürzte außerdem den Aufwand für die Theorieentwicklung erheblich. In diesem Beispiel war allerdings das
„Quellgebiet“ nicht so weit von Kohlbergs Gebiet entfernt wie es die Theorie des
Blinzelns bei Maccia u. a. der Fall gewesen war. Doch in beiden Fällen war die Entdeckung der analogen Beziehungen zwischen der Basistheorie und der neuen
Theorie außerordentlich hilfreich, um dem Theoretiker die Anstrengung der Konstruktion zu erleichtern.

Piaget

Phase 1: Das anschaulich-praktische Denken
1. Sensomotorische Stufe
2. Praktische Stufe

Phase 2: Das konkret-operationale Denken
1. Intuitive Stufe
2. Die konkret-operationale Stufe

Phase 3: Das formal-systematische Denken
1. Das formal-systematische Denken

Kohlberg

Phase 1:
Typ 1: Orientierung an Gehorsam und Strafe
Typ 2: Kosten-Nutzen-Orientierung

Phase 2: Konventionelle Orientierung
Typ 3: „Braves-Kind-Orientierung"
Typ 4: Recht-und-Ordnung-Orientierung

Phase 3: Postkonventionelle (prinzipiengeleitete) Moral
Typ 5: Orientierung am Sozialen Vertrag und an individuellen Rechten
Typ 6: Orientierung an ethischen Prinzipien

Die Bezeichnungen der Phasen bei Piaget und Kohlberg folgen der im deutschen Sprachraum üblichen Terminologie (Anm. des Übersetzers).

Theoriebildung durch (methodische) Übertragung, daran ist zu erinnern, gehört in den Entdeckungszusammenhang. Derart entwickelte Theorien besitzen daher solange keine Validität, wie sie nicht im Bestätigungszusammenhang einer empirischen Überprüfung unterworfen werden. Auch wenn die Theorie außerordentlich wichtig für die Forschung oder die Praxis ist, so muß sie dennoch zunächst überprüft werden, bevor sie verwendet werden kann.

Eine Reihe von Methoden, mit denen Theorien getestet werden können, wie z. B. experimentelle Prüfverfahren für Gruppen und einzelne Testpersonen oder auch Ex-Post-Fakto-Verfahren wurden bereits im Kapitel 7 dargestellt. Darüber hinaus kann auch das Kapitel 9 über Theorieanalyse oder das Kapitel 12 über das Testen von Begriffen, Thesen und Theorien sinnvoll sein. Auch wenn diese Methoden hier als Strategien der Theoriebildung behandelt werden, so dürfte es ein leichtes sein, sie für das Testen von Theorien zu modifizieren. Weitere Informationen bieten die Literaturangaben am Schluß dieses sowie am Ende anderer Kapitel.

Ein anderes Verfahren, eine Theorie zu testen, besteht darin, sie im Lichte der zum Thema vorhandenen wissenschaftlichen Literatur zu überprüfen. Gibt es in diesen Publikationen Belege dafür, die die neue Theorie plausibler oder wahrscheinlicher machen? Schließlich wäre auch die Zuverlässigkeit, mit der die Theorie bestimmte Ergebnisse vorhersagt, ein zusätzlicher Beleg für die Richtigkeit der Theorie. Zwar kann keine dieser Methoden einen gründlichen empirischen Test ersetzen, sie ermöglichen jedoch eine allgemeine Einschätzung der Plausibilität der Theorie.

11.4   Vorteile und Grenzen

Der Hauptvorteil der Theorieübertragung besteht darin, auf ziemlich leichte und schnelle Weise zu einer formalen Theorie auf einem neuen Interessengebiet zu gelangen. Auf einem Gebiet Analogien zu entdecken und sie entsprechend für das neue Gebiet zu modifizieren, ist eine spannende Aufgabe, die von dem Theoretiker Kreativität und Phantasie verlangt. Darüber hinaus eröffnet die Theorieübertragung eine Möglichkeit, zu Erklärungen und Vorhersagen über ein Phänomen zu gelangen, über das es bisher nur wenige oder gar keine Informationen, Publikationen oder gezielte

Untersuchungen gab.

Der wohl wichtigste Nachteil der Theorieübertragung besteht darin, daß unerfahrene Theoretiker von der Generalisierbarkeit ihren neuen Einsichten so fasziniert sein können, daß sie darüber vergessen, die Unähnlichkeiten oder Fehlanalogien in der Basistheorie zu berücksichtigen. Selbst diese Fehlanalogien sollten zumindest daraufhin untersucht werden, ob sie wertvolle Informationen für die „neue" Theorie enthalten.

Ein zweiter Nachteil besteht darin, daß sich die Theoretiker außer auf ihrem eigenen Tätigkeitsgebiet auch auf mehreren anderen Gebieten auskennen müssen. Das erfordert eine umfassende Lektüre und ständig auf der Hut zu sein, um neue und aufschlußreiche Analogien zu entdecken. Außerdem müssen die Theoretiker auf ihrem speziellen Interessensgebiet mit der Literatur und dem gegenwärtigen Stand des Denkens gründlich vertraut sein. Anderenfalls werden sie Schwierigkeiten haben, wenn es an der Zeit ist, Analogien zu bilden, die Grenzen der neuen Theorie angemessen zu bestimmen.

11.5 Verwendung der Ergebnisse der Theorieübertragung

Wir haben bereits festgestellt, daß die Theorieübertragung dazu dient, eine Struktur zu liefern, wenn nur Begriffe vorhanden sind, und Begriffe zu liefern, wenn nur eine Struktur vorliegt, oder auch beides, Begriffe wie eine Struktur zur Verfügung zu stellen, und damit eine effiziente Art und Weise bietet, mit der Theoriebildung zu beginnen. Die Ergebnisse von Theorieübertragungen sind in der Pflegeausbildung, der Praxis, der Forschung und Theoriebildung weit verbreitet.

In der Ausbildung und Lehre bietet die Theorieübertragung ein ausgezeichnetes Verfahren, um einen theoretischen Bezugsrahmen für die Entwicklung von Curricula zu erhalten. Zusätzlich kann sie bei fortgeschrittenen Studenten als didaktisches Mittel eingesetzt werden, um sie in die Theoriebildung im allgemeinen einzuführen.

Die Theorieübertragung kann auch der pflegerischen Praxis wertvolle neue Erkenntnisse ermöglichen. Praktisch tätige Pflegende können sich selbst einen nützlichen theoretischen Bezugsrahmen verschaffen, um ihre Arbeit an den Resultaten der Theorieübertragung auszurichten.

In der Forschung und bei der Theoriebildung ist die Theorieübertragung eine einfache Methode, ein Forschungsprogramm zu entwerfen. Wie Wewers und Lenz gezeigt haben, erschließt die Umsetzung von Begriffen und/oder Strukturen von einem Bereich in einen anderen einschließlich der zugehörigen Veränderung eine ergiebige Quelle potentieller Hypothesen für Untersuchungen. Es ist eine sehr effektive Strategie, zu einer Wissensbasis über ein Phänomen zu gelangen.

11.6 Zusammenfassung

Theorieübertragung ist ein Verfahren, durch den Gebrauch von Analogien von Erklärungen oder Prognosen aus einem Bereich zu Erklärungen oder Prognosen zu einem Phänomen in einem anderen Bereich zu gelangen. Die Theorieübertragung ist eine ausgezeichnete Weise, um die Theoriebildung auf einem neuen Gebiet zu beschleunigen. Beide, Begriffe wie die Strukturen können, sofern sie auf diesem Wege bestimmte Modifikationen erfahren, von einem Quellgebiet auf ein Zielgebiet übertragen werden.

Zu einer Theorieübertragung gehören fünf Schritte:

(1) werden Sie gründlich vertraut mit Ihrem Interessensgebiet

(2) lesen Sie ausgiebig auf anderen Gebieten und lassen Sie dabei Ihrer Phantasie freien Lauf, um geeignete Analogien zu finden,

(3) wählen Sie für die Übertragung eine „Basistheorie",

(4) legen Sie fest, von welchen Inhalten und/oder Strukturen der Basistheorie Gebrauch gemacht werden soll,

(5) modifizieren oder redefinieren Sie die Begriffe und/oder Thesen aus der Basistheorie in Termini ihres Untersuchungsgegenstandes. Ist die Theorie erst einmal formuliert, muß sie noch empirisch getestet werden, um zu bestätigen, ob die neuen Begriffe und Strukturen tatsächlich die Realität des neuen Gebietes wiedergeben.

Die Vorteile der Theorieübertragung liegen in der Leichtigkeit und Schnelligkeit, mit der Neues konstruiert werden kann. Ein Nachteil besteht darin, daß die Theoretikerin sehr belesen sein muß, nicht nur auf dem eigenen Gebiet, sondern auch auf zahlreichen anderen Gebieten. Außerdem muß die Theoretikerin stets daran denken, nicht nur auf die Ähnlichkeiten, sondern auch auf die Unähnlichkeiten zwischen dem Quellgebiet und dem Zielgebiet zu achten.

Die Theorieübertragung ist eine äußerst praktikable Strategie zum gegenwärtigen Zeitpunkt unserer Entwicklung einer Wissensbasis in der Pflege. Sie zeigt einen Weg, rasch zu einer gehaltvollen Theoriebildung zu gelangen. Sorgfältig entwickelt und gründlich getestet können übertragene Theorien eine äußerst wichtige Rolle bei der Entwicklung der Pflege als Wissenschaft spielen.

11.7 Übungen

Die folgende Liste mit 17 relationalen Thesen stammt aus einer allgemeinen Systemtheorie für Verhaltenswissenschaften von Miller (1955). Benutzen Sie die Strategie der Theorieübertragung, um von ihnen ausgehend eine neue Theorie für die Pflege auf Ihrem speziellen Praxisfeld zu entwickeln. Sie müssen dabei nicht alle 17 Thesen verwenden. Wählen Sie die aus, die für ihr Interessengebiet relevant sind. Denken Sie daran, daß ein offenes System an Raum und Zeit gebunden ist und daher Energie und Informationen mit seinen eigenen Subsystemen sowie mit seiner Umgebung (Suprasystem) austauscht.

1. Die Übertragung über eine Grenze hinweg erfordert mehr Energie als die Übertragung innerhalb der Umgebung oder innerhalb eines Subsystems.

2. Die Ausbreitung von Energie oder Informationen innerhalb eines ganzen Systems ist quantitativ vergleichbar.

3. Bei einem System gibt es zwischen Input und Output von Energie oder Informationen eine konstante systematische Verzerrung oder Abweichung.

4. Die Verzerrung bei einem System ist die – vom Input zu substrahierende – Summe der Effekte, um die Spannungen in Subsystemen zu reduzieren oder den output zu vergrößern, um die Spannungen zu vermindern.

5. Wenn die Variablen eines Systems nach einer Belastung ihren Gleichgewichtszustand wiedergewinnen, dann ist der Aufwand für die Wiedererlangung des alten Zustands größer als die lineare Funktion, die den Aufwand für die Veränderung des Gleichgewichtszustands beschreibt.

6. Lebende Systeme reagieren auf eine ständig sich vergrößernde Belastung zunächst mit verzögerter Reaktion, dann mit Überkompensation und schließlich mit dem Zusammenbruch des Systems.

7. Systeme, die überleben, benutzen zuerst die am wenigsten aufwendigen Verteidigungsmaßnahmen gegen Streß und später die zunehmend aufwendigeren.

8. Systeme, die überleben, arbeiten mit einem optimalen Wirkungsgrad, um eine maximale Ausgangsleistung zu erzielen, die aber immer unter der maximalen Ausgangsleistung bleibt.

9. Wenn die negative Rückkoppelung eines Systems abbricht, verliert das System sein inneres Gleichgewicht, seine Grenzen lösen sich auf und das System stirbt.

10. Der Output eines Systems ist immer geringer als sein Input.

11. Eine dezentrale Erhaltung von Variablen in einem Gleichgewichtszustand erfordert immer mehr Energie als eine zentrale, obschon die dezentrale Form die Nützlichkeit erhöhen kann.

12. Wenn die Dezentralisierung zunimmt, dann agieren die Subsysteme immer mehr ohne die Informationen zu nutzen, die anderswo im System zur Verfügung stehen.

13. Je mehr Subsysteme es in funktionierenden Systemen gibt, desto mehr Variable können sie in einem Gleichgewichtszustand halten.

14. Je mehr Subsysteme es in funktionierenden Systemen gibt, desto mehr Subsysteme gibt es, deren Zerstörung das Ende des Systems bedeuten.

15. Wenn eine Reduzierung mehrerer Belastungen nicht gleichzeitig möglich ist, erfolgt sie in Systemen, die überleben, schrittweise – von der stärksten Belastung beginnend und zur schwächsten fortschreitend – reduziert, vorausgesetzt der Aufwand für die Reduzierung ist der gleiche.

16. Bis zu einem Maximum gilt: Je mehr Energie in einem System der Informationsverarbeitung gewidmet wird, desto wahrscheinlicher ist das Überleben dieses Systems.

17. Wenn in einem gegebenen Suprasystem ein Lebewesen sich von einem anderen ernährt und beide Arten auf Dauer überleben, dann pendelt sich bei einer bestimmten Anzahl von Raub- und Beutetieren ein Gleichgewichtszustand ein.

Nur zum Vergnügen übertragen wir daraus eine Theorie über graduierte Studenten der Pflege. Vielleicht möchten Sie Ihre Übertragung vergleichen mit der unsrigen, deren Ergebnis wir unten dargestellt haben. Wir haben uns auf wenige Thesen beschränkt, um Ihnen exemplarisch zu zeigen, wie die Theorieübertragung funktioniert. Dabei haben wir die gleiche Numerierung verwendet, um Ihnen bei der Zuordnung zu helfen, welche unserer Thesen denjenigen der Quelltheorie entsprechen.

1. Graduierte Studenten der Pflege kommunizieren untereinander effektiver als mit ihren Dozentinnen.
3. Wenn graduierte Studenten über die Anforderungen eines Kurses zu Beginn des Semesters informiert werden, dann werden Sie vor Mitte des Semesters um Erläuterungen zu diesen Anforderungen nachsuchen.
6. a. Je näher das Examen oder ein Termin rückt, um so mehr Arbeitsgruppen bilden sich.
    b. Je näher das Examen oder ein Termin rückt, um so mehr Studenten werden krank.
15. Wenn mehrere Projekte gleichzeitig durchzuführen sind, dann werden graduierte Studenten die schwierigste Arbeit als erste durchführen.
16. Je mehr ein Student liest und nachdenkt, um so wahrscheinlicher wird er den akademischen Grad erreichen.
10. Graduierte Studenten müssen das Curriculum vollständig absolvieren, um die Fähigkeit zu erlangen, eine Abschlußarbeit oder Dissertation zu bewältigen.
9. Wenn die Examensarbeit abgeliefert oder die mündliche Prüfung der Dissertation beendet ist, dann hat der Student sein Studium abgeschlossen.

Literatur

Cronkite RC, Moos RH: Determinants of the post-treatment functioning of alcoholic patients: A conceptual framework J *Consult Clin Psychol* 48:305–316,1980.

Kohlberg L: Development of moral character and moral ideology. In: Hoffman M, Hoffman L, (eds). *Review of Child Development Research.* New York: Russell Sage Foundation,1964,383431.

Maccia ES, Maccia GS, Jewett RE: Construction of Educational Theory Models. Cooperative Research Project #1632. Columbus, OH: Ohio State Univ Research Foundation, 1963.

Miller JG: Toward a general theory for behavioral science. *Amer Psychol* 10(9):513–531,1955.

Mishel, M.H: Reconceptualization of the uncertainty of illness theory. *Image.* 22(4):256–262, 1990.

Nierenberg GI: *The Art of Negotianng.* New York: Hawthorne, 1968.

Nierenberg GI: *Fundamentals Negotiating.* New York: Hawthorne, 1973.

Neumann B: The Betty Neuman health care systems model: A total person approach to patient problems. In: Riehl JP, Roy C (eds). *Conceptual Models for Nursing Practice.* 2nd ed. New York: Appleton-Century-Crofts. 1980.

Piaget J: *The Psychology of Intelligence.* London: Routledge and Kegan Paul, 1950.

Piaget J. Inhelder B: *The Growth of Logical Thinking from Childhood to Adolescence.* New York: Basic Books, 1958.

Roy C, Roberts SL: *Theory Construction in Nursing: An Adaptation Model.* Englewood Cliffs, NJ: Prentice-Hall, 1981. Suchman EA: Preventive health behavior: A model for research on community health campaigns. J *Health Social Behav* 8:197,1967.

Wewers ME, Lenz E: Relapse among ax-smokers: An example of theory derivation. *Adv Nurs Sci* 9(2):44–53,1987.

Weiterführende Literatur

Burr JW: Theory Construction in Sociology of the Family. New York: John Wiley, 1973

Ghiselin B (ed): The Creative Process: A Symposium. New York: New American Library, 1952

Kaplan A: The Conduct of Inquiry. New York: Chandler, 1964. Miller JG: Living Systems. New York: McGraw-Hill, 1978.

Olson RW: The Art of Creative Thinking: A Practical Guide. New York: Barnes and Noble, 1980.

Teil V
Perspektiven der
Pflegewissenschaft

In diesem letzten Teil des Buches wollen wir einen Schritt zurücktreten, um einen besseren Überblick zu gewinnen. Dabei ist es unser Ziel, die Besonderheiten der Theoriebildung in einen Zusammenhang zu stellen. Im Kapitel 12 geht es zunächst primär um die Phase nach der Theoriebildung: Die Überprüfung von Begriffen, Thesen und Theorien (Validierung). Dies ist eine wichtige und oft vernachlässigte Tätigkeit bei der Entwicklung der theoretischen Grundlagen für die Disziplin der Pflege. Zum Testen von Theorien gehören sowohl logische Operationen als auch empirische Forschungen, von denen beide kurz im Kapitel 12 angesprochen werden.

Während der Großteil dieses Buchs sich notwendigerweise mit den wissenschaftlichen Dimensionen der Pflege beschäftigt hat, gewinnen bei einer Betrachtung der Pflege aus einer umfassenderen Perspektive auch alternative Erkenntnisquellen und Formen des Wissens Bedeutung. Von daher geben wir in Kapitel 13 eine Übersicht über alternative Erkenntnisquellen und ihre Beziehung zur wissenschaftlichen Theoriebildung. Darüber hinaus werden auch Probleme, die sich bei der Beschäftigung mit Wissenschaftsphilosophien für die Pflege ergeben, in bezug auf die Theoriebildung erörtert. Zuletzt vertreten wir die Auffassung, daß die Verwendung vielfältiger Perspektiven für die Wissensentwicklung am angemessensten ist.

12 Überprüfung von Begriffen, Thesen und Theorien

12.1 Einführung

Im zweiten Kapitel haben wir ein Phasenmodell für die Entwicklung der Pflegewissenschaft dargestellt (Abb. 2-2). Die sich daran anschließenden neun Kapitel waren der in dem Modell beschriebenen ersten Phase gewidmet: der Bildung von Begriffen, Thesen und Theorien in der Pflege. Die nächste unerläßliche Phase, die auf die anfängliche Bildung der Begriffe, Thesen und Theorien folgt, ist die Überprüfung. (Beachten Sie, daß wir den Ausdruck „Überprüfung" in einem sehr allgemeinen, nicht eingeschränkten Sinn verwenden. In den meisten Fällen werden die Ausdrücke „Testen" und (empirische) „Überprüfung" synonym verwendet.) Die aufeinanderfolgenden Phasen Bildung, Überprüfung, Überarbeitung und erneutes Testen, so wie sie in unserem Modell beschrieben wurden, verdeutlichen die notwendige und wechselseitige Verknüpfung zwischen dem Entstehungszusammenhang und dem Begründungszusammenhang für die Entwicklung der Pflegewissenschaft. In diesem Sinn sagte Marx (1963):

Wir müssen ganz klar erkennen, daß für ein effektives wissenschaftliches Arbeiten sowohl die Entdeckung als auch die Bestätigung notwendig sind. Die genialsten Theorien sind nur von begrenztem [sic] Wert, solange sie nicht empirisch getestet werden; und die am besten bestätigte Aussage ist von geringem Wert, solange sie sich nicht auf gehaltvolle Variablen bezieht (S. 13).

Folglich gehen wir in diesem Kapitel davon aus, daß die Begriffe, Thesen oder Theorien, die bisher im Mittelpunkt der Theoriebildung gestanden haben, bedeutsam genug sind, um eine Überprüfung zu rechtfertigen. Diese Annahme dient uns als Ausgangspunkt, um jetzt die Überprüfung von Begriffen, Theorien und Thesen näher zu betrachten.

Wenn wir uns nun dem Thema „Überprüfung" zuwenden, ist es wichtig, zu beachten, daß mit diesem Thema unterschiedliche philosophische Probleme verbunden sind, die sich aus der Beschäftigung mit der Natur der Wissenschaft und den Varianten (und der Relevanz) des wissenschaftlichen Wissens und der Methodologien ergeben haben. Einige davon haben wir im 1. Kapitel kurz vorgestellt. Da eine ausführlichere Darstellung solcher Fragen hier nicht möglich ist, sei der interessierte Leser auf folgende Arbeiten verwiesen: Weltbilder wissenschaftlicher Untersuchungen, Coward (1990); Philosophische Orientierungen der Pflegetheorie, Holter (1988); Mißverständnisse in der Pflege über die traditionelle Wissenschaft, Schumacher und Gortner (1992); sowie Silva und Sorrell (1992) über alternative Ansätze für die Überprüfung von Pflegetheorien (kritisches Argumentieren, persönliche Erfahrungen und Anwendung in der Praxis). Eine ausführlichere Behandlung vieler dieser Themen findet man bei Phillips (1987) sowie bei Fiske und Shewder (1986). Unsere Darstellung der „Überprüfung" von Begriffen, Thesen und Theorien beschäftigt sich in diesem Kapitel in erster Linie mit der Frage nach der empirischen Validität.

12.2   Überprüfung von Begriffen

Weil Begriffe die Aufmerksamkeit auf Phänomene oder Probleme der pflegerischen Praxis lenken, stehen sie oft im Zentrum der theoretischen Arbeit. Begriffe wie „unzureichende Muttermilch" (insufficient milk supply) (Hill und Humenick, 1989), „chronischen Müdigkeit" (Potempa, Lopez, Reid und Lawson, 1986) oder „Widerstandsfähigkeit" (hardiness) (Lambert und Lambert, 1987) sind einige von denen, die für Pflegende interessant sind. Ob nun die Begriffe durch die Synthese von Beobachtungen, durch Übertragung aus anderen Bereichen, durch die Analyse vorhandener Vorstellungen oder durch andere Methoden entstanden sind, oft ist es notwendig, die Existenz sowie die pflegepraktische Bedeutung des Begriffs und die ihm zugeschriebenen Eigenschaften empirisch zu bestätigen (empirically validate). Selbst wenn ein Begriff in ein loses Netzwerk verwandter Begriffe eingebettet ist, ist es manchmal zweckmäßig, sich zunächst auf die empirische Bestätigung dieses Begriffs zu konzentrieren, besonders wenn er für die Entwicklung eines langfristigen Forschungsprogramms entscheidend ist.

Für die empirische Bestätigung von Begriffen sind besonders drei Fragen maßgebend: (1) Gibt es empirische Belege (evidence), und wenn ja, wie aussagekräftig sind sie, daß der Begriff tatsächlich ein reales Phänomen repräsentiert? (2) Welche empirischen Belege gibt es dafür, daß der Begriff für die Praxis, d. h. in bezug auf die Bedürfnisse der Klienten, auf die Verwirklichung pflegepraktischer Ziele oder andere sinnvolle pflegepraktische Kriterien relevant ist? (3) Welche empirischen Belege bestätigen die dem Begriff zugeschriebenen Attribute? (Bei Pedhazur und Schmelkin heißen diese „reflexive Indikatoren" (1991, S. 54).) Die empirischen Belege zu sammeln, um diese Fragen zu beantworten, und diese Belege daraufhin zu gewichten, inwiefern sie die Glaubwürdigkeit, die Relevanz und Eindeutigkeit des Begriffs unterstützen oder nicht unterstützen, ist keine einmalige Angelegenheit oder eine bei der es nur schwarz oder weiß gibt. Das bedeutet z. B., daß neue Belege frühere Urteile in Frage stellen können. Außerdem richten sich diese drei Fragen aufgrund ihrer eigenen Natur auf Begriffe im allgemeinen und können daher nicht für jede Art von Begriff gleich gut geeignet sein. Es ist daher ratsam umsichtig vorzugehen!

Um zu bestimmen, ob es empirische Belege dafür gibt, daß ein Begriff tatsächlich ein reales Phänomen darstellt, ist zunächst eine Arbeitsdefinition dieses Begriffs erforderlich. Wenn möglich, sollte diese Definition die wesentlichen Eigenschaften des Begriffs enthalten, so daß Fallbeispiele des Begriffs angegeben werden können. Diese Definition kann dann dazu verwendet werden, sowohl die Literatur nach stützenden Belegen zu durchsuchen als auch Studien zur Bestätigung von Begriffen zu entwerfen. (Für ein Modell, wie man Begriffe operationalisieren kann vgl. Waltz, Strickland und Lenz [1991], zur Konstruktvalidität siehe Pedhazur und Schmelkin [1991].)

Ein Beispiel kann hier vielleicht besser als allgemeine Anweisungen verdeutlichen, was erforderlich ist, um einen Begriff zu überprüfen. Klaus und Kennel (1976, Klaus u. a., 1972) gingen davon aus, daß der Begriff „Bindung" (attachment) oder „Fixierung" (bonding) in gleicher Weise auf Menschen wie auf Tiere zutrifft. Sie hatten festgestellt, daß bei Tieren eine Trennung der Jungen von der Mutter unmittelbar nach der Geburt als „abweichendes Verhalten" gilt (Klaus u. a. 1972, S. 460). Unbekannt war, ob der Begriff der „Fixierung" auch ein Phänomen repräsentierte, das bei menschlichen Müttern auftritt. Indem sie die Möglichkeit zu ausgedehnten Kontakten kurz nach der Geburt, – so ihre operationale Definition der Bedingungen, die nötig ist, damit eine Bindung oder „Fixierung" entstehen kann – gegeben haben, überprüften Klaus et al. die Existenz von „Bindung" (attachment) bei menschlichen Müttern. Als sie später feststellten, daß Mütter, die diesen zusätzlichen Kontakt gehabt hatten, anders auf ihre Kinder reagierten, nahmen sie dies als Beleg, der den Begriff einer menschlichen „Mutter-Kind-Fixierung" bestätigte (Klaus und Kennell, 1976). Als sich zusätzliche Belege ansammelten und kritisch von anderen beurteilt wurden, schwächten Klaus und Kennell (1982) ihre Behauptungen über die Existenz der tierförmigen „Fixierung" bei Menschen ab. Der ursprüngliche „Fixierungs"-Begriff von Klaus und Kennell hat dann weiter an Tragfähigkeit verloren, als zusätzliche Belege Widersprüche aufzeigten bzw. als deutlich wurde, daß bisherige Belege ihrer Natur nach fehlerhaft waren.

Um zweitens zu bestimmen, welche empirischen Belege die Bedeutung eines Begriffs für die Praxis bestätigen, ist es erforderlich, den Begriff in einem anderen Licht zu betrachten. Selbst wenn ein Begriff tatsächlich ein Phänomen in der Realität repräsentiert, bedeutet dieser Umstand allein noch nicht, daß der Begriff auch von großer Relevanz für die Praxis ist. Das heißt, es muß auch Gründe geben zu glauben, daß die Einführung des Begriffs in den wissenschaftlichen Diskurs dabei helfen kann, praktische Ziele – auf irgendeiner Ebene – der Pflegedisziplin zu erreichen. Man sollte sich deshalb fragen, (1) auf welche Bedürfnisse von Patienten sich der Begriff bezieht, (2) welche inhaltliche Orientierung bietet der Begriff für das pflegerische Handeln und (3) welche pflegepraktischen Einsichten werden aufgrund der durch den Begriff ermöglichten Erkenntnisse präzisiert oder erweitert. Die Belege für die Relevanz können aus vielen Quellen kommen. Zu ihnen gehören, ohne darauf beschränkt zu sein, die vorhandene Literatur, die Probleme aufzeigt, die einer begrifflichen Lösungen bedürfen, die Ansichten von erfahrenen Pflegepraktikern, die mit dem Bereich, für den der Begriff Relevanz haben soll, vertraut sind, und die Wahrnehmungen der Klienten. Der Begriff „Fixierung" hatte z. B. hohe praktische Bedeutung aufgrund des starken Interesses der „Verbraucher". Nach McCall (1987) „war die Öffentlichkeit ... gerne bereit, diese gute Nachricht zu vernehmen, weil die offensichtlichen Vorteile des „frühen Kontaktes" gut zu der Bewegung für eine humanere Geburtspraxis „(P 1229)" paßte (S. 1229).

Drittens klärt das Sammeln und Gewichten empirischer Belege für die einem Begriff zugeschriebenen Attribute, die Dimensionen, Komponenten oder andere Merkmale, die ein Theoretiker für diesen Begriff als wesentlich (zu den „bestimmenden Attributen" siehe Kap. 3) erachtet. Verfahren und Methoden der Überprüfung von Attributen eines Begriffs sind ausführlich in Zusammenhang mit den Bereichen Messen und Testen (vgl. Waltz, Strickland und Lenz, 1991; Pedhazur und Schmelkin, 1991) und Entwicklung und Validierung von Pflegediagnosen (vgl. Avant, 1979; Fehring, 1986; Gordon und Sweeney, 1979) entwickelt worden. Für eine eingehendere Beschäftigung mit der Überprüfung (validation) von Attributen verweisen wir den Leser auf die entsprechende Literatur. Unsere Absicht war hier nur, allgemeine Richtlinien für Überprüfung der Attribute eines Begriffs zu geben.

Soweit dies möglich ist, sollte der Theoretiker im voraus Fragen wie die folgenden beantworten: Sind die dem Begriff zugeschriebenen Attribute alle gleich wichtig oder gibt es eine hierarchische Struktur unter den Attributen? Macht man klare Angaben zu den Attributen der Begriffe, fällt es später leichter, die Testergebnisse zu interpretieren. Die Durchführung und Interpretation eines Tests kann auch präziser vor sich gehen, wenn man die Attribute oder Merkmale benennen kann, die wahrscheinlich zu den Voraussetzungen des Begriffs gehören (bei Pedhazur und Schmelkin „formative Indikatoren" genannt [1991, S. 54]) im Unterschied zu den bestimmenden Attributen des Begriffs (die „reflexiven Indikatoren" bei Pedhazur und Schmelkin). Hilfreich ist es auch, im voraus, die Grenzen eines Begriffs und seiner Attribute bezogen auf die Klientenpopulationen anzugeben. Je größer die Generalisierbarkeit desto nützlicher der Begriff. Sorgfältige Tests mit begrenzten Populationen, können dagegen helfen, zwischen Begriffen mit schlecht definierten Attributen und widersprüchlichen Erscheinungen bei Begriffen zu unterscheiden, die von verschiedenen Populationen herrühren.

Die tatsächliche Überprüfung der Attribute, kann viele Formen annehmen. Eine der am meisten verbreiteten ist die, Indikatoren (items) zu entwickeln, die die verschiedenen Ausprägungen der Attribute wiedergeben und diese Indikatoren anschließend durch statistische Methoden wie die der Faktorenanalyse zu untersuchen. Eine solche Analyse hilft zu bestimmen, ob die zugeschriebenen Attribute wirklich empirisch aufgewiesen werden können. In vielerlei Hinsicht überlappen sich die Prozesse der Begriffsüberprüfung und die der Entwicklung von Forschungsinstrumentarien. Für einige auf praktischen Erfahrungen beruhende Begriffe wie „Verwirrtheit" (Nagley und Byers, 1987) sind zusätzliche, pflegepraktische relevante Testmethoden erforderlich. Nagley und Byers haben den Gedanken einer pflegepraktischen Konstruktvalidität ins Spiel gebracht, in dem „eine Überprüfung die pflegepraktischen Korrelate reflektiert, die ein Phänomen ausmachen, wenn man es aus der Pflegeperspektive in Pflegesituationen betrachtet" (1987, S. 619).

Schließlich gibt es, obwohl wir die Überprüfung der Begriffe, Thesen und Theorien hier getrennt behandeln, um die Besonderheiten der Methoden für die jeweilige Form der Überprüfung deutlicher hervortreten zu lassen, zahlreiche Überschneidungen zwischen ihnen. Oft steht ein Begriff im Zentrum der theoretischen Arbeit, aber der Begriff selbst kann vom Theoretiker als Teil eines Netzwerkes vieler Begriffe angesehen werden. Die Begriffe „unzureichende Muttermilch" (Hill und Humenick, 1989) und „chronische Erschöpfung" (Potempa u. a., 1986), die wir bereits erwähnt haben, gehören z. B. beide zu Modellen, in denen ihre Beziehungen zu anderen Begriffen beschrieben werden. Das Entwicklungsstadium eines wissenschaftlichen Forschungsprogramms entscheidet darüber, ob es sinnvoller ist, an die Überprüfung begriffs-, thesen- oder theorieorientiert heranzugehen.

12.3 Überprüfung von Thesen

Thesen auf ihre empirische Gültigkeit zu testen ist vermutlich die Form der Überprüfung, mit der die Leser am besten vertraut sind. Lehrbücher zur empirischen Forschung (Polit & Hungler, 1991) verwenden normalerweise Thesen über Beziehungen zwischen zwei oder mehr Variablen als Beispiel für die Überprüfung von Hypothesen. Je nach der Natur der in den Thesen verbundenen Begriffe werden jene Thesen normalerweise in deskriptiven korrelationalen oder experimentellen Forschungsdesigns getestet. Für eine Anleitung zur Gestaltung und Durchführung von Forschungen, um Hypothesen zu testen, verweisen die Autoren auf die vorhandenen Lehrbücher zur empirischen Forschung.

Bei der Überprüfung von Thesen, sollten die Meßgrößen für die Begriffe in den Thesen mit großer Sorgfalt ausgewählt werden. Ist eine Meßgröße kein guter „reflektierender Indikator" für einen Begriff (Pedhazur und Schmelkin, 1991), können irreführende Schlußfolgerungen über die Tragfähigkeit der zu testenden These gezogen werden. Darüber hinaus hängt die Beurteilung der Tragfähigkeit einer These von der Quantität und Qualität der akkumulierten empirischen Belege ab. Von daher entscheidet gewöhnlich auch nicht eine Studie allein, sondern die akkumulierten Belege aller verfügbaren Studien bestimmen die Tragfähigkeit einer These. So prüfte Susser (1991) z. B. sehr sorgfältig die Gründlichkeit und Qualität der Belege für die kausale Beziehung zwischen der Ernährung der Mütter und dem Geburtsgewicht der Kinder, wie man es vermittelt über das Schwangerschaftsgewicht erhält. Zu den Schlußfolgerungen dieser gründlichen Überprüfung gehört u. a. die folgende: „Die

Ernährungsweise der Mütter vor der Geburt beeinflußt das Geburtsgewicht der Kinder am stärksten, wie sich bei Frauen, die verhungern oder akut hungrig sind, am Schwangerschaftsgewicht im dritten Drittel ablesen läßt ... Sonst sind die Wirkungen eher gering und bedingt" (S. 1394). Die Tragfähigkeit einer These kann sich jedoch ändern, vor allem wenn neue, „hochqualifizierte" Belege im Widerspruch stehen zu den bisher vorhandenen Ergebnissen. Was allerdings „hochqualifizierte" empirische Belege sind, hängt davon ab, welche Methode verwendet wird (vgl. dazu die Texte über Forschungsmethodologien am Ende diese Kapitels).

Wie bereits erwähnt, gibt es nicht immer klare und eindeutige Abgrenzungen zwischen der Überprüfung von Begriffen, Thesen und Theorien. Auch wenn z. B. in einigen Fällen eine Theorie als Ganzes überprüft werden kann, so ist es doch oft leichter möglich, nur ausgewählte Thesen einer Theorie zu testen. Von daher kann die Überprüfung von Thesen nur Teil eines größeren Programms zur Überprüfung einer Theorie sein. Folglich können viele der im nächsten Abschnitt zur Überprüfung von Theorien behandelten Probleme auch bei der Überprüfung theoretisch abgeleiteter Thesen eine Rolle spielen.

12.4   Überprüfung von Theorien

Die Überprüfung von Theorien stellt im Vergleich zu der von Thesen aufgrund der größeren Komplexität der Beziehungen innerhalb von Theorien eine ganz spezielle Herausforderungen dar (Abb. 10-1). Außerdem ist die Bewertung der empirischen Validität einer Theorie beeinträchtigt durch die fehlende Übereinstimmung darüber, wodurch sich eine solide Forschung zur Überprüfung von Theorien bestimmt und begründet. In Anbetracht dieser Situation hat Silva (1986) sieben Bewertungskriterien (evaluation criteria) vorgeschlagen, die Untersuchungen, die darauf gerichtet sind, konzeptionelle Modelle („globale Theorien") zu überprüfen, im Idealfall erfüllen sollten. Ihre Arbeit ist besonders wichtig, weil sie methodologische Orientierungspunkte erarbeitet hat, die in der bisherigen Literatur zur Überprüfung von Theorien meist gefehlt haben. Unser Verständnis davon, was zu einer angemessenen Überprüfung von Theorien gehört ist deshalb durch ihre Arbeit präziser geworden. Weil sich in diesem Abschnitt zur Überprüfung von Theorien das Interesse speziell auf die große Vielfalt der Theorien mittlerer Reichweite richtet, da diese unser Wissen über die Phänomene der Pflege erweitern können, haben wir die Kriterien von Silva bearbeitet, um sie dieser speziellen Zielsetzung besser anzupassen:

1. Der Zweck der Untersuchung ist die Bestimmung der empirischen Validität von Annahmen oder Aussagen (theorieimmanenter Thesen) einer spezifischen (designated) Theorie.
2. Die Theorie ist explizit als logische Grundlage für Forschungen bestimmt.
3. Die innere Struktur der Theorie (die Schlüsselaussagen und deren Beziehungen zueinander) sind explizit bestimmt, so daß ihr Verhältnis zu den zu prüfenden Hypothesen (study hypotheses) eindeutig ist.

4. Die zu prüfenden Hypothesen sind eindeutig aus den Annahmen und Aussagen der Theorie abgeleitet.

5. Die zu prüfenden Hypothesen sind nach einem angemessenen Forschungsdesign unter Verwendung eines fundierten und bedeutsamen Forschungsinstrumentariums und geeigneter Teilnehmer empirisch getestet worden.

6. Die Ergebnisse der empirischen Überprüfung sind empirische Belege, die die Validität der spezifischen Annahmen und Aussagen bestätigen oder nicht bestätigen.

7. Diese empirischen Belege sind als signifikant anzusehen, weil sie wesentliche Aspekte der Theorie stützen, widerlegen oder erklären.

Auch diese Kriterien sind noch in einer Hinsicht unzureichend. Es ist nämlich denkbar, daß von einer Theorie abgeleitete Hypothesen, sowohl mit dieser als auch mit mehreren anderen Theorien kompatibel wären, und daß sich darüber hinaus konsistent aufweisen ließe, daß diese Hypothesen kongruent zur empirischen Beobachtung wären. Die Hypothese z. B., daß Arme häufiger krank sind als Reiche, ist mit mehreren theoretischen Modellen kompatibel. Ebenso könnte die theoretisch begründete Vorhersage, daß Patienten, die eine individuell auf sie abgestimmte Pflege erhalten haben, eine größere Fertigkeit bei der Selbstpflege zeigen, als diejenigen, die nur eine Routinepflege erhalten haben, von zahlreichen Theorien abgeleitet werden. Darüber hinaus wäre die Überprüfung der genannten Hypothesen für die Theorien, von denen sie abgeleitet wurden, von geringem Risiko, weil man erwartet, daß sie durch die Resultate bestätigt werden. In der Tat handelt es sich bei den beiden genannten Beispielen um vage Hypothesen, die schwer zu widerlegen wären. Wie man sieht, ist die Überprüfung einer Theorie komplexer als einfach Hypothesen abzuleiten und diese zu testen. Forscher müssen nicht nur in der Lage sein, Hypothesen abzuleiten, sondern sie sollten das auch auf eine Weise tun, die für eine Theorie ein hohes Risiko darstellt, falsifiziert (Popper, 1965) zu werden. Um falsifizierbar zu sein, muß eine Theorie in der Lage sein, mit hinreichender Genauigkeit die empirischen Resultate vorherzusagen, die inkompatibel mit denjenigen sind, die eindeutig mit der Theorie übereinstimmen (Fawcett und Downs, 1992, S. 67–68). Von Wallace (1971) stammt ein Beispiel für die Anwendung dieses Prinzips:

Als einfaches Beispiel nehmen wir die Hypothese: „Alle menschlichen Gruppen sind entweder geschichtet oder nicht geschichtet". Diese These ist prinzipiell nicht verifizierbar, weil es keinen logisch möglichen empirischen Befund ausschließt. Die Hypothese: „Alle menschlichen Gruppen sind geschichtet" ist hingegen testbar, weil sie behauptet, daß die Entdeckung einer ungeschichteten menschlichen Gruppe, zwar logisch möglich, faktisch aber unmöglich ist (S. 78).

Um ein geflügeltes Wort zu wiederholen: Eine Theorie, die nichts ausschließt, besagt nichts. Oder mit den Worten von Popper: „Jede ‚gute' wissenschaftliche Theorie ist ein Verbot: sie läßt bestimmte Ergebnisse nicht zu. Je mehr eine Theorie verbietet, um so besser ist die Theorie" (1965, S. 36). Von daher fügen wir ein weiteres Kriterium für die Überprüfung von Theorien hinzu:

8. Die Hypothesen, die verwendet werden, um eine spezifische Theorie zu überprüfen, sind so zu formulieren, daß die Theorie aufgrund ihrer Spezifik und ihrer Kompatibilität mit nur einem begrenzten Satz von Ereignissen dem Risiko der Falsifikation ausgesetzt wird.

Aus diesem letzten Kriterium folgt: je spezifischer die Vorhersagen sind, die man anhand der Theorie machen kann, desto eher kann sie falsifiziert werden und je enger ist der Bereich der Daten, die die Theorie unterstützen. Bei der Überprüfung von Theorien muß man beurteilen, wie genau die Ergebnisse der Überprüfung mit der Theorie übereinstimmen (fit). Werden die theoretischen Vorhersagen genauer, wird das Urteil „stimmt überein" eindeutiger und weniger willkürlich (Blalock, 1979). Führen außerdem die Ergebnisse der Überprüfung sehr spezifischer Hypothesen zu Daten, die genau mit den Vorhersagen übereinstimmen, kann die Theorie sowohl als falsifizierbar als auch als empirisch gültig betrachtet werden. Dazu folgendes Beispiel: Die Vorhersage: „A ist mit B verknüpft" ist weniger spezifisch als die Vorhersage: „jedem Auftreten von B geht das Auftreten von A voraus". Da die in der Pflegewissenschaft formulierten Hypothesen sich zunehmend von der ersten Form zur letzteren Form entwickeln, wird auch die Falsifizierbarkeit der Theorien zunehmen.

Leider ist die empirische Validität (die Korrespondenz zwischen der Theorie und ihren empirischen Belegen) keine absolute Qualität von Theorien; sie ist jeweils abhängig von den vorhandenen, für die Theorie relevanten Belegen. Wenn die Forschung weitergeht, kann eine Theorie, die zu einer bestimmten Zeit als empirisch valide gilt, zu einem späteren Zeitpunkt als weniger valide angesehen werden. Mit anderen Worten: wenn zusätzliche Überprüfungen einer Theorie zu Belegen führen, die zu den Vorhersagen der Theorie kompatibel oder nicht kompatibel sind, nimmt in gleichem Sinne die empirische Validität zu oder ab.

Die Überprüfung von Theorien verkompliziert sich noch durch eine weitere Dimension, durch bestimmte Annahmen, die in die Gestaltung der Prüfbedingungen eingehen (Hempel, 1966, S. 19–32). Diese Annahmen enthalten eine große Spannweite expliziter wie impliziter Glaubensvorstellungen von (1) der angemessenen Reliabilität und Validität der verwendeten Meßverfahren, (2) das Fehlen verzerrender Umstände bei der Ermittlung der Daten und (3) die Präzision irgendwelcher wissenschaftlicher „Fakten", deren Richtigkeit man bei der Festlegung der Verfahrensweisen für die Überprüfung unterstellt. Wenn die Ergebnisse eine Theorie stützen, hat man vielleicht fälschlicherweise eine andere Erklärung der Ergebnisse unberücksichtigt gelassen. Wenn Ergebnisse die Vorhersagen einer Theorie nicht bestätigen, mag der Fehler nicht in der Theorie, sondern in den Testbedingungen liegen. Daher widerlegt oder erhärtet ein einziger Test eine Theorie nicht definitiv. Die Überprüfung von Theorien bedeutet vielmehr die Gewichtung der akkumulierten Testergebnisse aus unterschiedlichen Forschungen. Folglich ist die Reproduktion von Forschungsergebnissen bei einer vielversprechenden Theorie ein strategisches Gebot beim Ausbau der Pflegewissenschaft.

Anhand einer Untersuchung von Johnson, Ratner, Bottorff und Hayduk (1993) lassen sich viele Aspekte der Überprüfung von Theorien veranschaulichen. Eine der expliziten Zwecke ihrer Studie war es, das Modell der Gesundheitsförderung (GFM) [health promotion model] von Pender (1987) zu testen. Dieses Modell definiert die beiden Faktorengruppen (die modifizierenden Faktoren und die kognitiv-wahrnehmenden Faktoren) sowie Indikatoren für den Einfluß auf die Wahrscheinlichkeit eines gesundheitsfördernden Verhaltens. Johnson u. a. stellten fest, daß das GFM für eine Überprüfung mit Hilfe fortgeschrittener Methoden der Statistik (structural equation models) „gut geeignet" sei, „weil das GFM durch klar definierte kausale Verbindungen bestimmt ist" (S. 133). Sie fügten hinzu: „Die Anordnung der Begriffe ist eindeutig, wobei modifizierende oder Hintergrundfaktoren einen kausalen Einfluß auf sieben kognitiv-wahrnehmenden Faktoren haben, die wiederum die Übernahme gesundheitsfördernder Verhaltensweisen beeinflussen". Demografische Merkmale wie das Alter oder Persönlichkeitsmerkmale wie das Körpergewicht beeinflussen danach indirekt gesundheitsfördernde Verhaltensweisen, indem sie kognitiv-wahrnehmende Faktoren verändern. Sieben Kategorien kognitiv-wahrnehmender Faktoren beeinflussen direkt das gesundheitsfördernde Verhalten. Johnson et al. konzentrierten sich dabei vor allem auf drei von ihnen: „Steuerung der Gesundheit", das „Selbstmanagement" und die subjektive „Kontrolle des Gesundheitsstatus". Bei den fünf modifizierenden Faktoren kümmerten sich Johnson u. a. vornehmlich um zwei: demografische und biologische Merkmale. Als Methode der Datenanalyse wurde ein Verfahren der Darstellung der Beziehungen durch Gleichungen (structural equation modeling) verwendet, weil es „das einzige Verfahren sei, daß eine gleichzeitige Überprüfung mehrerer Variablen ermöglicht" (S. 132). Obwohl die Autorinnen einen begrenzten Satz von Variablen für die Überprüfung des GFM verwendeten, behaupten sie, daß die von ihnen ausgewählten Komponenten mit „den Daten übereinstimmen müssen, wenn das gesamte Modell funktionieren soll" (S. 133). Die Überprüfung des GFM wurde unter Verwendung vorhandener Daten durchgeführt, die aus einer Befragung des Gesundheitsministeriums der USA von mehr als 1000 Erwachsenen stammten. Dabei wurden die meisten Variablen des GFM-Tests durch Ja-Nein-Antworten (single-item indicators) erfaßt.

Bei der Überprüfung ihres Modells, stellten Johnson et al. fest, daß die erwarteten Kovarianzen „erheblich von den beobachteten Kovarianzen abwich und daß das Modell nicht in der Lage war, die beobachteten Beziehungen zu erklären" (S. 136). Bei der Prüfung der Daten auf die Diskrepanzen zu den Erwartungen stellten die Wissenschaftlerinnen fest, daß – im Gegensatz zu den Annahmen im GFM – die modifiziernden Faktoren einen direkten Einfluß auf die gesundheitsfördernden Verhaltensweisen ausübten. Schließlich kamen die Autorinnen zu dem Schluß, daß „die Kausalstruktur des GFM noch einmal in Hinblick auf eine vollständige Spezifizierung aller Schlüsselfaktoren, die eine gesundheitsfördernde Lebensweise beeinflussen, und deren Beziehungen zueinander überdacht werden sollte" (S.138).

Für zusätzliche Beispiele für die Überprüfung von Theorien, siehe Jemmot und Jemmot (1991), die eine Theorie über das rationale Verhalten von schwarzen Frauen bezüglich des AIDS-Risikos ausgearbeitet haben, und auf die phänomenologische Überprüfung einer Theorie mittlerer Reichweite über das „Sorgen" (Caring) von Swanson (1991).

Schließlich stellen auch die Theoretiker und Forscher selber ein Problem bei der Überprüfung von Theorien dar. Oft ist es einfacher, an einer vertrauten und geschätzten Theorie festzuhalten als sich von ihr zu trennen. Auch Theoretiker und Forscher sind Menschen! Auch wenn „Fakten" unabweisbar zu sein scheinen, ihre Interpretation kann gewiß durch subjektive Faktoren beeinflußt werden. Deshalb befürworten wir, bei der Überprüfung von Theorien, falls möglich, mehrere konkurrierende Hypothesen zu verwenden (Platt, 1964). Dazu ist es erforderlich, daß ein Wissenschaftler Forschungshypothesen zu einem Phänomen von mehreren Theorien ableitet und die Untersuchung so plant, daß alle Hypothesen gleichzeitig getestet werden. Zugleich mehrere konkurrierende theoretisch fundierte Hypothesen aufzustellen und daraufhin zu überprüfen, ob sie zutreffen und wissenschaftlich von Nutzen sind, reduziert die Gefahr, daß ein Forscher sich übermäßig an eine Theorie bindet. Hypothesen von mehreren konkurrierenden Theorien abzuleiten, und diese dann simultan zu testen, hat den zusätzlichen Vorteil, die Entwicklung der Wissenschaft zu beschleunigen. Anstatt bloß eine Theorie zu testen, sie äquivok zu finden und dann dazu überzugehen, eine andere zu testen, diese ganze Abfolge kann zu einem Forschungsvorhaben vereinigt werden.

12.5   Schluß

Wie wir bereits im ersten Kapitel dieses Buches ausgeführt haben, hat die Pflege Theorien auf den verschiedensten Ebenen hervorgebracht. Aber nur Theorien, die ausreichend präzisiert werden und empirisch überprüfbare Modelle (measurable models) der Realität entwickeln, können auch gründlich getestet werden. Eine angemesse Darstellung der Theorien erleichtert die objektive Beurteilung ihrer Leistungen. Das ist besonders dann von Bedeutung, wenn eine Theorie als Grundlage verwendet wird, um gesundheitspolitische und pflegepraktische Richtungen festzulegen. Die Überprüfbarkeit einer Theorie und ihre empirische Validität sind für die Pflege als eine praktische Disziplin mindestens von gleicher wenn nicht gar von größerer Bedeutung als für die Grundlagenwissenschaften. Das Vertrauen der Bevölkerung in eine Profession verlangt, daß nur die bestmöglichen Verfahren verwendet werden, um zu wissenschaftlichen Urteilen zu gelangen, die für die Menschen Bedeutung haben.

    Um in der Pflege eine solide Wissensbasis für die Praxis zu schaffen, ist eine enge Verbindung zwischen der Entwicklung und Überprüfung von Theorien notwendig. Eine beständige, sich auf viele Gebiete erstreckende Weiterentwicklung der theoretischen Basis für die Pflegepraxis erfordert, daß die Pflegenden nicht nur kurzfristig Energie und Ideen bei ihrer Arbeit zeigen, sondern auch langfristiges Engagement. Ein derartiges Engagement wird offenkundig, wo wissenschaftliche Projekte von Pflegenden in Programme der Wissenschaft verwandelt werden können. Für graduierte Studenten ist es nützlich, ein derartiges Wissenschaftsprogramm frühzeitig zu entwerfen und seine mögliche Weiterentwicklung für die Zukunft zu planen.

Literatur

Avant K: Nursing Diagnosis: Maternal attachment. *Adv Nurs Sci* 2(1):45–55,1979.

Blalock HM Dilemmas and strategies of theory construction. In: Snizek WE, Puhrman ER, Miller MK (eds). *Contemporary Issues in Theory and Research*: A Metasociological Perspective. westport, Cl Greenwood Press, 1979.

Coward DD: Critical multiplism: A research strategy for nursing science. *Image* 22:16_167, 1990.

Pawcett J, Downs PS: The Relationship of Theory and Research. 2nd ed. Philadelphia: Davis, 1992.

Fehring R: Validating diagnostic labels: Standardized methodology. In Hurley ME (ed). *Classification of Nursing Diagnoses*: *Proceedings of the Sixth Conference*. St. Louis: Mosby, 1986.

Fiske DW, Shweder RA (eds): *Metatheory in Social Science. Chicago*: Univ of Chicago, 1986.

Gordon M, Sweeney MA: Methodological problems and issues in identifying and standardizing nursin& diagnoses. *AdvNursSct* 2(1):1–15, 1979.

Hempel CG: *Philosophy of Natural Science*. Englewood Cliffs, NJ: Prentice Hall, 1966.

Hill PD, Humenick SS: Insufficient milk supply. *Image* 21:145–148, 1989.

Holter IM: Critical theory: A foundation for the development of nursing theories. *Schol Inquiry Nurs Pract* 2:223–232, 1988.

Jemmott LS, Jemmott JB: Applying the theory of reasoned action to AIDS risk behavior: Condom use among black women. *Nurs Res* 40:228–234, 1991.

Johnson JL, Ratner PA, BottorffJL, Hayduk LA: An exploration of Pender's health promotion model using Lisrel. *Nurs Res* 42:132–138, 1993.

Klaus MH, Jerauld R, Kreger MC, McAlpine W, Steffa M, Kennell JH: Maternal attachment: Importance of the first post-partum days. *N Engl J Med* 286:460–463, 1972.

Klaus MH, KennellJH: *Maternal-Infant Bonding*. St. Louis: Mosby, 1976.

Klaus MH, KennellJH: *Parent-Infant Bonding*. 2nd ed. St. Louis: Mosby, 1982.

Lambert CE, Lambert VA: Hardiness: Its development and relevance to nursing. *Image* 19:92–95, 1987.

Marx MH: The general nature of theory construction. In: Marx MH (ed), *Theories in Contemporary Psychology*. New York: MacMillan, 1963.

McCall RB: The media, society, and child development research. In: Osofsky JD (ed). *Handbook of I nfant Development*. New York: Wiley, 1987.

Nagley SJ, Byers PH: Clinical construct validity. *J Adv Nurs* 12:617–619, 1987.

Pedhazur EJ, Schmelkin LP: Measurement, Design, and Analysts: *An Integrated* Approach. Hillsdale, NJ: Erlbaum, 1991.

Pender NJ: *Health Promotion in Nursing Practice*. 2nd ed. Norwalk, CT: Appleton & Lange, 1987.

Phillips DC: *Philosophy, Science, and Social Inquiry*. New York: Pergamon, 1987.

Platt JR: Strong inference. *Science* 146:347–352, 1964.

Polit DF, Hungler BP: *Nursing Research: Principles and Methods*. 4th ed. Philadelphia: Lippincott, 1991.

Popper KR: *Conjectures and Refutations*. New York: Basic Books, 1965.

Potempa K, Lopez M, Reid C, Lawson L: Chronic fatigue. *Image* 18:16_169, 1986.

Schumacher KL, Gortner SR: (Mis)conceptions and reconceptions about traditional science. *AdvNurs-Sct* 14(4):1–11, 1992.

Silva MC: Research testing nursing theory: State of the art. *Adv Nurs Sci* 9(1):1–11, 1986.

Silva MC, Sorrell JM: Testing of nursing theory: Critique and philosophical expansion. *Adv Nurs Sci* 14(4):12–23, 1992.

Susser M: Maternal weight gain, infant birth weight, and diet: Causal sequences. *Am J Clin Nutrition* 53:1384–1396, 1991.

Swanson KM: Empirical development of a middle range theory of caring. *Nurs Res* 40:161–166, 1991.

Wallace WL: *The Logic of Science in Sociology*. New York: Aldine, 1971.

Waltz CF, Strickland OL, Lenz ER: *Measurement in Nursing Research*. 2nd ed. Philadelphia: Davis, 1991.

Weiterführende Literatur

Zur Überprüfung von Theorien

Acton Gl, Irvin BL, Hopkins BA: Theory-testing research: Building the science. *Adv Nurs Sci* 14(1):52–61, 1991.

Blalock HM: Dilemmas and strategies of theory construction. In: Snizek WE, Fuhrman ER, Miller MK (eds). *Contemporary Issues in Theory and Research: A Metasociological Perspective.* Westport, CT: Greenwood Press, 1979.

Fawcett J: Chapter 9: *Testing nursing theory. Analysts and Evaluation of Nursing Theories.* Philadelphia: Lippincott, 1993.

Fawcett J: *Analysis and Evaluation of Nursing Theories.* Philadelphia, Davis, 1993.

Field M: Causal inference in behavioral research. *Adv Nurs Sci* 2(1):81–93, 1979.

Gibbs JP: Part 3: Test of theories. Sociological Theory Construction. Hinsdale, IL: Dryden Press, 1972.

Hinshaw AS: Theoretical model testing: Full utilization of data. *Western J Nurs Res* 6:5–9, 1984.

Jacobs MK: Can nursing theory be tested, In Chinn PL (ed). *Nursing Research Methodology. Rockville,* MD: Aspen, 1986.

Mullins NC: Empirical testing. In: *The Art of Theory: Construction and Use.* New York: Harper & Row, 1971.

Popper KR: *Conjectures and Refutations.* New York: Basic Books, 1962.

Reynolds PD: Testing theories. In: *A Primer in Theory Construction.* Indianapolis: Bobbs-Merrill, 1971.

Silva MC, Sorrell JM: Testing of nursing theory: Critique and philosophical expansion. *Adv Nurs Sci* 14(4):12–23, 1992.

Wallace WL: Chapter 5: Tests of hypotheses; Decisions to accept or reject hypotheses; Logical inference; Theories. In: *The Logic of Science of Sociology.* New York: Aldine, 1971.

Zetterberg HL: *On Theory and Verification in Sociology.* Totowa, NJ: Bedminster Press, 1965.

Literatur zur Forschungsmethodologie

Dulock HL, Holzemer WL: Substruction: Improving the linkage from theory to research. *Nurs Sci Quarterly* 4:83–87, 1991.

Fawcett J, Downs FS: *The Relationship of Theory and Research.* 2nd ed. Philadelphia: Davis, 1992.

HallJM, Stevens PE: Rigor in feminist research. *Adv Nurs Sci* 13(3):16–29, 1991.

Sandelowski M: The problem of rigor in qualitative research. *Adv Nurs Sci* 8(3):27–37, 1986.

13 Dimensionen des Wissens in der Pflege

13.1 ## Einführung

In diesem abschließenden Kapitel wollen wir einen weiteren Schritt zurücktreten und unseren Horizont noch mehr erweitern, indem wir die Dimensionen des Wissens in der Pflege in den Blick nehmen. Um das zu tun, müssen wir zuerst genau unterscheiden zwischen dem Erkennen, dem Wissen selbst, der Entstehung des Wissens und der Klärung und Vervollständigung (refinement) des Wissens.

Etwas zu erkennen (to know) bedeutet, „Kenntnis haben von, sich etwas bewußt zu sein, etwas klar und gewiß wahrzunehmen oder zu erfassen" (Halsey, 1979). Etwas zu kennen (knowing) ist eine subjektive, innere Erfahrung des Erkennens. Etwas zu kennen kann, muß aber nicht gleichzeitig das Verständnis des Bekannten einschließen. Verständnis bedeutet nicht nur die Kenntnis von Fakten, sondern auch Einblick in die Bedeutung, den Sinn und die möglichen Auswirkungen dieser Fakten zu haben.

Wissen (knowledge) steht für „Vertrautheit, Verständnis, Bewußtheit oder für Informationen, die durch Erfahrung, Untersuchungen oder Beobachtung gewonnen werden; es ist die Summe oder der Umfang dessen, was wahrgenommen oder erlernt wurde oder werden kann (Halsey, 1979). Das Wissen ist also das Ergebnis des Erkennens; es beruht auf Erfahrung und ist akkumulativ.

Hervorbringen (generate) bedeutet herstellen, verursachen oder etwas in die Existenz zu bringen (Halsey, 1979). Hervorbringen von Wissen heißt also, Informationen, Bewußtheit oder Verständnis herzustellen oder in die Existenz zu bringen durch Erfahrung, Untersuchung oder Beobachtung.

Etwas zu klären und zu vervollständigen (to refine) bedeutet, „in einen reinen Zustand zu bringen; Verbesserungen durch die Einführung weiterer Feinheiten oder Unterscheidungen zu erzielen" (Woolf, 1974). Deshalb bedeutet die Klärung und Vervollständigung des Wissens, das, was wahrgenommen oder erfahren werden kann, durch Einführung weiterer Feinheiten oder Unterscheidungen zu vervollkommnen. Dies beinhaltet dann nicht nur die Analyse des vorhandenen Wissens, sondern auch das Bemühen, dieses Wissens allmählich auf eine fortgeschrittenere Stufe zu bringen.

Das Hervorbringen des Wissens und die Klärung und Vervollständigung des Wissens sind die Grundlagen einer wissenschaftlichen Disziplin. Forschung und Theoriebildung sind die beiden Hauptformen, Wissen hervorzubringen oder zu klären und zu vervollständigen. Der größte Teil dieses Buches hat sich auf diese beiden Ansätze konzentriert. Sie sind aber nicht die einzigen Formen, Wissen hervorzubringen und zu klären und zu vervollständigen. Wir möchten uns zunächst dem zuwenden, was einige Pflegewissenschaftler (nurse-authors) über das Hervorbringen und die Klärung und Vervollständigung von Wissen gesagt haben. Dann werden wir auf die Erörterungen verschiedener Autorinnen über die Formen des Erkennens eingehen. Schließlich wollen wir versuchen, die unterschiedlichen Zugänge des Hervorbringens und der Klärung und Vervollständigung des Wissens mit den verschiedenen Weisen des Erkennens zu synthetisieren. Dabei werden wir auch Hinweise darauf geben, welche Funktionen die verschiedenen Formen des Erkennens für das Hervorbringen und die Klärung und Vervollständigung von Wissen haben.

Seit der letzten Ausgabe dieses Buches ist die Zahl der Artikel über die Entwicklung des Wissens in der Pflege explosionsartig gewachsen (siehe die Liste mit Hinweisen am Ende dieses Kapitels). Von besonderem Interesse sind die Ansätze, Bereiche des Wissens in der Pflege zu klassifizieren (Schlodtfeld, 1988; Jacobs-Kramer & Chinn, 1988; Carper, 1988), die Versuche, eine Wissensphilosophie für die Pflege vorzustellen oder auszuarbeiten (Avant, 1991; Fawcett, 1993; Gortner, 1990; Riegel u. a., 1992; Campbell & Bunting, 1991; Lister, 1991; Holter, 1988; Ward, 1993; Stevens & Hall, 1992), die offene Diskussion erkenntnistheoretischer Probleme (Wolfer, 1993; Meleis, 1987; Schultz & Meleis, 1988; Kidd & Morrison, 1988; Dzurec & Abraham, 1993) sowie die zunehmende Betonung nichtempirischer Formen des Erkennens (Moch, 1990; Gadow, 1990; Younger, 1990; Smith, 1992). Wir finden diese explosionsartige Zunahme des Interesses an diesen Problemen sehr gesund und ermutigend. Es ist für die Entwicklung einer jungen Wissenschaft sehr förderlich, wenn die Wissenschaftler die ihrer Arbeit inhärenten erkenntnistheoretischen und philosophischen Fragen bewußt und gezielt dem öffentlichen Diskurs aussetzen. Nur durch eine ehrliche Diskussion (und gerade auch durch Meinungsverschiedenheiten) ist es möglich, daß ein Fortschritt bei der Beschäftigung mit diesen Problemen erzielt wird.

In diesem Abschnitt wollen wir einige der Vorstellungen zusammenfassen, die zu diesen Problemen dargestellt worden sind. Wir möchten jedoch den Leser ermutigen, sich mit der Primärliteratur selbst auseinanderzusetzen, um den ganzen Gedankenreichtum der Autorinnen zu erfassen.

13.2   Wissensbereiche in der Pflege

Donaldson und Crowley (1978) stehen auf dem Standpunkt, daß Pflege als Disziplin umfassender ist als Pflege als Wissenschaft und daß die Eigentümlichkeit der Pflege sich eher aus ihrer Perspektive als aus ihren Untersuchungsmethoden ergibt. Sie meinen, daß drei herkömmliche Quellen des Wissens – (Natur-)Wissenschaft, Geschichte und Philosophie – am bedeutsamsten für das Hervorbringen und für die Klärung und Vervollständigung des Wissens in der Pflege waren. Bei ihrer Kritik des Begriffs „Praxistheorie" kam Beckstrand (1978, 1980) zu dem Schluß, daß ein Pflegewissen, selbst wenn es unzureichend artikuliert war, gleichwohl existierte und durch die Methoden der Wissenschaft, der Philosophie und Ethik weiter entwickelt werden konnte. Silva (1977) betonte, daß alle Pflegewissenschaft mit der Philosophie beginnt und mit ihr endet. Sie geht davon aus, daß die vier Zweige der Philosophie – Logik, Erkenntnistheorie, Metaphysik und Ethik – neben Intuition und der Introspektion allesamt nützliche Methoden für das Hervorbringen und die (Weiter-)Entwicklung des Wissen sind.

Der vielleicht bekannteste Versuch, Wissensbereiche in der Pflege zu unterscheiden, ist die Arbeit von Carper (1978). Ausgehend von einer Untersuchung von Publikationen über Pflege unterschied sie vier Formen pflegerischen Wissens: empirisches, ästhetisches, personales und ethisches Wissen. Diese vier Formen des Wissens haben einen erheblichen Einfluß auf die Vorstellung vieler Pflegenden über die Erweiterung des Wissens in ihrer Disziplin gehabt. Ein Jahrzehnt später führten Jacobs-Kramer und Chinn (1988) die Gedanken von Carper weiter und entwickelten ein Modell des Pflegewissens. Ihr Modell enthält drei Dimensionen, die verdeutlichen, wie jede Form des Wissens hervorgebracht, ausgedrückt und bewertet wird. Die Autorinnen erklären, daß „in der Dimension des Hervorbringens die enge Verbindung zwischen den Prozessen des Hervorbringens von Wissen und dem hervorgebrachten Produkt zum Ausdruck kommt" (S. 131). Die Dimension der Darstellung meint die Art und Weise, in der die Formen des Erkennens „als Wissen dargestellt werden können" (S. 132). Die Dimension der Bewertung „umfaßt die Überprüfung der verschiedenen Formen des Wissens" (S. 132) Diese Dimension der Bewertung enthält wiederum drei Aspekte: (1) eine kritische Fragestellung, um „die Angemessenheit der Form als Form" zu beurteilen, (2) ein für das hervorgebrachte Wissen jeweils spezifischer „Entwicklungszusammenhang", und (3) ein „spezifischer Glaubwürdigkeitsindex" für jede Form des Wissens (S. 132).

In ihrer Antwort unterstützte Carper (1988) das Modell von Jacobs-Kramer und Chinn. Sie wies allerdings darauf hin, daß die Einführung eines derartigen Modells für die Entwicklung, die Verbreitung und Verwendung von Wissen zwar „riskant" und „ungewöhnlich" sei, aber auch notwendig, wenn die Pflege den Reichtum, die Vielfalt und die Komplexität ihrer Erfahrungen in der Praxis erfassen will.

Etwa zur gleichen Zeit, als Carper ihre vier Formen erörterten, stellte auch Zbilut (1978) vier „Denkhaltungen" vor, die überraschend große Übereinstimmungen mit den Ansichten von Carper aufwiesen. Zbilut nannte diese vier Denkhaltungen erfahrungsbezogen-empirisch, empirisch-metaphänomenologisch, philosophisch-metaphänomenologisch und philosophisch-transzendental. Erfahrungsbezogen-empirisches Denken bezieht sich auf persönliche Erfahrung sowie auf wissenschaftliches Denken und Forschen. Empirisch-metaphänomenologisches Denken beschäftigt sich mit Hypothesen, Theorien und Gesetzen. Philosophisch-metaphänomenologisches Denken bezieht sich auf den Menschen und die Probleme der menschlichen Existenz in Abhängigkeit von Zeit und Raum. Das philosophisch-transzendentale Denken schließlich konzentriert sich darauf, Brücken zwischen der formalen Philosophie und den Problemen der „realen Welt" zu schlagen. Zbilut vertritt den Standpunkt, daß es Dinge gebe, die nicht ohne Teilhabe erkannt werden könnten. Objekthaftigkeit und Beobachtbarkeit könnten z. B. nicht zureichend erklären, daß man eine andere Person „kennen" könne. Die vier Denkhaltungen von Zbilut führen jeweils zu verschiedenen Formen zu wissen (knowing). Die Fragen, die aus jeder Denkhaltung resultieren sowie die Antworten, zu denen man auf diese Fragen gelangt, bringen unterschiedliche Arten des Wissens (knowledge) hervor.

Schlotfeldt (1988) schlug vor, das Wissen in der professionellen Pflege in Pflegewissenschaft, Geschichte der Pflege, Philosophie der Pflege, Strategien der Pflege, und in Tatsachenwissen von Faktoren, die die menschliche Gesundheit beeinflussen, einzuteilen. Auch wenn sie das personale Wissen von dieser Einteilung ausschließt, geht sie doch davon aus, daß das personale Wissen alle fünf Kategorien des Wissens durchdringt.

Es ist offenkundig, daß die Entwicklung des Wissens noch immer von unterschiedlichen Auffassungen bestimmt wird. Als formale Disziplin sind wir vermutlich noch zu jung, um zu einer Entscheidung über den besten Weg der Entwicklung des Wissens gekommen zu sein. Wir sind aber überzeugt, daß die Vielfalt von Ansichten und der Diskurs geeignet sind, um Wohl und Wachstum eines Wissensgebietes zu fördern.

Es ist ebenfalls offensichtlich, daß eine einzige Weise der Klassifizierung des Wissens in einer Humanwissenschaft nicht ausreichend ist, zumal wenn sie so jung ist wie die Pflege. Unsere Patienten sind unberechenbare menschliche Wesen, die oft in Situationen der Unsicherheit und des Übergangs sind, wenn sie sich in unserer Obhut befinden. Es ist deshalb unrealistisch und idealistisch zu erwarten, daß wir all das, was wir von ihnen wissen, ordentlich in kleine Schubladen unseres Intellekts einsortieren können. Dafür gibt es zu viele Überschneidungen und „Ungereimtheiten" in diesem System.

Dies bedeutet auf der anderen Seite nicht, daß die Bemühungen, dasjenige zu klassifizieren, *was* wir wissen und *wie* wir es wissen, unfruchtbar seien. Ganz im Gegenteil, es ist vielmehr unerläßlich, diese Fragen immer wieder aufzugreifen, da sich unsere Disziplin im Laufe der Zeit wandelt. Ebenso bleibt die Vielfalt der Perspektiven unerläßlich, um zu verstehen, was wir wissen und wie wir es wissen.

So argumentierte Ellis (1983), daß die empirischen Wissenschaften nur Antworten auf bestimmte Fragen der Pflege geben könnten. Andere Fragen wie z. B. „Was heißt Würde? Was bedeutet es mitfühlend, menschlich oder fürsorglich zu sein?" (S. 212) bleiben unbeantwortet. Es gibt also Fragen, die durch die empirischen Wissenschaften nicht beantwortet werden können. In diesen Fällen müssen wir uns von philosophischen Untersuchungen leiten lassen. Nach Ellis ist eine philosophische Untersuchung eine Methode, um Bedeutungen in dem vorhandenen Wissens zu überprüfen, die dazu beiträgt, das Wissen zu klären und zu vervollständigen. Dagegen zielen wissenschaftliche Untersuchungen vor allem darauf ab, neues Wissen zu finden oder Wissen hervorzubringen. Bei ihrer Übersicht über philosophisch orientierte Abhandlungen in der Pflege fand Ellis vier Kategorien oder Typen der Klärung und Vervollständigung des Wissens: Ethik; die Philosophie der Pflegeausbildung; Begriffe, Werte und Verfahren; Methodologie. Die Ethik beschäftigt sich mit der Moral, den Urteilen und den Pflichten in der Pflege. Die Philosophie der Pflegeausbildung konzentriert sich auf Themen wie Engagement und Pflege (caring) sowie auf Untersuchungen, die sich auf die in Curricula zum Tragen kommenden Werte und Überzeugungen richten. Untersuchungen zu Begriffen, Werten und Prozessen richten sich auf Themen wie Empathie, Gesundheit, Lebensqualität, Heilen, Heroismus, das Urteilen und den Sinn des Leidens. Die Untersuchungen zur Methodologie waren in bezug auf den Inhalt sehr verschieden, aber alle stellten Methoden für das Studium der Pflege dar. Alle Untersuchungen zur Methodologie warnten jedoch davor, sich bei allen Erklärungen und Erörterungen der Probleme in der Pflege nur an der Wissenschaft zu orientieren, und darüber die der tragenden Werte der Pflege wie Humanität, Ganzheitlichkeit oder Individualität außer Acht zu lassen.

Die Betrachtung der uns beschäftigenden Phänomene aus unterschiedlichen Perspektiven und unter verschiedenen Gesichtspunkten ist von entscheidender Bedeutung. Der Gedanke von Visintainer, eine Karte der Wahrnehmung zu entwerfen (1985), und die Idee der Wahrnehmungslinsen von Smith (1988) treffen genau den Punkt. Die Karten oder Linsen der Wahrnehmung dienen dem gleichen Zweck wie die topographischen Karten, die Wetterkarten, die Karten von Erzlagerstätten und die Straßenkarten oder wie die Linsen eines Zoom- oder Weitwinkelobjektivs oder die einer (Video-)Filmkamera. Jede Karte enthält relevante Informationen über ein geographisches Gebiet, aber eine Wetterkarte enthält keine Informationen über Erzlagerstätten. Die Linsen eines Zoomobjektivs zeigen dem Betrachter ein Phänomen aus einer ganz anderen Perspektive als ein Weitwinkelobjektiv oder gar als eine (Video-)Filmkamera. Auf gleiche Weise können die Grundlagen des Wissens in der Pflege durch die Karten der Wahrnehmung betrachtet werden. Jede „Karte der Wahrnehmung" würde denselben Bereich des Wissens ein wenig anders aussehen lassen. Tatsächlich sind wir der Meinung, daß die Verwendung verschiedener Karten oder Linsen der Wahrnehmung zu unterschiedlichen Zeitpunkten bei der Klärung und Vervollständigung des Wissens verschiedene Funktionen erfüllt. Erstens würde die Verwendung verschiedener Karten oder Linsen der Wahrnehmung eine ausgewogenere Perspektive innerhalb unserer Disziplin gewährleisten. In der Vergangenheit der Pflege lag der Schwerpunkt unseres Wissens auf dem Gebiet der „Ästhetik", denn „Wissen durch Tun" ist die Kunst der Pflege. Seit einiger Zeit hat er sich dagegen auf das Feld des „empirisch-wissenschaftlichen" Wissens verschoben.

Zweitens führt die Verwendung verschiedener Karten oder Linsen der Wahrnehmung zu verschiedenen Zeiten bei der Untersuchung eines Phänomens zu verschiedenen und nützlichen Einsichten, je nachdem welche Karte gerade benutzt wird.

Diese Einsichten in das Phänomen wären nicht möglich ohne die Leitung durch die Karten oder die je spezifischen Perspektiven der Linsen. Auf diese Wiese kann ein gründlicheres Verständnis des Phänomens erzielt werden als wenn es nur aus der Perspektive einer Karte oder Linse betrachtet worden wäre.

Drittens ist die Verwendung mehrerer Karten oder Linsen der Wahrnehmung hilfreich bei der Entscheidung, ob die Entwicklung von Forschungsprogrammen oder die Planung von Theoriebildung Vorrang haben soll. Die jeweilige Karte oder Linse wird zu verschiedenen Fragen und zu verschiedenen Ansätzen kommen. Auch das Hervorbringen neuen Wissens wird dadurch erleichtert.

Schließlich sind wir überzeugt, daß die Verwendung verschiedener Karten oder Linsen der Wahrnehmung in der Praxis der Pflege auch nützlich ist, um neue Erkenntnisse zu gewinnen. Die Untersuchung der Pflege aus mehreren Perspektiven wird den Praktikern wie den Wissenschaftlern notwendige Einsichten daraufhin verschaffen, was in welchen Situationen effektive Pflege ist, und damit zu genaueren Diagnosen und effizienteren Maßnahmen führen.

Meleis (1987) Vertrat die Ansicht, daß es notwendig sei, unseren Eifer für Methodologien, Wissenschaft und Philosophie zu bremsen, um so dem Engagement für „Substanzielleres", d. h. für das „Geschäft" der Pflege und für die Beschäftigung mit den ihr eigenen Begriffen mehr Raum zu geben. Sie redet aber auch von der Notwendigkeit, daß die Pflegewissenschaftlerinnen alle verfügbaren Methoden bei dem Hervorbringen neuen Wissens einsetzen sollten, um ein erforderliches „Spektrum von Wahrnehmungen, Erfahrungen und Verständnis zu gewinnen."

13.2.1 Wissenschaftsphilosophie

Die auffälligste Veränderung in den Diskussionen über die Wissenschaftsphilosophie in der Pflege ist der wachsende Einfluß feministischer Theorien sowie der kritischen Theorie der Gesellschaft als nützliche und brauchbare Wegweiser für die Forschung und die Theoriebildung. Autorinnen wie Allen (1985), Campbell und Bunting (1991, Dickson (1993), Hall und Stevens (1991), Holter (1988), Lorenson (1988), Reverby (1993) und Sampselle (1990) haben sich über die Verwendung des Feminismus und der kritischen Theorie als alternative Paradigmen zu den vorherrschenden empirischen und historistischen Paradigmen geäußert. Obwohl der Feminismus und die kritische Theorie üblicherweise als Theorien bezeichnet werden, sind sie doch in einem weiteren Verständnis Philosophien oder „Weltanschauungen" (world views), wobei jede von ihnen in vielfacher Gestalt auftritt. Im Rahmen unserer Erörterungen werden wir jedoch nur die jeweils vorherrschenden Ansichten diskutieren, möchten aber unsere Leser dazu ermutigen, durch eine umfassendere und mehr in die Tiefe gehende Lektüre auch die anderen Gestalten zu entdecken.

Die beiden Theorien werden oft so diskutiert, als ob sie identisch seien. Tatsächlich aber ist dies nicht der Fall. Campbell und Bunting haben 1991 sorgfältig aufgezeigt, daß beiden Theorien zwar viele Gemeinsamkeiten, aber auch deutliche Differenzen aufweisen. Beide behandeln mit Nachdruck das Thema Emanzipation von Unterdrückung, auch wenn die feministische Theorie sich speziell auf die Erfahrungen von Frauen konzentriert und die geschlechtsspezifische Dominanz als zentral ansieht, während die kritische Theorie bis vor kurzem die geschlechtsspezifische Thematik nicht als zentral angesehen hat. Beide Theorien vertreten den Standpunkt, daß Wissen ein gesellschaftliches Konstrukt sei und außerhalb seines Kontextes nicht existieren kann; die feministische Theorie behauptet aber, daß das Wissen nicht kategorisiert werden kann, die kritische Theorie jedoch nicht. Beide lassen indes subjektive Erfahrungen und Wahrnehmungen als Wissen gelten, wobei allerdings die kritische Theorie die Bedeutung von Rationalität und Logik betont, während die feministische Theorie auch das Gefühl und die Emotionen berücksichtigt. Schließlich unterscheiden sich oft auch die Adressaten beider Theorietypen. Die Feministinnen richten sich mit ihren Forschungsergebnissen an alle Frauen, während die kritische Theorie der Gesellschaft sich hauptsächlich an die akademische Welt richtet.

Beide „Weltanschauungen" finden zunehmend Anhänger unter den Wissenschaftlerinnen wie den Praktikerinnen gleichermaßen. In der Tat bieten sie der Forschung nützliche Bezugsrahmen, vor allem wenn es um spezifisch weibliche Themen oder um Fragen der Gesellschaft oder der Umwelt geht, die jeweils durch Machtungleichgewichte gekennzeichnet sind. Sie sind jedoch nicht die einzigen, die Lösungen vorschlagen. Mehrere andere Philosophien haben ebenfalls brauchbare Alternativen zu einer Wissenschaftsphilosophie in der Pflege vorgestellt.

Mitchell und Cody (1992) „bieten eine zugegebenermaßen hermeneutische Interpretation von Diltheys Sicht" (S. 54) der Humanwissenschaften und stellen sie als alternative „Weltanschauung" für die Pflege dar. Gemäß dieser „Weltanschauung" unterscheiden sie zwischen einer humanistischen Philosophie der Wissenschaft, die die wissenschaftliche Methode nicht kritisiert, aber den Glauben an ein Übernatürliches verwirft, und einer Humanwissenschaft, die die Methoden der Naturwissenschaft ablehnt, da das Erleben einmalig sei und deshalb nicht objektiviert oder gemessen werden könne. Bei der Analyse von vier Pflegemodellen, die für sich in Anspruch nehmen, humanwissenschaftliche Modelle zu sein, fanden sie jedoch bei drei von ihnen Unvereinbarkeiten mit diesem Modell. Sie zogen daraus den Schluß, daß die Pflegenden fortfahren sollten, die Annahmen, Werte und Überzeugungen, der von ihnen vertretenen „Weltanschauungen", zu untersuchen, um die theoretischen Ansätze für das Wissen in der Pflege zu klären.

Schultz (1987), Hasse und Myers (1988) und Johnson (1990) erörtern das ganzheitliche Paradigma in der Pflege als eine weitere vorherrschende „Weltanschauung". Alle drei Veröffentlichungen stehen auf dem Standpunkt, daß es nicht sinnvoll ist, die Entscheidung zwischen einer empiristischen oder einer historistischen Sicht zu forcieren, weil dies für der Entwicklung des Wissens in einer praktischen Disziplin „kontraintuitiv" (counterintuitive) und „kontraproduktiv" ist. In allen drei Veröffentlichungen wird ein Vorschlag gemacht, wie die beiden Sichtweisen im Interesse der Disziplin in einer ganzheitlichen Sicht miteinander in Übereinstimmung gebracht werden können. Und in allen Veröffentlichungen wird – unterstützt von Gortner – als besonders signifikanter Punkt hervorgehoben, daß die amerikanischen Pflegewissenschaftlerinnen ständig Philosophie und Methode verwechseln. Die ganzheitliche Philosophie, wie sie von diesen Autorinnen vertreten wird, verwendet – wie es bei Schultz heißt – „ein dialektisches und hermeneutisches Vorgehen, um den Sinn des Evidenten zu erschließen", in dem sie von beiden Paradigmen der Forschung ausgehend, gleichzeitig sowohl eine Vorstellung vom Ganzen als auch von seinen Teilen zu gewinnen versucht. Denn wenn wir nur auf die Teile achten, können wir das Ganze und seine Beziehungen zu den Teilen nicht verstehen. Die Literaturstudie von Johnson (1990) über das holistische Paradigma in den Jahren 1966 bis 1987 zeigt deutlich einen dramatischen Anstieg bei der Zahl der Artikel, die sich dieses Paradigma zu eigen machten, vor allem im letzten Jahrzehnt. Die Autorin berichtet, daß die Zahl der ganzheitlich orientierten Artikel sich schneller verdoppelt als die der MEDLINE Datenbank insgesamt, was zeigt, daß die ganzheitliche Betrachtungsweise dabei ist, sich zu einem Teilgebiet des Wissens in unserer Disziplin zu entwickeln.

Zumindest zwei Autorinnen (Avant, 1991; Lister, 1991) sind der Auffassung, daß die postmodernen Wissensphilosophien auch für die Pflege von Bedeutung sein können. Da es zahlreiche postmoderne Ansichten in der Wissenschaftstheorie gibt, würde ein Versuch, sie alle summarisch zu behandeln, die Grenzen dieses Kapitels übersteigen. Nur soviel sei gesagt, daß sich die postmodernen Philosophien vom Empirizismus und dem Reduktionismus abgewandt haben und die Auffassung unterstützen, daß Wissenschaft und Wissenschaftler untrennbar sind, daß Wissenschaftler und Informant gleichzeitig Subjekt und Objekt sind, und daß subjektive Erfahrungen nützliche Daten für eine wissenschaftliche Untersuchung darstellen.

In ähnlichem Sinn meinen Schumacher und Gortner (1992), daß der wissenschaftliche Realismus eine sinnvolle Option für die Pflegewissenschaft sei. Sie weisen auf drei signifikante Veränderungen in der herkömmlichen Wissenschaft hin, die mit der Entwicklung der Pflegewissenschaft in Einklang stehen: Ein Wechsel vom „Fundamentalismus zum Fallibilismus in der Wissenschaft, ein Wechsel der Betonung von der Verifizierung zur Rechtfertigung von Behauptungen sowie die kürzlich erfolgte Problematisierung der Erklärung ..." (S. 10). Wissenschaftliche Realisten behaupten, daß nicht beobachtbare Entitäten existieren, daß sich Wissenschaftler nur der Wahrheit nähern können, indem sie sukzessiv bessere Theorien entwickeln und daß Erklärungen für die Wissenschaft von entscheidender Bedeutung seien. Schumacher und Gortner glauben, daß dieser wissenschaftliche Realismus aus vier Gründen für die Pflege relevant sei: (1) „er stützt die gesamte Bandbreite der Pflegetheorien", (2) „er bestätigt die Bedeutung der subjektiven Empfindungen des Patienten und widerlegt die positivistische Behauptung, daß nicht existiere, was nicht beobachtbar sei", (3) sind für ihn, soweit es um Erklärungen geht, Inhalt und Form gleichermaßen substantiell, und (4) ist für ihn die „Wahrheit ein regulatives Ideal", nicht etwas Absolutes" (S. 9).

Schließlich haben auch In jüngster Zeit einige Autorinnen (Riegel u. a., 1992; Ward, 1993) neue Philosophien für die Pflege vorgestellt. Riegel und ihre Mitautorinnen z. B. entwerfen für die Pflegewissenschaft eine „generative Philosophie" (generative philosophy). Die Autorinnen geben an, daß diese Philosophie in starkem Maß durch die Arbeiten von Kuhn beeinflußt worden ist. „Die zentralen Begriffe in dieser Philosophie sind Gesellschaft, die Disziplinen und die Wissenschaft, die als offene, voneinander abhängige Systeme existieren" (S.117). Die Gesellschaft steht in wechselseitiger Beziehung zu den Disziplinen und zur Wissenschaft, sie enthält eine Gruppe von Werten und Erwartungen ebenso wie ein System von Belohnungen und Einschränkungen. Die Disziplinen sind durch Matrizen organisiert, wobei jede Matrix eine spezifische Einheit bildet. Zur Matrix gehört eine Struktur, die bestimmt und organisiert, was in dieser Disziplin als Wissen gilt, und eine Überlieferung, die die Inhalte des Wissen darstellt. Die Matrix grenzt eine Disziplin von den anderen Disziplinen ab und wirkt wie eine Linse, durch die die Praktiker wie die Wissenschaftler in dieser Disziplin ihre Welt betrachten. Wissenschaft entsteht durch die einheitliche und rigorose Anwendung bestimmter Methoden. Das Produkt der Wissenschaft ist ein empirisches, durch die Matrix interpretiertes Wissen.

Die zweite von Ward (1993) vorgestellte Philosophie ist das sogenannte „Common-Sense-Modell", das auf Levanthals Common-Sense-Modell von den Vorstellungen der Menschen über ihre Krankheit basiert. Es handelt sich um ein „Modell der Informationsverarbeitung, demzufolge die einzelnen angeregt werden, ihren Erfahrungen Bedeutungen zuzuweisen, um dadurch zu selbstregulierenden Verhaltensweisen fähig zu werden" (S. 80). Der Prozeß der Informationsverarbeitung durchläuft folgende Stadien: Wahrnehmung, Bewältigung und Bewertung. Die Autorinnen versichern, daß das Common-Sense-Modell deshalb „eine gute Heuristik sei, sowohl für die Organisation des Wissens ... als auch um neue Wege für die Forschung zu eröffnen" (S. 88), weil es der Art und Weise entspreche, in der viele Krankenschwestern bereits denken, und weil es von der Perspektive der Patienten ausgeht sowie von der Fähigkeit der in der Praxis stehenden, diese Perspektive zu verstehen und in ihr zu arbeiten.

Unseres Erachtens ist es ein gutes Zeichen, daß durch die Probleme der Wissenschaftsphilosophie in der Pflege so vielfältige Diskussionen ausgelöst werden. In der Regel entspringen philosophische Probleme in den Wissenschaften aus der Praxis der Wissenschaftler vor Ort. Sie werden nicht erfunden und dann willkürlich den Wissenschaftlern übergestülpt. Die Pflege (in den USA) verfügt inzwischen über einen festen Kern von aktiven Wissenschaftlerinnen. Es ist wahrscheinlich weise, die vielfältigen Versuche verschiedener Philosophien ebenso zuzulassen, wie wir die Vielfalt in unserer Forschung und Theoriebildung zugelassen haben. Die Pflege ist als Wissenschaft noch zu jung, als daß sie sich endgültig auf eine einzige Philosophie festlegen sollte. Es kann auch sein, daß eine Philosophie allein für die Pflege nicht angemessen ist; daß vielleicht die Teilbereiche unserer Disziplin unterschiedliche Philosophien benötigen. Es dürfte besser sein, unsere eigenen Wissenschaftlerinnen eine Zeit lang gewähren zu lassen, damit sich die beste Philosophie oder die besten Philosophien herausbilden können.

13.2.2 Probleme der Erkenntnistheorie

In den letzten fünf Jahren hat es eine Fülle von Artikel in der Fachliteratur gegeben, die sich mit erkenntnistheoretischen Fragen beschäftigt haben. Es ist ermutigend, diese sprunghafte Zunahme in der Erörterung erkenntnistheoretischer Fragen zu beobachten, mit denen wir in dem Maß konfrontiert werden, in dem unsere Wissenschaft wächst und in dem unsere Ansprüche an ihre Entwicklung gestiegen sind. Tatsächlich war eine ganze Ausgabe der *Advances in Nursing Science* der Diskussion von Philosophie und Erkenntnistheorie in der Pflegewissenschaft gewidmet (1991, Vol. 14). Insgesamt gesehen veranschaulichten die diskutierten Themen im allgemeinen drei Themenbereiche: (1) Analyse und Kritik verschiedenen Paradigmen oder „Weltanschauungen" in der Pflege (Dzurec und Abraham, 1993; Fawcett, 1993; Jennigs, 1987; Nagle und Mitchell, 1991), (2) zukünftige Richtungen der Pflegewissenschaft oder der Theoriebildung (Hinshaw, 1989; Meleis, 1992), und (3) allgemeine Probleme der Erkenntnistheorie (Gortner, 1990; Ingram, 1988; Kidd und Morrison, 1988; Sarter, 1988; Schultz und Meleis, 1988, Wolfer, 1993; Uys, 1987). Obwohl es beträchtliche Überschneidungen zwischen diesen Themenbereichen gibt, wollen wir versuchen, jeden für sich kurze zu beschreiben. Wir möchten Sie jedoch ermutigen, sich in diese Artikel selbst zu vertiefen, um sich ein Bild von dem ganzen Reichtum der Argumentation zu verschaffen.

Die Artikel, die eine Kritik der verschiedenartigen Paradigmen und „Weltanschauungen" enthalten, sind insofern interessant, als sie nicht den Streit Qualität versus Quantität aufwärmen, der noch einige Jahre zuvor die Diskussion beherrschte und auch heute noch gelegentlich wieder auszubrechen droht. Statt dessen vergleichen die Autorinnen die Paradigmen miteinander, weisen auf Übereinstimmungen zwischen ihnen hin und zeigen Wege auf, wie die verschiedenen Paradigmen in Verbindung miteinander verwendet werden könnten oder Wege, wie sie zusammen besonders effektiv sein könnten. Dies ist ein ermutigendes Zeichen. Es weist darauf hin, daß (1) das Niveau der Diskussion über konkurrierende Paradigmen bei den Wissenschaftlern zunimmt und (2) die Disziplin toleranter wird in bezug auf ihre Verschiedenartigkeit, die doch zu einer jungen Wissenschaft gehört, vor allem dann, wenn sie praxisorientiert ist.

Die Artikel, die sich mit den zukünftigen Entwicklungen des Wissens und der Theoriebildung beschäftigen, schätzen die Zukunft grundsätzlich optimistisch ein. Hinshaw (1989) vergleicht die Entwicklung der Pflegewissenschaft mit einer „wissenschaftliche Abenteuerreise ... geleitet von Zwecken und von Zielen und unternommen mit Kühnheit, mit einem Sinn für Freiheit und für Kreativität, in Einheit mit intellektueller Gründlichkeit und Integrität „ (S. 162). Sie nennt sieben Merkmale, die eine hervorragende Entwicklung des Wissens gewährleisten sollen: die Bildung erweiterungsfähiger, tragfähiger und praxisnaher Grundlagen; die Entwicklung spezifischer Forschungsprogramme; die Bildung von Netzwerken zwischen Pflegeforscherinnen, die sich für die gleichen Phänomene interessieren; die Durchführung von Quer- und Längsschnittstudien; die regelmäßige Weiterbildung von Pflegewissenschaftlerinnen; die Schaffung interdisziplinärer Beziehungen in der Forschung und die Übertragung der Forschungsergebnisse in die Praxis. Meleis (1987) geht davon aus, daß das 21. Jahrhundert eine dritte Generation von Pflegetheoretikerinnen sehen wird. Ihre Beschreibung, wie diese Theoretikerinnen arbeiten werden, hat eine erstaunliche Nähe zu Hinshaws Charakteristika für die Gewährleistung einer hervorragenden Pflege.

Der dritte Themenbereich, der sich in der Literatur findet, fasziniert vor allem, wenn man ihn als ein Ganzes betrachtet. Obwohl die Titel von der Erörterung grundlegender Untersuchungen (Uys, 1987) bis zu solchen über Werte und Wissenschaft in der Pflege reichen (Gortner, 1990), stimmen sie am Ende in ihren Schlußfolgerungen in bemerkenswerter Weise überein. Letztlich fordern nämlich alle eine systematische Untersuchung der unserer praktischen Disziplin zugrunde liegen Werte und Überzeugungen, als ein Weg, eine Philosophie der Wissenschaft für die Pflege zu entwickeln. So empfehlen alle, daß wir in der Auseinandersetzung mit der Komplexität dessen, was wir wissen und woher wir wissen, daß wir es wissen, nicht nachlassen Und alle kommen zu dem Schluß, daß es möglich ist, alle Arten des Erkennens (ways of knowing) einschließlich der ihnen gemäßen Formen der Untersuchung miteinander zu vereinbaren, und dementsprechend unsere Wissensbasis zu bereichern. Es ist schön zu sehen, daß sich eine Übereinstimmung in dieser Form innerhalb unserer Disziplin abzuzeichnen beginnt. Gleichwohl gibt es immer noch Wissenschaftlerinnen, die für sich in Anspruch nehmen, daß ihr Weg nicht *ein* Weg sondern *der* Weg sei, es ist unbedingt nötig, solche Positionen zu überwinden, damit sich unsere Wissenschaft weiterentwickeln kann. Natürlich hat jeder Wissenschaftler eine bevorzugte Weise des Erkennens und ein bevorzugte Weise der Untersuchung dieser Erkenntnis. Aber unsere Praxis ist so vielfältig und komplex, daß es Platz und Freiheit für alle gibt. Tatsächlich ist es sogar notwendig, alle zu gewinnen, wenn wir zu einem vollen Verständnis der Phänomene unserer Praxis gelangen wollen.

13.3.3   Nichtempirisches Wissen

Vier Autorinnen haben sich mit dem Problem des nichtempirischen Wissens beschäftigt (Gadow, 1990; Moch, 1990; Smith, 1992; Younger, 1990). Alle haben sich – wie Carper diese Form bezeichnet hat – auf das „personale Wissen" (personal knowing) oder auf den therapeutischen Einsatz der Person (therapeutic use of self) konzentriert. Younger drängt auf die Verwendung von „literarischen Werken" als eines Mittels, sich personales Wissen über Krankheit und Leiden anzueignen, besonders bei Studenten, die nicht mit allen Arten von Patienten Erfahrungen sammeln konnten. Sie ist der Ansicht, daß alle Formen der Literatur bei den Pflegenden ein „intuitives, unmittelbares Verständnis menschlicher Reaktionen entbinden, schulen, und unterstützen kann" (S. 42). Die Autorin betrachtet literarische Werke als eine „Gabe der Weisheit", die zu „einem Schock der Erkenntnis" verhelfen und dadurch bei den Pflegenden zu einer „Horizonterweiterung" führen kann.

Moch beschreibt die Elemente, Attribute und syntaktischen Strukturen des personalen Wissens. Sie weist darauf hin, daß die Elemente des personalen Wissens auf Erfahrung beruhen, interpersonal und intuitiv sind. Zu seinen Attributen gehören, (1) „sich nur im Kontext eines Ganzen zu zeigen"; (2) einen Prozeß der persönlichen Begegnung einzuschließen; (3) Emotionalität, Engagement und Integrität als wesentliche Bestandteile zu enthalten und (4) eine Verschiebung von logischer Folgerichtigkeit zu Transzendenz mit sich zu bringen. „Personales Wissen" ist damit

„auf die theoretische Struktur der Pflege durch den Begriff ‚Musterbildung' bezogen"
(S. 160). Moch glaubt, daß sich die syntaktische Struktur des personalen Wissens in
der Interaktion zwischen Forschung und Praxis widerspiegelt, so daß sich Wissen
aus der Praxis heraus entwickelt. In einer Antwort auf die Arbeit von Moch diskutiert Gadow die Tatsache, daß personales Wissen nicht übertragbar ist, sondern nur
evoziert werden kann, daß es nicht logisch, sondern analog ist und nur an Hand von
Beispielen gezeigt werden kann. Schließlich weist Younger daraufhin, daß personales Wissen allem übrigen Wissen vorausgeht und daß deshalb alles Wissen letztendlich personal ist. Sie setzt sich dafür ein, das personale Wissens nicht als geson-
dertes Muster zu betrachten, sondern als zentral und allen anderen Mustern vor-
ausgehend.

Wir meinen, daß die Formen des Wissens und die vorgestellten Methoden des
Hervorbringens und der Entwicklung von Erkenntnissen Ähnlichkeit mit Kette und
Schuß beim Weben haben. Fehlt eins davon, ist der Stoff des Webers unvollständig
und voller Löcher. Beide zusammen jedoch ergeben auf dem Webstuhl ein festes
Tuch mit einem deutlichen Muster und schönen Farben, aber die Muster und die
Farben des Tuches werden sich, abhängig von der Perspektive des einzelnen Webers,
unterscheiden. In gleicher Weise führen die verschiedenen Arten des Wissens gemeinsam mit den unterschiedlichen Methoden der Gewinnung und Entwicklung
von Erkenntnissen zu einer festen Grundstruktur des Wissens in der Pflege. Es sind
gerade die unterschiedlichen Perspektiven der verschiedenen Wissenschaftlerinnen,
die den erkennbaren Mustern Reichtum und Prägnanz verleihen.

Ein Beispiel für diese Art Studien, das einem dabei sofort in den Sinn kommt, sind
die Untersuchungen von Woods über die Erfahrungen von Frauen mit perimenstruellen Symptomen, bei denen von unterschiedlichen Perspektiven ausgegangen wurde, um ein vollständiges Bild der Phänomene zu erhalten. Die von ihr verwendeten Methoden reichten von einer detaillierten Mikroanalyse des Ernährungs-
verhaltens bis zur Untersuchung des Einflusses von Armut und weiblicher Sozialisation auf das Erleben der Frauen mit perimenstruellen Symptomen (Woods u. a.,
1982; Woods u. a., 1987; Woods, 1987). Indem sie unterschiedliche Forschungsmethoden, sowohl quantitative als auch qualitative einsetzten und Fragen aus mehreren Perspektiven stellten, haben Woods und ihre Kolleginnen einen wesentlichen
Beitrag zum Pflegewissen (nursing's knowledge) über das Phänomen der Menstrua-
tion und ihre Begleiterscheinungen geleistet.

Wir denken, daß es für Pflegewissenschaftler unbedingt erforderlich ist, von allen
„Karten der Wahrnehmung" und allen Formen, Wissen hervorzubringen, Gebrauch
zu machen, um die Wissensbasis unserer Disziplin zu erweitern und für eine ver-
antwortungsbewußte Praxis der Pflege. Theoretisch (philosophically) sind wir diesem Ziel in den letzten fünf Jahren ein großes Stück näher gekommen. Vielleicht
wird in den nächsten fünf Jahren mehr davon in der Praxis und in der Forschung
umgesetzt wie z. B. bei Woods. Schließlich ist stets in Erinnerung zu behalten, daß
für eine praktische Disziplin wie die Pflege Erkenntnisse um der Erkenntnis willen
von großer Bedeutung sind, von noch größerer Bedeutung aber sind Erkenntnisse
für die Praxis.

Literatur

Allen DG: Nursing research and social control: Alternative models of science that emphasize understanding and emancipation. *Image* 17(2):58–64,1985.

Avant KC: Theory-research dialectic: A different approach. *Nurs Sci Quarterly.* 4(1):2,1991.

Beckstrand J: The need for a practice theory as indicated by the knowledge used in the conduct of practice. *Res Nurs Health* I (4): 175–179,1978.

Beckstrand J: A critique of several conceptions of practice theory in nursing. *Res Nurs Health* 3:69–79,1980.

Campbell JC, Bunting S: Voices and paradigms: Perspectives on critical and feminist theory in nursing. *Adv Nurs Sci* 13(3): 1–15,1991.

Carper BA: Fundamental patterns of knowing in nursing. *Adv Nurs Sci* I (1): 13–23,1978.

Carper BA: Response to „Perspectives on knowing: A model of nursing knowledge." *Schol Inquiry Nurs Prac* 2(2):141–144, 1988.

Dickson GL: The unintended consequences of a male professional ideology for the development of nursing education. *Adv Nurs Sci* 15(3):67–83,1993.

Donaldson SK, Crowley DM: The discipline of nursing. *Nurs Outlook* 26(2): 113–120,1978.

Dzurec LC, Abraham L. The nature of inquiry: Linking quantitative and qualitative research. *Adv Nurs Sci* 16(1):73–79,1993.

Ellis R: Philosophic inquiry. In: Werley HH. Fitzpatrick JJ (eds). *Ann Rev Nurs Res* 1:211–228, 1983.

Fawcett J: From a plethora of paradigms to a parsimony of worldviews. *Nurs Sci Q* 6(2):56–58, 1993.

Fitzpatrick JJ: Conceptual basis for the organization and advancement of nursing knowledge: Nursing diagnosis/taxonomy. *Nurs Diag* I (3): 102–105,1990.

Gadow S: Response to „Personal knowing: Evolving research and practice. *Schol Inquiry Nurs Pract* 14(2) 167– 170,1990.

Gortner SR: Nursing values and science: Toward a science philosophy. *Image* 22(2):101–105, 1990.

Haase JE, Myers ST: Reconciling paradigm assumptions of qualitative and quantitative research. *Western J Nurs Res* 10(2):128–137, 1988.

Hall JM, Stevens PE: Rigor in feminist research. *Adv Nurs Sci* 13(3):16–29,1991.

Halsey WD (ed): *MacMillan Contemporary Dictionary.* New York: MacMillan. 1979.

Hinshaw AS: Nursing science: The challenge to develop knowledge. *Nurs Sci Q* 2(4):162–171. 1989.

Holter, IM: Critical theory: A foundation for the development of nursing theories. *Schol Inquiry Nurs Pract* 2(3):223–232,1988.

Ingram MR: Origins of nursing knowledge. *Image* 20(4):233, 1988.

Jacobs-Kramer MK, Chinn PL: Perspectives on knowing: A model of nursing knowledge. *Schol Inquiry Nurs Prac* 2(2): 129–139,1988.

Jennings BM: Nursing theory development: Successes and challenges. *J Adv Nurs* 12:63–69, 1987.

Johnson MB: The holistic paradigm in nursing: The diffusion of an innovation. *Res Nurs Health* 13(2)129–139,1990.

Kidd P, Morrison EF: The progression of knowledge in nursing: A search for meaning. *Image* 20(4):222–224, 1988.

Lister P: Approaching models of nursing from a postmodernist perspective. *J Adv Nurs* 16:206212,1991.

Lorensen M: Response to „Critical theory: A Foundation for the development of nursing theories." *Schol Inquiry Nurs Pract* 2(3):233–356, 1988. Meleis AI: Directions for nursing theory development in the 21st century. *Nurs Sci Quarterly* 5(2):54–61,1992.

Meleis AI: ReVisions in knowledge development: A passion for substance. *Schol Inquiry Nurs Pract* 1(1):5–19, 1987.

Mitchell GJ, Cody WK: Nursing knowledge and human science: Ontological and epistemological considerations. *Nurs Sci Q* 5(2):54–61,1992.

Moch SD: Personal knowing: Evolving research and practice. *Schol Inquiry Nurs Pract* 40(2): 155163,1990.

Nagle LM, Mitchell GJ: Theoretic diversity: Evolving paradigmatic issues in research and practice. *Adv Nurs Sci* 14(1):17–25,1991.

Reverby SM: Other tales of the nursing-feminism connection. *Nurs Health Care* 14(6):296–301, 1993.

Riegel B, Omery A, Calvillo E, Elsayed NG, Lee P, Shuler P, Siegal BE: Moving beyond: A generative philosophy of science. *Image* 24(2): 115–20,1992.

Sampselle CM: The influence of feminist philosophy on nursing practice. *Image* 22(4):243–247, 1 990).

Sarter B: Philosophical sources of nursing theory. *Nurs Sci Quarterly* I (2):52–59,1988.

Schlotfeldt RM: Structuring nursing knowledge: A Priority for creating nursings future. *Nurs Sci Q* 1(1):35–38, 1988.

Schultz PR: Toward holistic inquiry in nursing: A proposal for synthesis of patterns and methods. *Schol Inquiry Nurs Pract* I (2): 135–146, 1987.

Schultz PR, Meleis AI: Nursing epistemology: Traditions, insights, questions. *Image* 20(4):217221,1988.

Schumacher KL, Gortner SR: (Mis)conceptions and reconceptions about traditional science. A*dv Nurs Sci* 14(4):1–11,1992.

Silva MC: Philosophy, science, theory: Interrelationships and implications for nursing research. *Image* 9(3):59–63,1977.

Smith MC: Is all knowing personal knowing? *Nurs Sci Quarterly* 5(1):2–3, 1992.

Smith MJ: Perspectives of wholeness: The lens makes a difference. *Nurs Sci Quarterly* I (3):94–95, 1988.

Stevens PE, Hall JM: Applying critical theories to nursing in communities. *Pub Health Nurs* 9(1):2–9, 1992.

Uys LR: Foundational studies in nursing. *J Adv Nurs* 12:275–280, 1987.

Visintainer MA: The nature of knowledge and theory in nursing. *Image* 18(V:32–38, 1986.

Ward SE: The common sense model: An organizing framework for knowledge development in nursing. *Schol Inquiry Nurs Pract* 7(2):79–90, 1993.

Wolfer J: Aspects of „reality" and ways of knowing in nursing: In search of an integrating paradigm. *Image* 25(2):141–146, 1993.

Woods NF: Response: Early morning musings on the passion for substance. *Schol Inquiry for Nurs Pract* 1(1):25–28, 1987.

Woods NF, Lenz M, Mitchell E, Taylor D, Lee K, Barash N: Perimenstrual symptoms, social environment, socialization, health practices, and health status. Final Report to the National Center for Nursing Research. USPHS, 1987.

Woods NF, Most A, Dery G: Prevalence of perimenstrual symptoms. *Amer J of Pub Health* 72(11):1257–1264, 1982.

Woolf HB: *Webster's New Collegiate Dictionary.* Springfield, MA: G & C Merriam, 1974.

Younger JB: Literary works as a mode of knowing. *Image* 22(1):39–43, 1990.

Zbilut JP: Epistemologic constraints to the development of a theory in nursing. *Nurs Res* 27:128–129, 1978.

Literaturverzeichnis

Bibliographien

Detemple, Siegfried, in Zusammenarbeit mit Frank Heidtmann: Wie finde ich philosophische Literatur. 1986.
Stegmüller, Wolfgang: Hauptströmungen der Gegenwartsphilosophie. Eine kritische Einführung. Bd. 1–3. Nähere Angaben s. *Handbücher.*
Stegmüller, Wolfgang: Probleme und Resultate der Wissenschaftstheorie und Analytischen Philosophie. Bd. 1–4. Nähere Angaben s. *Handbücher.*

Lexika

Braun, Edmund/Rademacher, Hans (Hg.): Wissenschaftstheoretisches Lexikon. 1978.
Hoffmeister, Johannes (Hg.): Wörterbuch der philosophischen Begriffe. 1944, 1955.
Krings, Hermann/Baumgartner, Hans Michael/Wild, Christoph (Hg.): Handbuch philosophischer Grundbegriffe.
Mittelstrass, Jürgen (Hg.) in Verbindung mit Gereon Wolters: Enzyklopädie Philosophie und Wissenschaftstheorie.
Speck, Josef (Hg.): Handbuch wissenschaftstheoretischer Begriffe. In Verbindung mit Karl Acham, Rudolf Haller, Lorenz Kruger und Paul Weingartner hg. von Josef Speck. 1980.
Schmidt, Heinrich (Begründer): Philosophisches Wörterbuch. Neu bearb. von Georgi Schisch Koff. 1912, 1982.

Einführungen

Adorno, Theodor W.: Philosophische Terminologie. Zur Einleitung. Bd. 1: 1973. Bd. 2: 1974.
Bolz, Norbert W. (Hg.): Wer hat Angst vor der Philosophie? Eine Einführung in Philosophie. 1982.
Jaspers, Karl: Einführung in die Philosophie. Zwölf Radiovorträge. 1950, 1953; Neuausg. 1971.
Kraft, Victor: Einführung in die Philosophie, Philosophie, Weltanschauung, Wissenschaft. 1950, 1967.
Lenk, Hans: Wozu Philosophie? Eine Einführung in Frage und Antwort. 1974.
Martens Ekkehard/Schnädelbach, Herbert (Hg.): Philosophie. Ein Grundkurs. (re 408) 1985.

Salamun, Kurt (Hg. und Einl.): Was ist Philosophie? Neuere Texte zu ihrem Selbst-
     verständnis. 1980, erw. 1986.
Seiffert, Helmut: Einführung in die Wissenschaftstheorie. Bd. 1: Sprachanalyse, De-
     duktion, Induktion in Natur- und Sozialwissenschaften. (Neubearb.) 1969, 1983.
     Bd. 2: Geisteswisssenschaftliche Methoden: Phänomenologie, Hermeneutik und
     historische Methode, Dialektik. (Neubearb.) 1970, 1983. Bd. 3: Handlungstheo-
     rie, Modallogik, Ethik, Systemtheorie. 1985.

Handbücher

Diemer, Alwin: Elementarkurs Philosophie
Essler, Wilhelm Karl: Wissenschaftstheorie.
Rombach, Heinrich (Hg.): Wissenschaftstheorie. 1974
Stegmüller, Wolfgang: Hauptströmungen der Gegenwartsphilosophie. Eine kritische
     Einführung.
Stegmüller, Wolfgang: Probleme und Resultate der Wissenschaftstheorie und Analy-
     tischen Philosophie. Bd. 1–4. 1969.
Ströker, Elisabeth/Wieland, Wolfgang (Hg.): Handbuch Philosophie. In 18 Bänden
     nach Disziplin. 1981.
Thiel, Manfred (Hg.): Enzyklopädie der geisteswissenschaftlichen Arbeitsmethoden.
     1967.
Bubner, Rüdiger (Hg.): Geschichte der Philosophie in Text und Darstellung.
Erdmann, Johann Eduard: Philosophie der Neuzeit.
Vorlander, Karl, Die Philosophie in der ersten Hälfte des 19. Jahrhunderts
Höffe, Otfried (Hg.): Klassiker der Philosophie. Bd. 1; 2. 1981, verb. 1985.
Hoerster, Norbert (Hg.): Klassiker des philosophischen Denkens. Bd. 1; 2. dtv 1982, 1985.
Speck, Josef (Hg.): Grundprobleme der großen Philosophen. 1972. (UTB)
Stegmüller, Wolfgang: Hauptströmungen der Gegenwartsphilosophie. Eine kritische
     Einführung.
Störig, Hans Joachim: Kleine Weltgeschichte der Philosophie.
Totok, Wilhelm: Handbuch der Geschichte der Philosophie. 1964.

Wichtige, häufig zitierte Einzeltitel

Cassirer, Ernst: Das Erkenntnisproblem in der Philosophie und Wissenschaft der
     neueren Zeit.
Dilthey, Wilhelm: Gesammelte Schriften. Bd. 1. 1914–1936. Neuaufl. 1962.
Gadamer, Hans-Georg: Kleine Schriften. Bd. 1; 2; 4.
Giegel, Hans-Joachim: System und Krise. Beitrag zur Habermas-Luhmann-Diskus-
     sion. 1975.
Habermas, Jürgen: Erkenntnis und Interesse. (Buch) 1968, stw 1973.
Habermas, Jürgen: Legitimationsprobleme im Spätkapitalismus. 1973.

Habermas, Jürgen: Zur Logik der Sozialwissenschaften. Mohr 1967, Suhrkamp 1970, 1982, stw 1985.

Habermas, Jürgen: Moralbewußtsein und kommunikatives Handeln. 1983.

Habermas, Jürgen: Philosophisch-politische Profile. 1971, erw. 1981.

Habermas, Jürgen: Zur Rekonstruktion des Historischen Materialismus. 1976.

Habermas, Jürgen: Technik und Wissenschaft als Ideologie. 1968.

Habermas, Jürgen: Theorie des kommunikativen Handelns. Bd. 1; 2. 1981.

Habermas, Jürgen: Theorie und Praxis. Sozialphilosophische Studien. Luchterhand 1963, Suhrkamp 1971,

Habermas, Jürgen: Vorstudien und Ergänzungen zur Theorie des kommunikativen Handelns. 1984.

Habermas, Jürgen: Wahrheitstheorien. (1973) In: Fahrenbach, H. (Hg.), Wirklichkeit und Reflexion. 1973.

Habermas, Jürgen: Vorstudien und Ergänzungen zur Theorie des kommunikativen Handelns. 1984.

Stichworte zur Geistigen Situation der Zeit. Bd. 1; 2. 1979.

Habermas, Jürgen/Luhmann, Niklas: Theorie der Gesellschaft oder Sozialtechnologie. Was leistet die Systemforschung? 1971.

Hempel, Carl Gustav: Aspects of scientific explanation. And other essays in the philosophy of science. 1965.

König, René (Hg.): Handbuch der empirischen Spezialforschung. Bd. 1; 2. Bd. 1: 1962–67, 1973. Bd. 2: 1969, 1976–79.

Kuhn, Thomas Samuel: Die Entstehung des Neuen. Studien zur Struktur der Wissenschaftsgeschichte. stw 1978.

Die Struktur wissenschaftlicher Revolutionen. 2. revid. und um das Postskriptum von 1969 erg. Aufl. (Aus dem Engl.) (1962, 1970) 1967, stw 1973, 1976

Weingart, Peter (Hg.): Wissenschaftssoziologie. Bd. 1: 1972; im Buch selbst erst in 1976!)

v. Kutschera, Franz: Wissenschaftstheorie. Grundzüge der allgemeinen Methodologie der empirischen Wissenschaften. Bd. 1; 2. 1972.

Lenk, Hans (Hg.): Handlungstheorien interdisziplinär. Bd. 1–4.

Maciejewski, Franz (Hg.): Theorie der Gesellschaft oder Sozialtechnologie? 1973

Mannheim, Karl: Ideologie und Utopie. 1985

Marcuse, Herbert: Der eindimensionale Mensch. 1984

Popper, Karl Raimund: Ausgangspunkte. Meine intellektuelle Entwicklung. 1979.

Popper, Karl Raimund: Die beiden Grundprobleme der Erkenntnistheorie. 1979

Popper, Karl Raimund: Das Elend des Historizismus. 1979

Popper, Karl Raimund: Logik der Forschung. 1984

Popper, Karl Raimund: Objektive Erkenntnis. 1984

Popper, Karl Raimund: Die offene Gesellschaft und ihre Feinde. 1944

Popper, Karl Raimund: Offene Gesellschaft und offenes Universum. 1982

Popper, Karl Raimund: Auf der Suche nach einer besseren Welt. 1984

Popper, Karl Raimund: Vermutungen und Widerlegungen. 1972

Popper, Karl Raimund: Der Positivismusstreit in der deutschen Soziologie. Von Theodor W. Adorno, Hans Albert u. a. 1984

Radnitzky, Gerard/Andersson, Gunnar (Hg.): Fortschritt und Rationalität der Wissenschaft. 1980

Radnitzky, Gerard/Andersson, Gunnar (Hg.): Voraussetzung und Grenzen der Wissenschaft. 1981

Radnitzky, Gerard/Bernholz, Peter (Hg.): Das ökonomische Weltbild. Der ökonomische Ansatz außerhalb seines traditionellen Gegenstandsbereiches. (Übers. von Klaus Pähler.) 1988.

Stachowiak, Herbert (Hg.): Pragmatik. Handbuch pragmatischen Denkens. Bd. 1–5. 1986

Weber, Max: Gesammelte Aufsätze zur Wissenschaftslehre.

Weber, Max: Methodologische Schriften. 1968

Weber, Max: Soziologische Grundbegriffe. 1984

Weber, Max: Wirtschaft und Gesellschaft. Grundriß der verstehenden Soziologie. 1972.

Pflegetheorien – Pflegemodelle

Abermeth, H.D.: Vom Nutzen der Pflegetheorien für die Praxis. Ein Impuls zum Denken und Handeln. Die Diakonieschwester 84 (1988) 7:2–16

Aggleton, P.J.; Chalmers, H.A.: Pflegemodelle und Pflegeprozeá. Deutsche Krankenpflegezeitschrift (Beilage) 42 (1989) 5

Aggleton, P.J.; Chalmers, H.A.: Zukunftsmodelle für die Pflege. Deutsche Krankenpflegezeitschrift (Beilage) 46 (1993) 10

Ammende, M.: Der Paradigmenwechsel in der Pflege. 2. Teil: Elisabeth Barretts „Theorie of Power". Pflege 9 (1996) 2:98–104

Arets, J., Obex, F., Vaessen, J., Wagner, F.: Professionelle Pflege. Theoretische und praktische Grundlagen. Eicanos, Bocholt 1996

Bartolomeyczik, S.: Zum Verständnis von Gesundheit und seinem Einfluá auf die Pflege. Deutsche Krankenpflegezeitschrift 45 (1992) 12:826–830

Bartolomeyczik, S.: Die Bedeutung der Pflegeforschung für die Krankenpflege. Deutsche Krankenpflegezeitschrift 45 (1992) 5:322–327

Bauer, I.: Die Privatsphäre des Patienten. Huber, Bern, Göttingen, 1996

Benner, P: Stufen zur Pflegekompetenz. Huber, Bern-Göttingen 1994

Benner, P.: Pflegeexperten. Ullstein Mosby, Berlin/Wiesbaden 1997

Brand, R.: Hilfestellung in zwei Pflegemodellen. Ein Vergleich i. H. a. den dementen alten Menschen. Die Schwester/Der Pfleger 33 (1994) 5:387–393

Brouns, G.: Leiningers Theorie der kulturellen Pflegediversität und –universalität. Pflege – Bern 6 (1993) 3:191–196

Botschafter, P.; Moers M.: Pflegemodelle in der Praxis – Dorothea Orem – Die Selbstfürsorge-Defizit-Konzeption der Pflege. Die Schwester/Der Pfleger 30 (1991) 8:701–707

Botschafter, P.; Moers M.: 9. Dorothy Johnson – Das Verhaltensmodell für die Pflege. Die Schwester/Der Pfleger 30 (1991) 10:889–895

Botschafter, P.; Moers M.: 10. Myra L. Levine – Das Erhaltungsmodell der Pflege. Die Schwester/Der Pfleger 30 (1991) 12:1070–1075

Botschafter, P.; Moers M.: 11. Martha Rogers – Pflege als Wissenschaft... Die Schwester/Der Pfleger 31 (1992) 2:110–121

Botschafter, P.; Moers M.: Pflegewissenschaft – was ist das? – Die Diskussion der theoretischen Grundlagen von Pflegewissenschaft in den USA. In Bischoff, C.; Botschafter, P. (Hrsg.) Neue Wege in der Lehrerausbildung für Pflegeberufe – Hat die Zukunft schon begonnen? Bibliomed, Melsungen 1993

Cavanagh, S.J.: Pflege nach Orem. Lambertus, Freiburg 1996

Chinn/Kramer: Pflegetheorie. Konzepte – Kontext – Kritik. Ullstein Mosby, Berlin-Wiesbaden 1996

Clift, J.D.: Bestandsaufnahme: Literatur zur Pflegetheorie; nordamerikanisch (USA) 1975–1985 und deutschsprachig seit 1986. Pflege 3 (1990) 1:54–58

Döbler, E.: Die Bedeutung von Pflegetheorien und Pflegeprozeámodell für die Pflege im Operationsdienst. Deutsche Krankenpflegezeitschrift 42 (1989) 7 Beilage

Dorfmeister, A.: Pflegemodelle – Ein Weg zur Neuorientierung. Österreichische Krankenpflegezeitschrift 46 (1993) 3:11–13

Drerup, E.: Auseinandersetzung mit einem Pflegemodell (1) Recom Monitor 2 (1989) 1:27–35

Drerup, E.: Theorien und Modelle der Pflege. Lambertus, Freiburg 1993

Eisner, C.: Das Pflegemodell nach Roper, Logan, Tierney. Österreichische Krankenpflegezeitschrift 46 (1993) 3:14–16

Evers, Georges C.M.: Krankenpflege als Kompensierung und erzieherisches Handeln bei Selbstpflegedefiziten. Abschnitt 1: Der pflegerische Begriffsrahmen von Dorothea Orem. Abschnitt 2: Die Krankenpflegetheorie für Selbstpflegedefizite von Dorothea Orem. Abschnitt 3: Entwurf und Planung eines Pflegesystems. Universität Osnabrück Studiengang für Lehrpersonen im Gesundheitswesen (LGW) 1992

Evers, Georges C.M.: Theorien und Prinzipien der Pflegekunde. Ullstein Mosby, Berlin/Wiesbaden 1997

Fawcett, J.: Pflegemodelle im _berblick. Huber, Bern 1995

Friedemann, L.: Das Pflegemodell des systemischen Gleichgewichts. Pflege 5 (1992) 3:193–201

Friedemann L.: Das versteckte Gold eines scheinbar nutzlosen Lebens. Krankenpflege Soins infirmiers 87 (1994) 1:10–15

Friedemann Luise: Familien- und umweltbezogene Pflege. Die Theorie des systemischen Gleichgewichts. Huber, Göttingen 1996

Gätschenberger, G.: Transkulturelle Pflege eine Herausforderung. Die Schwester/Der Pfleger – Melsungen 32 (1993) 4:295–300

Gätschenberger, G.: Pflege von Patienten aus verschiedenen Kulturen. Deutsche Krankenpflegezeitschrift 46 (1993) 8:569–572

Georg, J., Roes, M: Transkulturelle Pflege (Tagungsbericht). Die Pflege Zeitschrift 47 (1994) 2:111–113

Germeten-Ortmann, B.: Die Pflegetheorie nach Nancy Roper. Deutsche Krankenpflegezeitschrift 43 (1990) 12:889–894

Grieshaber, U.: Pflege braucht Pflegemodelle. Forum Sozialstation 17 (1993) 7:28–35

Hamann, J.; Keller, P.; Schwab M.; Zuckschwerdt, B.: Welche Bedeutung haben Menschenbild und Pflegemodell für Krankenpflegeschüler und Anleiterinnen? Krankenpflege 42 (1988) 11:539–540

Habermann, M.: „Viel Schmerz" oder das „Mamma Mia Syndrom". _berlegungen zum Kulturkonflikt in der klinischen Betreuung ausländischer Patienten. Pflege – Bern (1992) 5:1:34–40

Habermann, M.: Vom Umgang mit dem Fremden – der Beitrag der Ethnologie zur Pflege. Pflege 9 (1996) 2:127–133

Käppeli, S.: Was ist ein Konzept? Entwicklungen in der Krankenpflege (1) Krankenpflege – Soins infirmiers 79 (1986) 10:74–76

Käppeli, S.: Konzepte, Theorien, Modelle – wo liegt der Unterschied? Entwicklungen in der Krankenpflege (2) Krankenpflege – Soins infirmiers 80 (1987) 1:43–44

Käppeli, S.: Pflege und Pflegetheorien. Krankenpflege 42 (1988) 1:5–8

Käppeli, S.: Pflegekonzepte Gesundheits-, entwicklungs- und krankheitsbezogene Erfahrungen. Hans Huber, Göttingen 1993

Käppeli, S.: Zur Integration der Pflegewissenschaft in die Praxis. Pflege 8 (1995) 1:27–36

Kaufmann, G.: Amerikanische Pflegetheorien von 1955–1985 Entwicklungsstufen – Schulen/Ideenrichtungen. Krankenpflege 42 (1988) 1:12–14

Kellnhauser Edith: Die Bedeutung einer Pflegetheorie für die Pflegepraxis Erfahrungen aus den USA. Die Schwester/der Pfleger 30 (1991) 12:1198–1101

Kellnhauser Edith: Primary Nursing – Ein neues Pflegemodell. DIe Schwester/Der Pfleger 33 (1994) 9:747–752

Kim, S.H.: Zur Strukturierung pflegerischen Wissens – eine Typologie in vier Bereichen. Pflege 3 (1990) 2:85–94

King, I.M.: Die Theorie der Zielerreichung. In: Mischo-Kelling, M.; Wittneben, K.: Pflegebildung und Pflegetheorien. U&S, München 1995

King, I.M.: Eine Theorie der Pflege. Lambertus, Freiburg 1996

Kremmer Yvonne: Pflegetheorien – Pflegealltag. Die Schwester/der Pfleger 30 (1991) 5:401–406

Kristel, K.H.: Pflegemodelle und ihre Bedeutung. Krankenpflegejournal 29 (1991) 10:435–440

Kristel, K.H.: Modelle des Menschen in der Pflege. Erklärungsversuche zur menschlichen Persönlichkeit. Krankenpflegejournal 32 (1994) 1:10–18

Kristel, K.H.: Modelle des Menschen in der Pflege. Das Dilemma der Medizin und die Not der Pflege. Krankenpflegejournal 32 (1994) 3:80–86

Kristel, K.H.: Pflegemodelle – Eine Grundlage für berufliche Autonomie. Krankenpflegejournal 32 (1994) 4:134–142

Kristel, K.H.: Modelle des Menschen in der Pflege. Verhaltensmodell nach Johnson. Krankenpflegejournal 32 (1994) 5:186–190

Kost F.: Pflegemodelle und ihre Umsetzung im Pflegeunterricht. Pflegepädagogik 2 (1992) 4:4–7

Krohwinkel; M.: Konzeptuelle Modelle und Theorien der Pflege. Krankenpflege 42 (1988) 1:9–12

Krohwinkel; M.: Ist ganzheitlich-rehabilitierende Prozesspflege in Akutkrankenhäusern anwendbar? Pflege 4 (1991) 2:112–121

Krohwinkel; M.: Welche Hilfen geben Pflegemodelle zur Anwendung des Pflegeprozesses in Forschung und Praxis. Mitteilungen der dt. Gesellschaft für Fachkrankenpflege (1992) 4:5–4

Kugler G.: Richtiger Umgang mit Modellen. Deutsche Krankenpflegezeitschrift 45 (1992) 5:358

Leininger, M.: Kulturelle Dimensionen der Pflege. Lambertus, Freiburg 1996

Lobchuk, M.M.: Humanistische Pflege – einlebendiger Dialog mit mir selbst als Pflegende. Pflege 9 (1996) 2: 120–126

Mischo-Kelling, M.: Zur Einführung des Pflegeprozesses und eines ganzheitlichen Pflegekonzeptes. Recom Monitor (1988) 1:45–35

Mischo-Kelling, M.: Pflegetheorie und Pflegeprozeá am Beispiel eines kanadischen Krankenhauses. BALK-Info Flensburg 1 (1990) 1:15–33

Mischo-Kelling, M.: Theoretische Grundlagen der Pflege. In: Innere Medizin und Krankenpflege. Urban & Schwarzenberg München 1992

Mischo-Kelling, M.: Grundzüge einer Theorie der Pflege in der Chirurgie: In: Mischo Kelling, M.; Theophanis, K. (Hrsg.) Chirurgie und Pflege. Schattauer, Stuttgart 1994

Mischo-Kelling, M./Wittneben, K.: Pflegebildung und Pflegetheorien. Urban & Schwarzenberg, München 1995

Müller, L.: Die Elemente der Krankenpflege – Ein Modell für die Pflege in der Rehabilitation von Nancy Roper. Krankenpflegejournal 29 (1991) S. 328–332

Marriner-Tomey, A.: Pflegetheoretikerinnen und ihr Werk. Recom Basel 1992

Meier, M.: Die Bedeutung des Begriffs Ganzheitlichkeit der Pflege bei verschiedenen Autorinnen. Pflege 2 (1989) 1:27–35

Nagorny, B.: Ein Pflegemodell auf dem Prüfstand. Forum Sozialstation 14 (1990) 53:32–33

Newton, C.: Pflege nach Roper, Logan, Tierney. Lambertus, Freiburg 1996

Norberg, A.; Athlin, E.: Interaktion zwischen dem Parkinson Patienten und seiner Pflegeperson während des Essens. Ein theoretisches Modell. Pflege 7 (1994) 3:211–218

Orem, D.: Strukturkonzepte für die Pflegepraxis. Ullstein-Mosby, Berlin-Wiesbaden 1996

Orem, D.; Taylor, S.G.: Die allgemeine Theorie der Pflege. In: Mischo-Kelling, M.; Wittneben, K.: Pflegebildung und Pflegetheorien. München 1995

Orlando, I.J.: Die lebendige Beziehung zwischen Pflegenden und Patienten. Huber, Berlin/Göttingen, 1996

Parse, R.R.: Mensch(werden) – Leben – Gesundheit: Die Pflegetheorie von Parse. In: Mischo-Kelling, M.; Wittneben, K.: Pflegebildung und Pflegetheorien. München 1995

Peplau, H.E.: Interpersonale Beziehungen in der Pflege. Recom, Basel/Eberswalde 1995

Philbert, Hasucha, S.: Der Umgang mit Pflegemodellen im europäischen Ausland. Deutsche Krankenpflegezeitschrift – Beilage 46 (1993) 10:11–19

Ricka, R.; Schmidt-Bless,C.: Eine professionelle Pflege braucht Pflegetheorien. Pflege 2 (1989) 2:114–121

Ricka, R.; Schmidt-Bless,C.: Pflegerisches Fachwissen nach dem Modell der Selbst-pflege von Dorothea Orem. 1. Teil: Die Schlüsselkonzepte. Pflege 4 (1991) 1: 65–72

Ricka, R.; Schmidt-Bless,C.: Pflegerisches Fachwissen nach dem Modell der Selbst-pflege von Dorothea Orem. 2. Teil: Die Anwendung in der Praxis – Ausbildung – Forschung. Pflege 4 (1991) 2:135–144

Rogers, M.: Theoretische Grundlagen der Pflege. Lambertus, Freiburg 1995

Roper, N.: Auseinandersetzung mit einem Pflegemodell. Recom Monitor 3 (1990) 1:28–32

Roper, N.; Logan, W.W.;Tierney, A.J.: Die Elemente der Pflege. Recom Basel 1993

Roth-Langhorst, H.: Von Partnern und Helfern. Die Pflegetheorie von V. Henderson. Altenpflege 21 (1996) 11:719–722

Sills, G.M., Beeber, L.S.: Peplau's interpersonale Pflegekonzepte. In: Mischo-Kelling, M.; Wittneben, K.: Pflegebildung und Pflegetheorien. München 1995

Spirig, R,; Bischoff, W.A.: Bibliographien zur Pflegetheorie von Dorothea Orem. Pflege 8 (1995) 3:213–220

Steppe H.: Pflegetheorien zur Bedeutung von Pflegetheorien für die Pflegepraxis. Dr. med. Mabuse 13 (1988) 57:40–43

Steppe H.: Pflegetheorien und ihre Bedeutung für die Praxis. Die Schwester/Der Pfleger 28 (1989) 4:255–262

Steppe H.: Pflegemodelle in der Praxis. 1. Entwicklung und Strukturmodell Die Schwester/Der Pfleger 29 (1990) 4:291–293

Steppe H.: 2. Virginia Henderson. Die Schwester/Der Pfleger 29 (1990) 7:584–588

Steppe H.: 3. Hildegard Peplau: Psychodynamische Krankenpflege. Die Schwe-ster/Der Pfleger 29 (1990) 9:768–773

Steppe H.: 4. Faye G. Abdella – 21 Pflegeprobleme. Die Schwester/Der Pfleger 29 (1990) 12:1046–1050

Steppe H.: Pflegemodelle in der Praxis 5. Lydia E. Hall – Die drei Kreise der Pflege. Die Schwester/Der Pfleger 30 (1991) 2:134–140

Steppe H.: 6. Ida Sean Pelletier (geb. Orlando) Die dynamische Beziehung zwischen Patient und Pflegeperson. Die Schwester/Der Pfleger 30 (1991) 4:312–317

Steppe H.: 7. Ernestine Wiedenbach. Die helfende Kunst der klinischen Kranken-pflege. Die Schwester/Der Pfleger 30 (1991) 6:506–512

Strunk, H.; Osterbrink, J.: Pflegetheorie nach Dorothea Orem. Von der Philosophie zur Aufgabenbeschreibung. Die Schwester/Der Pfleger 34 (1995) 12:1057–1063

Strunk, H.; Osterbrink, J.: Aufgabenbeschreibung der Pflegenden in der Schmerz-ambulanz. Die Schwester/Der Pfleger 34 (1995) 12:1064–1066

von Stösser, A.: ATL: die Pflege eines Pflegebedürftigen Pflegemodells. Deutsche Krankenpflegezeitschrift 45 (1992) 1:46–51

Taubert, J. et al: Von der krankheitsorientierten zur patientenorientierten Kranken-pflege. Forschungsberichte: Gesundheitsforschung des Bundesministers für Ar-beit und Sozialordnung, Bans 115. Bonn (Eigenverlag)

Wiese, M.: Auf der Suche nach den biologischen Wurzeln des Selbstpflege- und Pflegeverhaltens. 1. Teil: Die evolutionäre Bedeutung von Selbstpflege und Pflege. Pflege 9 (1996) 2: 105–112

Wiese, M.: Auf der Suche nach den biologischen Wurzeln des Selbstpflege- und Pflegeverhaltens. 2. Teil: Ansätze aus einem Forschungsprogramm „Anthropologische Grundlagen der Pflege". Pflege 9 (1996) 3: 189–197

Walker/Avant: Theorieentwicklung in der Pflege. Ullstein Mosby, Berlin-Wiesbaden 1997

Watson, J.: Pflege – Wissenschaft und menschliche Zuwendung. Huber, Bern/Göttingen, 1996

WHO: Referat Pflegewesen, Regionalbüro für Europa: Dikussionspapier zum Pflegewesen NURS/EURO 86/3; 7344 V Kopenhagen (1987)

Wenger, M.: Pflegemodelle im OP-Saal: EIn Weg zum professionellen Arbeiten. In: Funktionsdienste 2000 DBfK Eschborn (1990): 27–39

Winter von Lersner, Ch.: Psychiatrische Pflege (1) Pflegemodelle. Die Schwester/Der Pfleger29 (1990) 6:510–516

Wittneben, K.: Zur Theorie der Pflege Kranker. Deutsche Krankenpflegezeitschrift 44 (1991) 10:742–747

Wittneben, K.: Pflegekonzepte in der Weiterbildung zur Pflegelehrkraft. _ber Voraussetzungen und Perspektiven einer kritisch-konstruktiven Didaktik der Krankenpflege. P. Lang, Frankfurt 1991

Zegelin, A. (Hrsg.): Sprache und Pflege. Ullstein Mosby, Berlin/Wiesbaden 1997

Zeyda, Eva Maria: Dorothea Orem das Modell der Selbstfürsorge. Österreichische Krankenpflegezeitschrift (1993) 3:18–23

Ziegler, S.M.: Theoriegeleitete Pflegepraxis. Ullstein Mosby, Berlin/Wiesbaden 1997

Zuckschwert, B.: Krankenpflegetheorien das Nancy Roper Modell. Deutsche Krankenpflegezeitschrift 43 (1990) 3:202–203

Sachwortverzeichnis

Pflegeforschung

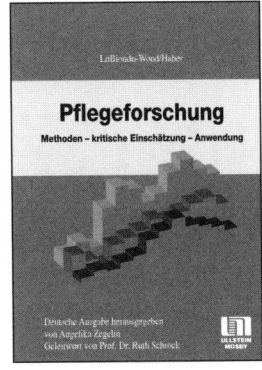

LoBiondo-Wood/Haber
Pflegeforschung
1996. 668 Seiten, 40 s/w-Abb., 55 Tabellen
Format 17.0 cm x 24.0 cm
Gebunden
ISBN 3-86126-527-3

Deutsche Übersetzung der dritten Auflage von „Nursing Research" (Mosby, 1994).
Herausgeberin der deutschen Ausgabe: Angelika Zegelin, Dortmund.
Mit einem Geleitwort von Prof. Dr. Ruth Schröck.

Mit diesem Werk liegt zum ersten Mal ein umfassendes Lehrbuch zur Pflegeforschung
in deutscher Sprache vor. Die Autorinnen beschreiben die Pflegeforschung als integra-
len und notwendigen Bestandteil aller Stufen der Pflegebildung und -praxis. Die große
Bedeutung der Forschung für die Pflegepraxis wird in diesem Grundlagenwerk einge-
hend erläutert, wobei der Forschungsprozeß detailliert und verständlich in all seinen
Einzelschritten dargestellt wird. Der Leser wird so befähigt, Forschungsergebnisse kritisch zu lesen, auszuwerten und schließlich erfolgreich anzuwenden. Neben der umfassenden Darstellung der quantitativen Pflegeforschung, geht das Buch auch ausführlich
auf die qualitative Pflegeforschung ein, deren Ansätze und Methoden eine kritische
Würdigung erfahren. Eine klare Gliederung, ein leserfreundliches Layout und zahlreiche
anschauliche Beispiele machen dieses Werk zu einem praxisnahen Lehrbuch.
Das Buch wendet sich an alle Pflegepraktiker, an Studenten der Pflegestudiengänge,
an Weiterbildungsteilnehmer wie auch an Lehr- und Leitungskräfte in der Pflege.

Ullstein Medical
Verlagsgesellschaft mbH & Co.
Mainzer Straße 75
65189 Wiesbaden

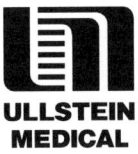

**ULLSTEIN
MEDICAL**

Theorien und Prinzipien der Pflegekunde

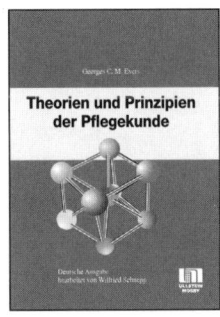

Georges C. M. Evers
Theorien und Prinzipien der Pflegekunde
1997. 228 Seiten, 16 Abb. und Tab.
Format 17.0 cm x 24.0 cm
Softcover
ISBN 3-86126-532-X

Bearbeitet von Wilfried Schnepp

Theorien und Prinzipien der Pflegekunde von Georges Evers gibt dem Pflegenden eine kompetente und kritische Einführung in die pflegewissenschaftlichen Grundlagen der professionellen Pflege.

Dazu stellt der Autor, der zu den bedeutendsten Pflegewissenschaftlern Europas gehört, wissenschaftstheoretische Grundbegriffe – wie Modelle, Konzepte und Propositionen – in einen pflegewissenschaftlichen Zusammenhang, indem er diese Begriffe an pflegewissenschaftlichen Theorien erläutert. Er entwickelt einen Begriffsrahmen für die Pflege als allgemeinmenschliches Verhalten, für die Pflege als professionelle Praxisdisziplin und für die Pflege als Wissenschaft. Die bekannten Pflegetheorien von Dorothea Orem, Imogene King, Calista Roy und Madeleine Leininger sowie das pflegediagnostische System der Nordamerikanischen Pflegediagnosenvereinigung (NANDA) werden ausführlich dargestellt und einer eingehenden Beurteilung unterzogen.

Das Werk von Georges Evers gehört inzwischen zur unentbehrlichen Standardliteratur an den pflegewissenschaftlichen Fakultäten in den Niederlanden und in Belgien.
Zielgruppen: Studenten der Pflegewissenschaft, Pflegepädagogik und des Pflegemanagements, Lehrer/-innen der Pflegeberufe und interessierte Pflegepraktiker.

Ullstein Medical
Verlagsgesellschaft mbH & Co.
Mainzer Straße 75
65189 Wiesbaden

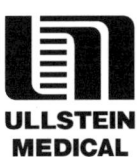

ULLSTEIN
MEDICAL